Verlag für Systemische Forschung
im Carl-Auer Verlag

Renate Jegodtka

Berufsrisiko Sekundäre Traumatisierung?

Im Arbeitskontext den Folgen nationalsozialistischer Verfolgung begegnen

Mit einem Vorwort von Cornelia Oestereich

2013

Der Verlag für Systemische Forschung im Internet:
www.systemische-forschung.de

Carl-Auer im Internet: www.carl-auer.de
Bitte fordern Sie unser Gesamtverzeichnis an:

Carl-Auer Verlag
Vangerowstr. 14
69115 Heidelberg

Über alle Rechte der deutschen Ausgabe verfügt
der Verlag für Systemische Forschung
im Carl-Auer-Systeme Verlag, Heidelberg
Fotomechanische Wiedergabe nur mit Genehmigung des Verlages
Reihengestaltung nach Entwürfen von Uwe Göbel & Jan Riemer
Printed in Germany 2013

Erste Auflage 2013
ISBN 978-3-89670-975-2

Bibliografische Information der Deutschen Nationalbibliothek:
Die Deutsche Nationalbibliothek verzeichnet diese Publikation
in der Deutschen Nationalbibliografie; detaillierte bibliografische
Daten sind im Internet über http://dnb.d-nb.de abrufbar.

Diese Publikation beruht auf der Dissertation „Sekundäre Traumaexposition im Schnittpunkt von Zeitgeschichte und Professionalität. Über die Wirkung Sekundärer Traumaexposition in der beruflichen Konfrontation mit den Folgen nationalsozialistischer Gewaltherrschaft“, die dem Promotionsausschuss Dr. phil. der Universität Bremen vorlag.

Gutachter: Prof. Dr. Günther Holzapfel
Gutachter: Prof. Dr. Karl L. Holtz

Das Kolloquium fand am 11. Februar 2013 statt.

Vorwort

Nach dem Trauma ist alles anders. – Dies ist eine häufig geäußerte Aussage, wenn wir Menschen treffen, die traumatische Erfahrungen gemacht haben. Eine Aussage, die unmittelbar einleuchtet. Weniger bekannt ist, dass die Arbeit mit traumatisierten Menschen, das Zusammentreffen mit ihnen und ihren Geschichten, sich durch die Sekundäre Traumaexposition als Sekundäre Traumatisierung auswirken kann. Im Kontext von Therapie wird diese Wirkung schon seit einiger Zeit diskutiert und Intervision ebenso wie Supervision werden als präventive Maßnahmen professionell eingesetzt.

Neu ist die Beobachtung der Sekundären Traumatisierung nach Sekundärer Traumaexposition jedoch im Kontext beruflicher Auseinandersetzung mit den Folgen historischer Ereignisse wie Gewaltherrschaft, Krieg und Verfolgung etwa bei HistorikerInnen, MitarbeiterInnen von Gedenkstätten, Erzählcafés, psychosozialen Beratungsstellen, JournalistInnen und Kunstschaffenden.

Wir verdanken der Autorin Renate Jegodtka überraschende und spannende wissenschaftliche Erkenntnisse über die „Wirkungen Sekundärer Traumaexposition im Schnittpunkt von Zeitgeschichte und Professionalität in der beruflichen Konfrontation mit den Folgen nationalsozialistischer Gewaltherrschaft“ (ursprünglicher Titel der Arbeit) in den oben genannten beruflichen Kontexten.

Die Ergebnisse ihrer wissenschaftlichen Auseinandersetzung mit diesem Thema kommen für mich als systemische Therapeutin, die in der Psychiatrie in einem systemischen Therapiesetting mit extremtraumatisierten Patienten, die sozio-politische Traumatisierung erlitten haben, und ihren Familien und Unterstützungssystemen arbeitet, gerade recht. Renate Jegodtka formuliert eine Erweiterung des systemtheoretischen Rahmens meiner langjährigen therapeutischen Erfahrungen mit den Konzepten der Lebenserzählung und der Salutogenese. Die ressourcenorientierte und lösungsorientierte Grundhaltung von Respekt und Neugier ebenso wie engagierter Neutralität in der Systemischen Therapie und das Konzept der Salutogenese schließen gut aneinander an. Innovativ ist in Renate Jegodtkas Ansatz insbesondere die bisher in wissenschaftlichen und therapeutischen Kontexten eher wenig rezipierte Kontextualisierung im Konzept der Salutogenese, das eher auf Individuen bezogen reflektiert wurde. Dieser Bezug der Salutogenese auf die verschiedenen Ökosystemebenen (z.B. Person, Familie, Team, Institution, Gesellschaft) scheint mir übertragbar und nützlich für die unterschiedlichsten Anwendungsfelder.

Zwei wesentliche Hypothesen leiten die Autorin:

Hypothese eins – Die professionelle Auseinandersetzung mit man-made-disaster und ihren Folgen lässt berufliche Kontexte zu traumadeterminierten Systemen werden.

Hypothese zwei – In traumadeterminierten beruflichen Systemen, die sich mit der Verfolgung im Nationalsozialismus befassen, begegnen sich die Lebenserzählungen von Überlebenden und die Lebenserzählungen der Professionellen. Das soziale Miteinander ist von dem zurückliegenden Geschehen ebenso wie vom aktuellen Kontext der Begegnung geprägt. Die traumatischen Erfahrungen wirken weiter. Die Erfahrungen sozio-politischer Traumatisierung und das Kohärenzgefühl der Opfer ebenso wie das Kohärenzgefühl der Professionellen bilden drei sich aufeinander beziehende Aspekte in der Begegnung. Von diesen Begegnungen werden die zukünftigen Narrative der KollegInnen beeinflusst.

In ihrem systemisch-qualitativen Forschungsansatz verwendet Renate Jegodtka das systemische Interview mit systemischen Fragetechniken zur Informationsgewinnung ebenso wie als Intervention und die Skulptur als symbolisch-metaphorisches Verfahren. Die Ergebnisse werden auf der gesellschaftlich-kulturellen Ebene, der berufsspezifischen Ebene, der familienbiographischen Ebene und der individuell-psychologischen Ebene der Person beschrieben und die verschiedenen Systemebenen miteinander verknüpft.

Renate Jegodtka belegt mit ihren wissenschaftlichen Ergebnissen die Notwendigkeit einer professionellen systemischen Haltung der „ethischen Nicht-Neutralität“ im Umgang mit sozio-politischer Traumatisierung und ihren Folgen, besonders auch in der beruflichen Sekundären Traumaexposition.

Beim Lesen der Forschungsarbeit, die diesem Buch zugrunde liegt, haben sich mir diverse Stolpersteine in den Weg gelegt, die mich bewegt und aufgewühlt ebenso wie bereichert haben:

- im persönlichen Bereich zu Überlegungen Anlass gebend, wie ich mich in meiner Familie noch einmal weiter mit den familiären Folgen des Holocausts auseinandersetzen werde;
- im beruflichen Bereich die Anregungen der Arbeit unmittelbar bereichernd und umsetzbar erlebend: als Therapeutin im Interesse meiner traumatisierten Patienten und ihrer Unterstützungssysteme; als Ärztliche Leiterin einer Versorgungspsychiatrie in der Weiterentwicklung der Konzeption zu einer traumasensiblen Einrichtung, was PatientInnen ebenso wie MitarbeiterInnen zugute kommen würde; und als Leiterin eines psychiatrischen Krankenhauses der Pflichtver-

sorgung auch auf der gemeindepsychiatrischen Ebene, indem ein präventiver aktiver Umgang mit Traumatisierung und sekundärer Traumaexposition in allen sozialen Kontexten gefordert und unterstützt wird, vor allem aber ein professionell präventiver Umgang mit den Folgen von Traumaexposition bei Professionellen wie Feuerwehr, Historikern, Journalisten, Streetworkern etc..

Renate Jegodtkas Forschungsergebnisse begründen ihre Forderung, dass Prävention von sekundärer Traumatisierung in der sekundären Traumaexposition nicht allein in der individuellen professionellen Verantwortung liegt, sondern dass strukturelle Voraussetzungen geschaffen werden müssen, um im jeweiligen Setting im jeweiligen Team der jeweiligen Institution dafür Sorge zu tragen. Dabei reflektiert sie diese Forderungen nicht nur institutionell, sondern in einem historischen, politischen und gesellschaftlichen Prozess.

Das Konzept der Salutogenese vorstellend (wie schaffen es Menschen, trotz extremer Erfahrungen gesund zu bleiben oder immer wieder zu werden?), zitiert Renate Jegodtka Antonovskis Frage, wie man ein möglichst guter Schwimmer im Fluss des Lebens werde.

Ich möchte die Metapher ausweiten: Wie wird man oder wie bleibt man ein guter Rettungsschwimmer im Fluss von professionellen Begegnungen mit sekundärer Traumaexposition ohne sich eine sekundäre Traumatisierung zuzuziehen?

Dieses Buch gibt darauf eine Reihe von nützlichen, praktikablen, theoretisch gut begründeten Hinweisen in eindrucksvoll klarer Sprache. Ich fand es zudem sehr aufregend zu lesen. Allen, die in diesen Feldern arbeiten oder die sich für diese Fragen interessieren, möchte ich dieses Buch sehr ans Herz legen.

Dr. med. Cornelia Oestereich
Wunstorf, im Juni 2013

Inhaltsverzeichnis

1. Einführung

Verschiedene Professionen setzen sich in ihrem beruflichen Alltag mit den Folgen nationalsozialistischer Gewaltherrschaft auseinander: MitarbeiterInnen[1] an Gedenkstätten und Bildungseinrichtungen, KünstlerInnen, HistorikerInnen, LehrerInnen, Filmschaffende, TherapeutInnen und andere konfrontieren sich in ihrer Arbeit mit den Spuren, die die NS-Verfolgung hinterlassen hat.

Das Engagement für die Ziele der Arbeit, die beruflich notwendige Empathie für Opfer von Verfolgung, die Konfrontation mit Dokumenten usw. bedeuten zugleich eine hohe Belastung der MitarbeiterInnen durch wiederkehrende Sekundäre Traumaexposition. Der Begriff „**Sekundäre Traumaexposition**" bezeichnet die Überflutung Außenstehender mit den extremen Erfahrungen von Überlebenden traumatischer Ereignisse (vgl. Chrestman 2002, S. 60).[2] Um die Auswirkungen fortgesetzter Konfrontation mit den Folgen nationalsozialistischer Gewaltherrschaft soll es in dieser von mir vorgelegten Arbeit gehen.

Ausgangspunkt für das Forschungsvorhaben waren Erfahrungen, die ich in meiner Supervisionstätigkeit sammeln konnte. Es ging um ein Praxisfeld, in dem sich KollegInnen verschiedener Professionen in ihrem beruflichen Alltag mit den Folgen der Verfolgung im Nationalsozialismus auseinandersetzen. Auf diesem Hintergrund beschäftigte mich die Frage nach den Auswirkungen wiederkehrender intensiver Konfrontation mit den Folgen von Gewalt. Zentral war also die Auseinandersetzung mit beruflichen Situationen im Schnittpunkt von Zeitgeschichte und Professionalität.

In der Reflexion meiner eigenen Arbeit als Supervisorin mit dieser spezifischen Schwerpunktsetzung berührte mich insbesondere die Beobachtung

- des hohen emotionalen Engagements derjenigen, die sich professionell mit den Folgen nationalsozialistischer Gewalt befassen;

1 Im Sinne eines kreativen Umgangs mit einer gendersensiblen Schreibweise arbeite ich überwiegend mit dem „Iota feministicum" (Binnen-I), unabhängig davon, ob ausschließlich Frauen, ausschließlich Männer oder Männer und Frauen gemeint sind. Darüber hinaus wechsle ich zwischen folgenden Möglichkeiten: Ich verwende geschlechtsneutrale Formulierungen oder benenne die weibliche bzw. männliche Form. Dort, wo es in der Darstellung um Anonymisierung geht, verwende ich auch für Einzelpersonen das Binnen-I. (z. B. KulturpädagogIn, vgl. 5.2.2)

2 Zur Auseinandersetzung mit dem Begriff „Sekundäre Traumaexposition" vgl. auch 4.1

- des intensiven fachlichen Austausches und der hohen Professionalität.

Gleichzeitig entstand der Eindruck, dass die wiederkehrende Sekundäre Traumaexposition, welche mit der Arbeit in diesen Berufsfeldern verbunden ist, Auswirkungen auf die Belastbarkeit von KollegInnen und auf die Zusammenarbeit im Team, auf die strukturelle sowie die konzeptionelle Arbeit der Institutionen zu haben scheint. Eindrucksvoll bestätigt wurden meine Beobachtungen durch eine Aussage von Prof. P. Hilton.[3] Der amerikanische Historiker mit Schwerpunkt „Deutsche Geschichte" stellte sein aktuell erschienenes Buch im Rahmen einer öffentlichen Lesung vor. Inhalt der Veröffentlichung war das Weiterleben einer spezifischen Verfolgtengruppe im Nachkriegsdeutschland. In einem sich der Buchlesung anschließenden informellen Austausch äußerte er: „Als das Buch fertig war, konnte ich nicht mehr mit Zeitzeugen sprechen und nicht mehr zu dem Thema schreiben. Es ging mir so nah und machte mich krank."

Diese Erfahrungen verwiesen auf die Notwendigkeit, mich meinerseits mit Traumatheorien, dem Konzept der „Sekundären Traumatisierung" sowie mit dem Zusammenhang von Trauma, Gewalt und Zeitgeschichte zu befassen. Die vorgelegte Studie wurde von mir in diesem Rahmen entwickelt. Im Zentrum stehen folgende Fragen:

1. Kann Sekundäre Traumaexposition in der Erinnerungsarbeit dazu führen, dass Bewältigungsmechanismen von KollegInnen überfordert werden?
2. Was kann dazu beitragen, dass MitarbeiterInnen in diesen belastenden beruflichen Kontexten trotz Sekundärer Traumaexposition gesund bleiben?

Mit anderen Worten: Können die extremen Belastungen in diesen Arbeitsfeldern „Sekundäre Traumatisierung"[4] zur Folge haben und sind Möglichkeiten der Prävention denkbar?

Den Schwerpunkt der Arbeit bildet eine qualitative Untersuchung, die sich mit Traumatisierungen und deren Weiterwirken auf verschiedenen Systemebenen befasst. Dabei geht es um traumatische Erfahrungen, die bewusst durch Menschen verursacht und zugleich gesellschaftlich legitimiert waren: **„man-made-disaster"[5] in sozialen und politischen Zusammenhängen**. Im Rahmen dieser Arbeit werden diese von mir begrifflich als „sozio-politische Traumatisierungen" gefasst.[6]

---

[3] Um die Anonymität zu wahren, wurde der Name geändert.

[4] In Kap. 4 setze ich mich mit verschiedenen Konzepten „Sekundärer Traumatisierung" auseinander.

[5] man-made-disaster: absichtsvoll durch Menschen verursachte Traumatisierung

Als Ausgangspunkt für das Forschungsthema wurden Erfahrungen aus meiner Arbeit als Supervisorin in verschiedenen beruflichen Kontexten der Erinnerungsarbeit benannt.[7] Entsprechend meiner systemisch orientierten Ausbildung arbeite ich sowohl als Supervisorin und Therapeutin wie auch als Lehrtherapeutin in verschiedenen Weiterbildungskontexten schwerpunktmäßig systemisch. Die Auseinandersetzung mit der Fragestellung sollte entsprechend im Rahmen systemischer Theoriebildung entwickelt werden. Es wird davon ausgegangen, dass ein systemisch begründeter Forschungszugang einen Rahmen bietet, der in der Lage ist, die Mehrdimensionalität der Thematik angemessen zu reflektieren. Eine systemische Perspektive geht davon aus,

> „dass das Trauma nicht individualistisch und intrapsychisch im internalen Raum des Selbst konzeptualisiert werden kann... Es müssen gleichzeitig die sozialen, politischen und kulturellen Realitäten der Erfahrungen berücksichtigt werden" (Bittenbinder 2000, S. 38)

Darüber hinaus werden für den Forschungsprozess insbesondere für die Datenerhebung Methoden des systemischen Repertoires nutzbar gemacht (vgl. Kap. 5).

Aufbau der Arbeit
Nach einer **Einführung** in die Thematik beschreibe ich in **Kapitel zwei** den von mir gewählten theoretischen Bezugsrahmen, in den die Forschungsarbeit eingebettet ist:

- Passende Anregungen für die Erfassung des aktuellen Wirkens vergangener traumatischer Erfahrungen auf und zwischen verschiedenen Systemebenen fand ich in dem ökosystemischen Modell der Systemebenen von *U. Bronfenbrenner* (vgl. Bronfenbrenner 1981).
- Der Studie liegt eine Haltung zugrunde, welche einerseits die Folgen von man-made-disaster anerkennt und deutlich benennt und gleichzeitig eine ressourcenorientierte Perspektive einnimmt. Als mit dieser Haltung kompatiblen theoretischen Reflexionsrahmen stelle ich Hintergrund und Kernaussagen des Konzeptes der Salutogenese vor und reflektiere deren Relevanz für die Auseinandersetzung mit traumatischen Prozessen. (Antonovsky 1997)

---

[6] Andere Autoren sprechen von „sozialpolitischen Traumatisierungen" oder auch vom „psychosozialen Trauma" (vgl. Kap. 3.4.5)

[7] Auf persönliche Zugangswege zum Forschungsgegenstand gehe ich in Kap. 5.1.4 ein.

Im Rahmen **des dritten Kapitels** stelle ich den Stand der Forschung zum Verständnis von „Trauma" vor. Dabei gehe ich zunächst auf die historische Entwicklung der Traumaforschung ein. Im weiteren diskutiere ich aktuelle Traumakonzepte. Die unterschiedlichen wissenschaftlichen Zugänge zum Themenkomplex werden daraufhin befragt, welche Anregungen sie bieten, um die Komplexität von „man-made-disaster" in sozialen und politischen Zusammenhängen angemessen zu erfassen.

Im Zentrum des **vierten Kapitels** steht die Auseinandersetzung mit den Folgen Sekundärer Traumaexposition. Ich setze mich mit verschiedenen bereits vorliegenden Konzepten zur „Sekundären Traumatisierung" auseinander. Ziel ist es, Aspekte herauszuarbeiten, die zum Verständnis der Wirkung „Sekundärer Traumaexposition" in den von mir untersuchten Arbeitskontexten beitragen können.

Schwerpunkt des **fünften Kapitels** ist die Vorstellung des von mir gewählten systemisch-qualitativen Forschungsansatzes. Es sollen Kernaspekte systemischer Forschung berücksichtigt und zugleich das Repertoire der Methoden systemischer Praxis für Forschungszwecke genutzt werden. Als Erhebungsmethoden beschreibe ich:

- Das systemische Interview als Methode der Informationsgewinnung
- Die Skulptur als symbolisch metaphorisches Verfahren

In einem Zeitrahmen von drei Jahren wurden von mir 13 KollegInnen interviewt. Für die Auswahl der zu befragenden KollegInnen war wesentliches Kriterium, dass diese in einem Feld arbeiten, in dem sie sich mit den Folgen nationalsozialistischer Gewaltherrschaft befassen und in dem sie verschiedenen Formen Sekundärer Traumaexposition ausgesetzt sind. Die von mir befragten KollegInnen waren in folgende berufliche Kontexte eingebunden: Gedenkstätten, Jugendbildungsstätten, Erzählcafés, psychosoziale Beratungsstellen, Forschungseinrichtungen, Kunstwerkstatt/öffentlicher Raum, Reiseanbieter, psychotherapeutische Praxen.

Das **sechste Kapitel** beinhaltet die Präsentation der Ergebnisse der empirischen Untersuchung. Aus der Perspektive unterschiedlicher Ebenen wird das Wirken Sekundärer Traumaexposition beschrieben:

- Auf der *gesellschaftlich-kulturellen Ebene* wird nach dem aktuellen gesellschaftlichen Diskurs der Verfolgung im Nationalsozialismus gefragt, vor dessen Hintergrund die Arbeit der KollegInnen ihre konkrete Ausgestaltung erfährt. Die von den InterviewpartnerInnen genannten Rahmenbedingungen der gesellschaftlich-kulturellen Systemebene werden anschließend zu Aspekten der Salutogenese in Bezug gesetzt und aus dieser Perspektive kommentiert. Schwerpunkt bildet an dieser Stelle die Frage, ob der gesellschaftliche Kontext Ressourcen zur Verfügung stellt, die dazu beitragen können, dass Belastungen, die mit Sekundärer Traumaexposition verbunden sind, handhabbar bleiben oder werden.

- Auf der *berufsspezifischen Ebene* geht es um die konkreten beruflichen Bedingungen, im Rahmen derer die KollegInnen ihre Professionalität umsetzen. Traumatisierung als Folge politisch motivierter Gewalt und Verfolgung wird als prozesshaftes Geschehen diskutiert, welches die beruflichen Kontexte der interviewten KollegInnen zu traumadeterminierten Systemen werden lassen kann. Weiterhin wird aus Sicht der Salutogenese reflektiert, ob zwischen der Ausprägung des Team-Kohärenzgefühls und der Bewältigung von Belastungen durch Sekundäre Traumaexposition ein Zusammenhang bestehen kann.
- Der Zugang zur *familienbiografischen Ebene* wurde im Interviewverlauf durch die Entwicklung einer Symbolskulptur erreicht. Die KollegInnen berichteten über innerfamiliäre Narrative des historischen Geschehens im Nationalsozialismus, so wie diese von ihnen retrospektiv erinnert wurden. Die salutogenetisch orientierte Fragestellung war, in welcher Weise sich familiär wirksame NS-Themen und Familien-Kohärenzgefühl berühren. Ziel war herauszuarbeiten, ob das Familien-Kohärenz-Gefühl der Herkunftsfamilien einen salutogenen Ressourcenpool darstellt, auf den KollegInnen zurückgreifen können, wenn Sekundäre Traumaexposition in traumadeterminierten Arbeitsfeldern zu hoher Belastung führt.
- Die abschließend fokussierte *Personebene* stellt den einzelnen Menschen in den Mittelpunkt. Ich stelle zunächst die von den KollegInnen benannten individuellen Belastungsreaktionen und Bewältigungsstrategien vor. Im weiteren ging es um die Frage, ob die individuellen Voraussetzungen gegeben sind, welche es den KollegInnen ermöglichen, auf Ressourcen zuzugreifen und diese nutzbringend einzusetzen. Exemplarisch werden die Kohärenz-Narrative zweier Kolleginnen im Detail vorgestellt.

Das **siebte** Kapitel fasst die zentralen Aussagen der Untersuchung zusammen. Diese bilden die Grundlage für den Vorschlag des Konzeptes: *„Traumasensible systemische Supervision"*. Für den Kontext der Erinnerungsarbeit wird dieses Konzept als Element der Prävention Sekundärer Traumatisierung diskutiert. Daran anschließend setze ich mich mit der Frage auseinander, in welchen weiteren Bereichen wissenschaftlicher Erkenntnisgewinnung und professioneller Praxis das gewonnene Wissen nutzbringend Anwendung finden kann. Ich gehe davon aus, dass überall dort, wo Sekundäre Traumaexposition infolge von man-made-disaster Bestandteil des beruflichen Alltags ist, das Konzept „Traumasensible systemische Supervision" eine hilfreiche Anregung sein kann. Exemplarisch verweise ich auf die sich seit einigen Jahren in Forschung und Praxis etablierende Fachdisziplin der *Traumapädagogik* (Bausum et al 2009), deren zentrales Anliegen darin besteht, das Wissen der Psychotraumatologie für die Pädagogik nutzbar zu machen. In diesem Rahmen wird die Notwendigkeit betont, Bedingungen zu reflektieren, welche dazu beitragen können, dass die Gefahr Sekundärer Traumatisierung in Kontexten von Bildung und Erziehung verringert wird. In einem Ausblick weise darauf hin, welche Fragen Gegenstand weiterer Forschungsvorhaben sein sollten.

2. Trauma und systemische Zugangswege

Man-made-disaster sind langlebig und raumgreifend. Spuren der Verfolgung im Nationalsozialismus reichen bis in die heutige Zeit. Sie betreffen Einzelne, Familien und auch diejenigen, die sich in ihrem Beruf damit auseinandersetzen. Sie wirken in die Umgebung der Betroffenen und in ihre Familien hinein. KollegInnen, die sich mit den Folgen der Menschenrechtsverletzungen im Nationalsozialismus befassen, sind in diese Prozesse einbezogen (vgl. Kap. 4.4.3) Verfolgungserfahrungen prägen den einzelnen traumatisierten Menschen, haben Einfluss auf Beziehungsstrukturen des sozialen Umfeldes und finden zugleich auf verschiedenen gesellschaftlichen Ebenen Ausdruck.

Um diese weitreichenden individuellen und interaktionellen Folgen erfassen zu können, halte ich

- einen systemtheoretisch begründeten Forschungszugang für angemessen, da dieser „prinzipiell dazu anregt, mehrere (System-) Ebenen im Blick zu behalten" (Korittko, Pleyer 2010, S. 161);
- die Verknüpfung systemischer und psychotraumatologischer Konzepte für erforderlich.

Ziel ist dabei, dass die langfristigen Folgen, welche man-made-disaster für die Betroffenen und für die Professionellen haben können, durch die Synthese systemischen und psychotraumatologischen Wissens reflektierbar werden. Dies erfordert:

- die Perspektive derer zu berücksichtigen, die verfolgt wurden. Hierfür ist es bedeutsam, sich mit verschiedenen Traumakonzepten zu befassen;
- die Perspektive der Professionellen zu fokussieren. Dies legt nahe, sich mit Konzepten Sekundärer Traumatisierung auseinanderzusetzen;
- die Beschreibung des gewählten systemtheoretischen Forschungszugangs.

Im ersten Schritt werde ich in diesem Kapitel ausführen, welche Aspekte systemischer Theoriebildung ich in dieser Arbeit berücksichtige.[8]

Im Rahmen psychosozialer Arbeit, in Beratungskontexten, Supervision, Coaching usw. findet die Orientierung an systemischen Handlungskonzepten weite Verbreitung. Die den systemisch orientierten Handlungskonzep-

[8] Weitere Aspekte systemischer Theoriebildung werden unter dem Fokus der Forschungsmethodologie in Kap. 5.1 und 5.3 beschrieben.

ten zugrunde liegenden systemtheoretischen Grundorientierungen sind dabei unterschiedlich bis gegensätzlich, oft auch nur implizit erkennbar.

> „'Es gibt nicht *die* Systemtheorie', dies ist vermutlich der einzige Satz, dem alle, die sich mit Systemtheorie befassen, ohne zu zögern zustimmen! Von Ferne oder Außen betrachtet, ließe sich unter dem Label 'Systemtheorie' dennoch eine relative Homogenität, wenigstens der grundlegenden Annahmen und Denkfiguren, vermuten. Dem ist aber keineswegs so."
> (Hollstein-Brinkmann, Staub-Bernasconi 2005, S. 269)

M.Ochs und *J. Schweitzer* benennen als Gemeinsames und Essential aller systemischen Forschungsrichtungen die Beschreibung und Erkundung von Vernetzung und der damit in Zusammenhang stehenden Prozesse wechselseitiger Beeinflussung (vgl. Ochs, Schweitzer 2009, S. 162). Damit kann die Vernetzung von System und Umwelt gemeint sein. Ein Beispiel soll dieses veranschaulichen: eine Gedenkstätte als System steht in Bezug zu ihren relevanten Umwelten. Sie wird durch Überlebende des Holocaust (vgl. Fußnote 12), Besucher der Gedenkstätte, andere Gedenkstätten usw. beeinflusst und nimmt umgekehrt ihrerseits Einfluss auf diese. Der Fokus kann aber auch auf die Vernetzung zwischen verschiedenen Mikro-, Meso- und Makrosystemen gerichtet sein, im genannten Beispiel etwa dann, wenn Veränderungen gesellschaftlich geteilter Normen den Finanzierungsrahmen von Gedenkstätten mitbestimmen.

Mit der mich interessierenden Fragestellung sind verschiedene Systemebenen angesprochen. Schon der (ursprüngliche[9]) Titel der Arbeit deutet an: es geschieht etwas in einem „Schnittpunkt" zwischen verschiedenen Ebenen (Zeitgeschichte und Professionalität) und dieses Geschehen hat Folgen. Es geht um das Wirken vergangener traumatischer Erfahrungen auf und zwischen verschiedenen Systemebenen. Passende Anregungen für die Erfassung der damit in Zusammenhang stehenden rekursiven Prozesse fand ich in dem ökosystemischen Modell der Systemebenen von *U. Bronfenbrenner* (Bronfenbrenner 1981).

2.1. Ein ökosystemischer Ansatz

In diesem Erklärungsansatz wird davon ausgegangen, dass der Mensch als soziales Wesen aktiv handelnd in seine unmittelbaren Lebensbereiche und in größere Kontexte eingebettet ist. *U. Bronfenbrenner* benennt in dem von ihm entwickelten Modell zunächst vier verschiedene Systemebenen, die als

---

[9] Unter dem ursprünglichen Titel „Sekundäre Traumaexposition im Schnittpunkt von Zeitgeschichte und Professionalität" wurde diese Arbeit als Dissertation im Fachbereich Erziehungs- und Bildungswissenschaften an der Universität Bremen eingereicht.

Bereiche des Sozialen zueinander in einem zirkulären Verhältnis stehen und durch Rückkoppelungsprozesse aufeinander bezogen sind. Diese Systemebenen werden als hierarchisch strukturiert, ineinander verschachtelt und zugleich aufeinander bezogen dargestellt. Jedes System ist „in Kontexte eingebettet und zugleich auch Kontext für alle anderen." (Ritscher 2007, S. 66) Der Prozess menschlicher Entwicklung „wird fortlaufend von den Beziehungen dieser Lebensbereiche untereinander und von den größeren Kontexten beeinflusst." (Bronfenbrenner 1981, S. 37)

Die Systemebenen werden von *U. Bronfenbrenner* wie folgt beschrieben:

> „Ein ***Mikrosystem*** ist ein Muster von Tätigkeiten und Aktivitäten, Rollen und zwischenmenschlichen Beziehungen, die die in Entwicklung begriffene Person in einem gegebenen Lebensbereich mit den ihm eigentümlichen physischen und materiellen Merkmalen erlebt."
> (Bronfenbrenner 1981, S. 38)

Es geht auf dieser Ebene um die Beziehungen des einzelnen Menschen in dessen relevanten individuellen Lebensbereichen. So ist z.B. die Beziehung eines Kindes zu seinen Eltern gemeint, oder die eines Kindes zur Schule, die eines Erwachsenen zu seiner Familie oder zu seinem Arbeitsplatz.

> „Ein ***Mesosystem*** umfasst die Wechselbeziehungen zwischen den Lebensbereichen, an denen die sich entwickelnde Person aktiv beteiligt ist."
> (a.a.O., S. 41)

Deutlich wird hier, dass die verschiedenen Mikrosysteme zueinander in Bezug gesetzt werden, z. B. das Mikrosystem Familie zum Mikrosystem Arbeit. Gemeint sind auch informelle Beziehungen sozialer Netzwerke wie Freundeskreise, oder formalere Beziehungen etwa des Mikrosystems Familie zu psychosozialen Diensten, zu Ämtern oder Behörden in ihren administrativen und kontrollierenden Funktionen. Zusammengefasst stellt das Mesosystem also das verbindende System aller Mikrosysteme eines Menschen dar.

> „Unter ***Exosystem*** verstehen wir einen Lebensbereich oder mehrere Lebensbereiche, an denen die sich entwickelnde Person nicht selbst beteiligt ist, in denen aber Ereignisse stattfinden, die beeinflussen, was in ihrem Lebensbereich geschieht, oder die davon beeinflusst werden." (a.a.O., S. 42)

Es geht um das Beziehungsgeflecht zwischen Systemen, denen der einzelne Mensch nicht angehört. In Exosystemen können Entscheidungen getroffen werden, welche die Einzelperson oder das Mikrosystem betreffen, ohne dass diese an der Entscheidungsfindung direkt beteiligt sind. So können etwa Institutionen wie die Schule oder Jugendamt, Gesundheitsamt u.a. zu Beschlüssen kommen, die weitreichende Folgen für Einzelne und ihre Bezugssysteme haben.

> „Der Begriff des ***Makrosystems*** bezieht sich auf die in einer Kultur oder Subkultur beobachtete grundsätzliche formale und inhaltliche Ähnlichkeit seiner konstituierten Mikro-, Meso- und Exosysteme wie auch auf die dieser Ähnlichkeit zugrunde liegenden Weltanschauungen und Ideologien." (Bronfenbrenner 1981, S. 241)

Es sind die übergreifenden gesellschaftlichen, politischen, kulturellen Bedingungen gemeint, einschließlich der Normen und Werte, gesellschaftlicher Machtstrukturen, juristischer Regelungen usw. .

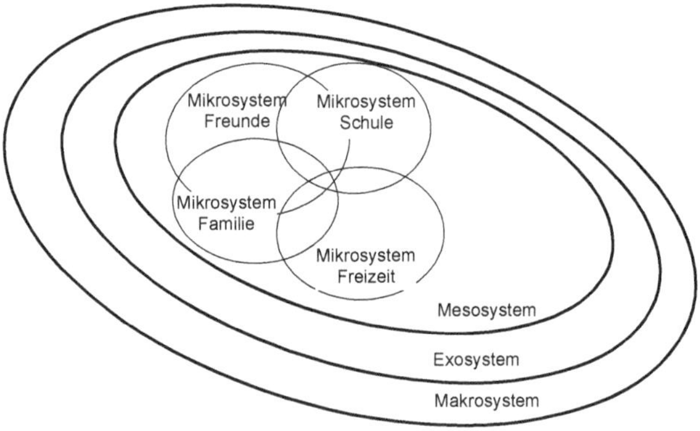

Das Mehrebenenmodell nach U. Bronfenbrenner

(Grundmann, Lüscher 2000, S. 28)

Die Beschreibung dieser vier Ebenen wird durch die Einführung der zeitlichen Dimension erweitert, von *U. Bronfenbrenner* als ***„Chronosystem"*** bezeichnet. Damit wird die Prozesshaftigkeit menschlichen Seins und Werdens mit berücksichtigt. Hier wird ein Bild des Menschen entworfen, das die wechselseitige Einflussnahme handelnder Personen und ihrer unmittelbaren Lebensbereiche hervorhebt. Dieser Prozess wird als ein solcher verstanden, der fortlaufend die Beziehungen der Lebensbereiche untereinander beeinflusst und zugleich in Bezug zu den größeren Kontexten steht. Besondere Bedeutung wird dabei den Übergängen zwischen Systemen beigemessen. Persönliche, kommunikative und systemische Entwicklungsverläufe werden als Prozesse verstanden, die durch „Phasen und phasenspezifische Aufgaben, Anforderungen und Bewältigungsressourcen strukturiert sind. Jede Phase kulminiert in einer 'Übergangskrise', wenn Aufgaben, Anforderungen und Ressourcen der Bewältigung nicht mehr zusammenpassen. Um das weitere Wachstum zu sichern, müssen neue Ressourcen erschlossen, neue System-Umwelt-Beziehungen geknüpft, neue Regeln und Aufgaben gefunden, neue Erfahrungen gewonnen und neue Denk-, Gefühls-, und Handlungsmuster der teilnehmenden Subjekte entwickelt werden. ... Zeit ist im Sinne diesen Modells soziale Zeit." (Ritscher 2007, S. 68/69) Dabei kommen die Faktoren der Zeit und des Lebensablaufs, welche im obenstehenden Basismodell der vier Systemebenen noch nicht verzeichnet sind, zum Tragen.

W. Ritscher schlägt vor, den genannten Systemebenen die Ebene des Subjektes hinzuzufügen: „Als Subjekt stellt sich der einzelne Mensch in seinen intra- und interpersonalen Verknüpfungen dar, so wie er sie aus seiner Perspektive wahrnimmt und beschreibt." (Ritscher 2007, S. 67)

Ich greife diesen Vorschlag auf. Dabei orientiere ich mich an dem Begriff der „Person", wie er in der von *J. Kriz* entwickelten Personzentrierten Systemtheorie genutzt wird. Der Begriff „Personzentriert" nimmt dabei „Bezug auf das Menschen- und Weltbild, wie es besonders Carl Rogers in seiner personzentrierten Psychotherapie dargelegt hat. Im Zentrum steht dabei der innere Bezugsrahmen, aus dem heraus ein Mensch der Welt, anderen Menschen und letztlich sich selbst Sinn stiftend und Stellung nehmend begegnet" (Kriz 2004, S. 16)

Die hier vorgestellte ökosystemische Perspektive, bietet vielfältige Möglichkeiten, Aspekte von Traumatisierungen, die im Individuum liegen, mit denen der umliegenden Welt in Bezug zu setzen und sie zugleich als prozesshaftes Geschehen zu verstehen:

- *Die Personebene*

  Die Betrachtung der Personebene stellt den einzelnen Menschen in den Mittelpunkt: z.B. die individuelle Wahrnehmung der konkreten Erfahrungen eines traumatisierten Mannes, die Sinnsuche einer Frau nach traumatischen Verlusten, die Beziehungen eines alten Menschen, der als Kind den Holocaust im Versteck überlebte, zu den ihm damals und heute bedeutsamen Anderen. Der Umgang mit Symptomen, die das Leben beschweren, kann fokussiert werden, oder die Suche nach Ressourcen, die ermöglichen trotz traumatischer Erfahrungen aktiv am Leben teilzunehmen.

- *Die Ebene der Mikrosysteme*

  Traumatisierende Erfahrungen bleiben nicht auf einen einzelnen Menschen beschränkt. Zumindest die nahestehenden Bezugspersonen werden „ganz zentral durch die im jeweiligen Mikrosystem erzählten Geschichten und die jeweiligen Glaubenssysteme“ (Oestereich 2010, S. 105) in ihrer Dynamik beeinflusst. (vgl. Kap. 3.4.6.3)
- *Die Ebene der Mesosysteme*

  Trauma und Gewalt verändern die Wechselbeziehung zwischen verschiedenen Mikrosystemen. Soziale Netzwerke verändern sich, werden fraktioniert und zerstört. Verfolgung im Nationalsozialismus konnte bedeuten, dass Freunde sich zurückzogen, Kinder vom Schulbesuch ausgeschlossen wurden, nicht an Vereinsaktivitäten teilnehmen konnten, Eltern ihre Berufsausübung unmöglich gemacht wurde usw.. Die aktive Unterstützung von bedrohten Menschen konnte bei deren Entdeckung mit Traumatisierung der Helfer und weiterer Traumatisierung der verfolgten Menschen verbunden sein und so zu weiteren Veränderungen auf der Ebene der Mesosysteme führen.
- *Die Ebene der Exosysteme*

  Die Handlungsmöglichkeiten ehemals verfolgter Menschen wurden durch Exosysteme in vielfältiger Form beeinflusst und eingeschränkt, mit weitreichenden, traumatisierenden Folgen. So konnten z.B. Entscheidungen von MitarbeiterInnen des Gesundheitsamtes den Übergang von erbbiologischer Diskriminierung zur Ermordung "lebensunwerten Lebens" markieren.
- *Das Makrosystem*

  Der Blick auf die Ebene des Makrosystems ermöglicht es, soziale, kulturelle und politische Dimensionen von man-made-disaster nachvollziehbar zu machen (vgl. Kap. 3.4.5). Die Aufmerksamkeit wird auf die Kultur, auf Werte- und Normensysteme einer Gesellschaft gelenkt, hier auf die des Nationalsozialismus. Dieser spezifische gesellschaftliche und politische Rahmen sowie damit verbundene Wertvorstellungen, Weltanschauungen, rechtliche Regelungen usw. bildeten den Kontext, in dem Menschen ausgegrenzt, verfolgt und traumatisiert wurden. So standen z.B. zentrale gesundheitspolitische Entscheidungen, das propagierte ideologische Ziel einer "erbgesunden“, "rassisch reinen" "Volksgemeinschaft" und die Gefahr, durch entsprechende Maßnahmen verfolgt und traumatisiert zu werden, in direktem Zusammenhang (vgl. Kap.6.1).

- *Das Chronosystem*
  Der Einbezug des Chronosystems ermöglicht es, das Weiterwirken von Trauma auf individueller wie auf gesellschaftlicher Ebene nachvollziehbar werden zu lassen. Traumatisierungen können als traumatische Prozesse sowohl historisch betrachtet, als auch in ihrer altersspezifischen Bedeutung und im Generationszusammenhang verstanden werden.

Die Position des dargestellten ökosystemischen Ansatzes ermöglicht die Verbindung makrostruktureller Bedingungen mit sozialen und kulturellen Faktoren des näheren Umfeldes sowie mit subjektiven Einflussgrößen traumatischer Prozesse. Für die Untersuchung der mich interessierenden Fragestellungen dient diese Position als ein Orientierungsrahmen.

2.2. Als Mensch in der Welt sein

Das Eingebundensein der Menschen in soziale Kontexte, ihr Verwobensein in Systemebenen, die Entwicklung von Personen im Rahmen ihrer Lebenswelten verweist auf zentrale erkenntnistheoretische Fragestellungen: Wie setzen „Welt“ und „Person“ sich zueinander in Bezug und wie nehmen die jeweiligen Menschen dieses aus ihrer Perspektive wahr? Ich werde mich hier mit den erkenntnistheoretischen Prämissen befassen, die einerseits im systemischen Diskurs Kernfragen darstellen (Schlippe, Schweitzer 1998, S. 86 ff) und deren Beantwortung zugleich für die Auseinandersetzung mit traumatischen Prozessen relevant ist.

2.2.1. Äußere Welt und innere Landkarten

Bedeutsame Aspekte des persönlichen Erlebens gehen stets „durch das Nadelöhr persönlicher Sinndeutung“ (Kriz 2010, S. 132) und es ist die Frage, welche Wirkung diese Passage hat. Die Antworten hierauf sind im systemischen Diskurs unterschiedlich und zum Teil konträr. „Wird die Wirklichkeit in der Wahrnehmung „erschaffen“ - so der radikale Konstruktivismus - oder können wir eine unabhängig von uns existierende Wirklichkeit erkennen, indem wir ihre Gesetzmäßigkeiten ergründen und die Möglichkeiten unseres Erkennens immer verbessern?“ (Hollstein-Brinkmann 2000, S. 5)

VertreterInnen des radikalen Konstruktivismus gehen davon aus, dass die „Welt“, so wie sie „wirklich“ ist, dem Menschen nicht als objektiv zu erkennende Realität zugänglich ist. Im Gegenteil wird die Wirklichkeit in aktiver Interaktion konstruiert, indem BeobachterInnen und zu erkennende Systeme bzw. Subjekte zirkulär aufeinander bezogen sind. „Daraus folgt, dass wir über die Welt nichts wissen können, außer, dass bestimmte unserer

Handlungen für uns nützlich sind und sich in der Welt bewähren. Wirklichkeits**konstruktion** ist der zentrale Begriff, in dem sich nicht nur die allseits unbestrittene Subjektivität der Wahrnehmung, sondern eben auch die Relativierung Bewusstseins – unabhängiger Realität ausdrückt." (a.a.O., S. 5) Zugespitzt wird dieser Zugang durch *Heinz von Foerster* zum Ausdruck gebracht, indem er betont: „Die Umwelt, so wie wir sie wahrnehmen, ist unsere Erfindung." (Foerster, zitiert in: Schlippe, Schweitzer 1998, S. 86) Aus dieser Sicht wird als notwendige Konsequenz abgeleitet, gegenüber den Wirklichkeitskonstruktionen anderer Toleranz zu entwickeln. Zudem wird auf die Bedeutung der Übernahme von Verantwortung für die eigenen Wirklichkeitskonstruktionen hingewiesen. „Aus der Idee des Konstruktivismus ergeben sich zwei Konsequenzen. Erstens die Toleranz für die Wirklichkeiten anderer – denn dann haben die Wirklichkeiten anderer genauso viel Berechtigung als meine eigene. Zweitens ein Gefühl der absoluten Verantwortlichkeit. Denn wenn ich glaube, dass ich meine eigene Wirklichkeit herstelle, bin ich für diese Wirklichkeit verantwortlich, kann ich sie nicht jemandem anderen in die Schuhe schieben." (Watzlawick in: Watzlawick, Kreuzer 1982, S. 31)

Den Aussagen des radikalen Konstruktivismus stehen systemtheoretische Ansätze gegenüber, die davon ausgehen, dass Wirklichkeit nicht erfunden, sondern entdeckt wird. In meiner Reflexion zur Bedeutung von Systemtheorien für die psychosoziale Praxis (Jegodtka, Luitjens 2008) stelle ich gemeinsam mit *P. Luitjens* den systemthoretischen Zugang von *S. Staub-Bernasconi* vor. Hier wird ausdrücklich davon ausgegangen, dass eine Realität außerhalb menschlichen Bewusstseins existiert. „Die Welt ist real, sie besteht aus konkreten Dingen und Systemen. Jedes Ding ist entweder System oder Komponente eines Systems. Im Prozess des Entdeckens der Wirklichkeit wird diese nicht eins zu eins abgebildet, sondern mit mehr oder weniger deutlicher Annäherung an die Realität interpretiert. Es wird also ein erkenntnistheoretischer, nicht aber ein wirklichkeitstheoretischer Konstruktivismus bejaht." (Jegodtka, Luitjens 2008, S. 76) Mit den Worten *S. Staub-Bernasconis*: „Man kann also erkenntnistheoretische Konstruktivistin sein, ohne die Erkennbarkeit der Realität oder die Realität in Frage zu stellen." (Staub-Bernasconi 2007, S.167)

Von *H. Stierlin* wird vorgeschlagen, zwischen „harter" und „weicher" Realität zu unterscheiden, „wobei sich bei letzterer auch von einer Beziehungsrealität sprechen lässt. Denn nur die weiche Realität erweist sich bei genauerem Hinsehen als (mehr oder weniger) selbstkonstruierbar." (Stierlin 2003, S. 36)

Auch das von *W. Ritscher* in kritischer Abgrenzung zum radikalen Konstruktivismus vorgelegte Konzept weist in ähnliche Richtung. „Im Gegensatz zum 'Radikalen Konstruktivismus', der in der Folge einer radikalisierten 'Kybernetik zweiter Ordnung' die Welt nur noch als Erfindung der Beobachterin definiert, bevorzuge ich den Begriff der Rekonstruktion der Wirklichkeit durch eine Beobachterin.“(Ritscher 2002, S.27) Er führt eine Unterscheidung zwischen subjektiver Rekonstruktion und subjektiver Konstruktion ein. „Wenn ich auf die Relevanz der Umweltereignisse für die Herstellung innerer Bilder verweise, verwende ich den Begriff der 'subjektiven Rekonstruktion von Wirklichkeit', steht die Eigenleistung des Subjekts im Vordergrund, verwende ich den gängigen Begriff der 'subjektiven Konstruktion von Wirklichkeit'“ (Ritscher 2007, S .36)

A. von Schlippe und *J. Schweitzer* halten die Frage, ob unabhängig von erkennenden Menschen eine „Wirklichkeit“ existiert, für müßig (Schlippe, Schweitzer 1998, S. 87). Bedeutsam seien vielmehr die Interpretationen von Erfahrungen, d.h. die „inneren Landkarten“, die in der Interaktion mit der äußeren Welt gebildet werden. „Wir sind darauf angewiesen, Konzepte, 'Landkarten' über die Welt zu entwickeln, die uns das Zurechtfinden erleichtern. … Es ist ein folgenschwerer Schritt, wenn man die Konzepte, die man sich konstruierte, um in der Welt Orientierung zu finden, mit der Wirklichkeit verwechselt.“ (a.a.O., S. 87)

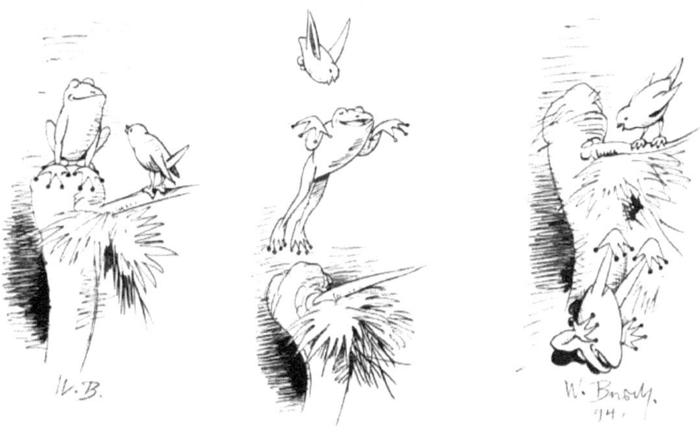

Wenn einer, der mit Mühe kaum Gekrochen ist auf einen Baum, **Schon meint, daß er ein Vogel wär,** **So irrt sich der.**

„Der fliegende Frosch“ Wilhelm Busch, 1894
(veröffentlicht in: Göttinger Literarische Gesellschaft 2010)

Einige der vorgestellten Positionen des radikalen Konstruktivismus zum Verhältnis der äußeren Welt zu inneren Landkarten, zu Erkenntnismöglichkeiten und Konstruktion sollen hier kritisch betrachtet und deren Relevanz für die Auseinandersetzung mit man-made-disaster hinterfragt werden.

- *„Die Umwelt, so wie wir sie wahrnehmen, ist unsere Erfindung"*[10] *– erstens*

  Traumatisierung durch Verfolgung im Nationalsozialismus fand in einem gesellschaftlichen Kontext statt, in dem Ausschluss und Eliminierung von Menschen gesellschaftlich gebilligtes Ziel war, dessen Umsetzung im Rahmen bestehender Machtstrukturen ermöglicht wurde. Die subjektive Erfahrung des Verfolgtwerdens fand in einem Kontext politisch motivierter Gewalt statt. Diese stellte keine subjektive Konstruktion dar, sondern bedeutete die reale Erfahrung von Lebensgefahr. Wird das Paradigma, „die Umwelt, so wie wir sie wahrnehmen, ist eine Konstruktion", auf Wahrnehmungen im geschilderten Kontext bezogen, so müssten die individuellen Reaktionen der Betroffenen auf ihre traumatischen Erfahrungen in erster Linie (ausschließlich) als deren subjektive Konstruktion gewertet werden. Die verursachende gesellschaftliche Dimension geht damit verloren. Ich gehe davon aus, dass die Auseinandersetzung mit sozio-politischen Traumatisierungen es erforderlich macht, die subjektiven inneren Landkarten als Ausdruck individueller Konstruktion und zugleich als Versuch der subjektiven ***Re***konstruktion der Erfahrung zu verstehen und darüber hinaus den verursachenden Kontext als Realität zu benennen.

- *„Die Umwelt, so wie wir sie wahrnehmen, ist unsere Erfindung" – zweitens*

  In der Auseinandersetzung mit Ursachen und Folgen von Traumatisierungen und insbesondere von man-made-disaster fällt auf, dass die Erfahrungen der Betroffenen mit Tabus und Schweigegeboten belegt sind und dass darüber hinaus die Glaubwürdigkeit von Erfahrungsberichten angezweifelt wird (vgl. Kap. 3.1). Ansätze, welche die Wirklichkeit als subjektive Konstruktion der Individuen werten, laufen Gefahr, dieses Infragestellen der Glaubwürdigkeit zu verstärken. Die ausdrückliche Anerkennung des Erlebten als reale Erfahrung ist angemessen und zudem eine wesentliche Voraussetzung für die Be-

[10] *H. von Foerster*, zitiert in: Schlippe, Schweitzer 1998, S. 86, vgl. hierzu S. 20 dieser Arbeit

wältigung auf individueller wie auf gesellschaftlicher Ebene (vgl. Kap. 3.4.3, 3.4.5).

- *Toleranz gegenüber anders Denkenden oder anders Handelnden.* Aus der Aussage, das Erkennen der Wirklichkeit sei grundsätzlich unmöglich, wird die Konsequenz abgeleitet, dass alle Wirklichkeitskonstruktionen subjektiv und somit gleichermaßen als berechtigt zu tolerieren sind. Die Aufforderung zur Toleranz gegenüber anders Denkenden und anders Handelnden wirft im Zusammenhang mit Trauma, Verfolgung, Menschenrechtsverletzung usw. erhebliche Probleme auf. Auch Antisemitismus, Bezeichnung von Menschen als minderwertig usw. stellen Wirklichkeitskonstruktionen dar. Auf der Handlungsebene hatten diese weitreichende Folgen. H. Arendt weist in ihrer Auseinandersetzung mit dem Nationalsozialismus darauf hin, dass nicht nur diejenigen eine Gefahr darstellen, die die Meinungsfreiheit durch Diktatur ersetzen wollen, „sondern auch jene, die von Fakten und Realität nichts wissen wollen." (Arendt 1993, S. 31) Um die Gefahr der Akzeptanz menschenverachtender Wirklichkeitskonstruktionen zu verringern, halte ich eine Verknüpfung des Postulats der Toleranz mit einer Orientierung an den Menschenrechten für einen produktiven Bezugsrahmen (vgl. Staub-Bernasconi 2007)
- *Verantwortung für Wirklichkeitskonstruktionen und deren Folgen* Der Hinweis, dass mit der konstruierenden Herstellung der eigenen Wirklichkeit zugleich die Übernahme von Verantwortung für diesen Schöpfungsakt und dessen Folgen verbunden ist, impliziert keine normative Bezugnahme. Vorstellungen darüber, was Verantwortlichkeit bedeutet, können je nach gesellschaftlichem Kontext, nach subjektiven Erfahrungen und weltanschaulicher Orientierung weit auseinanderfallen oder sich gegenseitig ausschließen. So sind auch subjektive oder gesellschaftlich geteilte Wirklichkeitskonstruktionen denkbar, die das Ausgrenzen von Menschen oder deren Tötung als Ausdruck verantwortlichen Verhaltens einschließen. Ein Beispiel soll dieses verdeutlichen. Im Rahmen eines Vortrages, der im Januar 1945 von dem damaligen Leiter der Bremer Nervenklinik gehalten wurde, weist dieser darauf hin, dass Ärzte im Prozess der Diagnosefindung „mit dem Urteil 'unheilbar' zunächst nicht vorsichtig genug umgehen [können]." (Kaldewey 1945, S. 7) Als Konsequenz verantwortlichen Abwägens betont er: „Ausmerze ist da am Platze, wo eine Persönlichkeit nicht mehr vorhanden ist und wo aller menschlichen und ärztlichen Voraussicht nach eine Persönlichkeit sich nie bilden wird, wie es bei manchen schweren Gehirnerkrankungen des Kin-

desalters der Fall ist.“ (Kaldewey 1945, S. 12)[11] Verantwortliches (diagnostisches) Handeln kann ohne ethische Rahmung Unterschiedliches bedeuten. Im Kontext der hier beschriebenen Wirklichkeitskonstruktion (fehlende Persönlichkeit) schließt es die Aufforderung ein, das Leben von Menschen zu beenden. Ich halte es für erforderlich, dass die Aufforderung zu Toleranz und zur Übernahme von Verantwortung für eigene Wirklichkeitskonstruktionen und ihre Folgen mit ethischen Aussagen verknüpft werden, die sich an den Bedürfnissen von Menschen, an ihrem Recht auf Leben orientieren (vgl. Kap. 3.4.6.1).

Persönliches Erleben und subjektive Sinndeutung des Erlebten verdichten sich zu individuellen inneren Bildern oder Landkarten, die zur äußeren Welt in Bezug stehen, auf diese Einfluss nehmen. Und/oder umgekehrt: die äußere Welt verursacht persönliche Erfahrungen, stellt den Rahmen für persönliche Sinndeutung dar, beeinflusst die Entwicklung innerer Bilder und Landkarten. Gemeint ist ein Prozess der rekursiven Bezugnahme von innen und außen, von Landschaft und Landkarte. Auch sozio-politische Traumatisierungen sind durch entsprechende aufeinander bezogene Prozesse gekennzeichnet. Sie wirken auf allen Systemebenen. Auf der Personebene markieren die traumatischen Erfahrungen Bereiche der inneren Landkarte der Betroffenen und der ihnen nahestehenden Anderen. Der gesellschaftliche Kontext bildet den sozialen und zeitlichen Rahmen, in dem man-made-disaster stattfinden, Verarbeitung gefördert bzw. behindert wird. D. Becker betont, „sozialpolitische Traumatisierungsprozesse [sind] immer innen und außen wirksam (...), sie töten und bleiben doch lebendiger Schmerz, sie sind immer Vergangenheit und Gegenwart.“ (Becker 2006, S. 15, vgl. auch Kap. 3.4.6.1)

2.2.2. Sprache – Erzählung – Verstummen

Erzählend begegnen sich Menschen, tauschen sich aus und gehen zueinander in Beziehung. Interaktion findet statt, drückt sich aus in Sprache und Erfahrungen, in Verstehen und Affekten. Innerhalb systemischer Theoriebildung und systemischer Handlungskonzepte hat die Auseinandersetzung

---

[11] Dr. Walther Kaldewey war von 1939 bis Mai 1945 Direktor der Bremer Nervenklinik. Er arbeitete 1940/41 u.a. als Euthanasie-Gutachter. Nach 1948 „war er als niedergelassener Psychiater in Bremen tätig und bearbeitete zudem als Gutachter Renten- und Entschädigungsfragen. Als Fachgutachter versagte er den antragstellenden NS-Opfern größtenteils die Gewährung von Renten oder Entschädigungen oftmals mit der Begründung, dass bei den Begutachteten „seelische Bereicherungen durch KZ-Haft“ und/oder „Rentenneurosen“ vorliegen würden“ (wikipedia: kaldewey).

mit der rekursiven Bezogenheit von Sprache einen prominenten Stellenwert. Das „... 'Reich der Sprache' bringt es mit sich, dass wir es immer mit zwei verschiedenen Ebenen zu tun haben, mit den Dingen und mit dem Sprechen über die Dinge. (...) Wir können keine Erkenntnis über die Welt der Dinge erlangen, ohne uns in die Welt der Beschreibung zu begeben." (Schlippe, Schweitzer 1998, S. 94) Diese Welt der Beschreibung ist geprägt von denen, die Sprache mit Bedeutung versehen. Sprache kann vieldeutig sein. In Abhängigkeit von SprecherIn und HörerIn und deren jeweiligen Lebensbezügen kann ein Wort mit verschiedenen Erlebnisinhalten verknüpft sein, sodass dem gesprochenen Wort in unterschiedlicher Weise Sinn zuwächst. Sprache wird im Prozess der Erzeugung von Bedeutung zur Narration (Erzählung); Narration des Einen und Narration der Anderen beziehen sich - wenn es gut geht - aufeinander. Im Austausch von Bedeutungen kann sich der Sinn des Gesagten scheinbar wandeln und so zu Irritation führen: die HörerIn hört Anderes als die SprecherIn zu sagen glaubt. Der Austausch von Worten, ihre Interpretation, die Bedeutungszuschreibungen gestalten sich als interaktives Geschehen in sozialen Kontexten. H. Anderson beschreibt, welche Bedeutung der Sprache aus der Sicht sozial-konstruktionistischer Theorie zukommt: „Die uns selbst und anderen sowie Ereignissen und Erfahrungen zugeschriebene Realität und Bedeutung sind Interaktionsphänomene, die von Individuen miteinander und mit sich selbst in Gesprächen und Handlungen (durch Sprache) erzeugt und erlebt werden." (Anderson 1999, S. 29) Andere Richtungen, die systemische und konstruktivistische Konzepte miteinander verbinden, betonen, dass „der Mensch über die Welt, die er kraft seiner Beobachtungen In-Sprache hervorbringt, nicht hinausgelangen kann." (Ludewig 2005, S. 31) Das beschriebene Verständnis von Sprache impliziert ein spezifisches Verständnis von Problemen. Diese sind nicht „in räumlich oder gesellschaftlich definierten Einheiten wie einem Individuum, einer Familie, einer Arbeitsgruppe oder einer größeren Gemeinschaft angesiedelt. Was als identifizierbare objektive Realität erscheint - ein Problem -, ist lediglich das Ergebnis von Beschreibungen, von sozialer Konstruktion. Probleme sind nie losgelöst von den Vorstellungen des jeweiligen Betrachters zu erfassen." (Anderson 1999, S. 91) J. Schweitzer und A. von Schlippe beschreiben den Zusammenhang von System, Sprache und Problem ähnlich: „Das bisher Gesagte lässt sich nun ausweiten auf ein systemisches Verständnis von Problemen überhaupt. Probleme sind die sprachliche Organisation um etwas herum, dass ohne diese sprachliche Organisation möglicherweise gar nicht bestünde"(Schlippe, Schweitzer 1998, S. 101)

Konzepte, die davon ausgehen, dass Probleme als Ausdruck sprachlicher Organisation um „etwas herum" zu verstehen sind, lassen im Zusammenhang mit Trauma und Gewalt wesentliche Aspekte unberücksichtigt. Traumatische Erfahrungen können bewirken, dass Sprache versagt und ihre kommunikative Funktion verliert, dass bisherige Bedeutungszuschreibung durch oder in Sprache ihren Sinn verliert:

- *Auf neurobiologischer Ebene* – die Sinneseindrücke traumatischer Erfahrungen werden überwiegend fraktioniert und nichtsprachlich im Gedächtnis gespeichert. Es findet eine Verlagerung des Schreckens in die körperliche Erinnerung statt (Korittko, Pleyer 2010, S. 36).
- *Auf der Personebene* – dass traumatischer Stress einem Menschen „die Sprache verschlagen" kann, bedeutet selten, dass die betroffene Person gänzlich verstummt. Ihre Sprache ist vielleicht weiter zu hören, aber die Bedeutungsgebung mithilfe der Sprache, Ausstattung des traumatischen Erlebens mit Sinn kann oft nicht stattfinden. Statt dessen erstarrt die Sprache. Von *H. Lieb* wird darauf hingewiesen, indem er betont: „So wertvoll erstens die Annahme ist, Probleme seien Resultat eines sozialkonstruktivistischen Diskurses, so ignorant wird diese Sicht, wenn man an das Leid derer denkt, deren Leid nie in Sprache gefasst wurde, wird oder werden wird." (Lieb 2007, S. 9) Auch *E. Wagner* betont in ihrer Auseinandersetzung mit Aussagen sozialkonstruktionistischer Theoretiker: „Kein Traumatherapeut würde Goolishians[12] Satz 'Die Systeme, mit denen wir arbeiten, existieren nur in der Sprache, und deshalb existieren auch Probleme nur in der Sprache' zustimmen. Gerade das Trauma existiert oft am wenigsten in der Sprache." (Wagner 2010, S. 9)
- *Auf der Ebene der Mikrosysteme* – Traumatische Erfahrungen können Beziehungen in und zwischen Mikrosystemen gestalten, ohne dass das Erlebte in Sprache gefasst wird. Wenn sich Schweigen in der Familie, am Arbeitsplatz, zwischen Freunden ausbreitet, verändern sich soziale Strukturen, entwickeln sich Tabus, die aktuell und über die Generationen hinweg wirken (vgl. Kap. 6.3.3).
- *Auf der Ebene des gesellschaftlichen Kontextes* – Berücksichtigung findet in erster Linie die Ebene der einzelnen Person im sprachlichen Austausch mit Mitgliedern des eigenen Mikrosystems oder mit Mitgliedern anderer Mikrosysteme. Die Bedeutung gesellschaftlicher und sozialer Reaktionen auf man-made-disaster für die Entwicklung

[12] Harold Goolishian: entwickelte gemeinsam mit Harlene Anderson und anderen einen narrativen sozial-konstruktionistischen Ansatz, der ins Zentrum stellt, wie Menschen Geschichten (Narrationen), über sich, über andere und ihre Umgebung erzählen. (Anderson 1999; vgl. 3.4.6.3)

individueller Probleme bleibt im Rahmen dieser Theorie unbeachtet. Traumatische Sprachlosigkeit ist selten ein freiwilliger Verzicht auf Kommunikation. Das Nicht-Sprechen-Wollen oder Nicht-Sprechen-Können in der Folge sozio-politischer Traumatisierungen ist in gesellschaftliche Strukturen eingebettet, die das Sprechen über die Bedingungen der Traumatisierung fördern können, oder aber diese eher behindern und so Schweigen gebieten (vgl. Kap. 6.1). *W. Ritscher* weist darauf hin, dass Diskurse über die Verfolgung im Nationalsozialismus schon auf sprachlicher Ebene mit Zuschreibungen verbunden sind, die Auswirkungen haben. „Sie sind sprachliche Balanceakte und werden es bleiben. Begriffe wie Holocaust, Shoah[13], Täter und Opfer, kollektive und individuelle Schuld, Wiedergutmachung implizieren Vorannahmen. Deren Gebrauch hat Konsequenzen für die Bedeutungszuweisungen im Diskurs selbst. Schon mit dem inzwischen popularisierten Wort „Holocaust" (griech: „holokautoma") fängt es an." (Ritscher 2001, S. 108/109)

Die Auseinandersetzung mit Traumatisierungen, mit man-made-disaster im persönlichen Nahraum und mit sozio-politischen Traumatisierungen erfordert Erklärungsmodelle, die den verursachenden Kontext als solchen ausdrücklich benennen und so diesen in die Reflexion einbeziehen. Für die Gestaltung kommunikativer Prozesse in Beratungssituationen, in Supervision oder Therapie kann der Bezug auf narrative Konzepte, die Auseinandersetzung mit der Rekursivität von Sprache dennoch hilfreich sein. Die Verwandlung von Bedeutung des Gesprochenen auf dem Weg vom Ich zum Du oder – z.B. in triadischen Beziehungen – vom Ich zu den Anderen ist ein häufiger Anlass, Unterstützung zu suchen. Die Entwicklung neuer Erzählungen in gemeinsamer Reflexion kann dazu beitragen, dass Erfahrenes in einen passend empfundenen neuen Rahmen gestellt wird. Für meine Auseinandersetzung mit den Wirkungen Sekundärer Traumaexposition habe ich darüber hinaus Aspekte des Konzeptes traumadeterminierter Systeme aufgegriffen. „Wenn alle bisherigen Lebensentwürfe, alle Regeln, die

[13] Der Begriff **„Holocaust"** bedeutet „vollständige Verbrennung" (aus dem Griechischen). Im religiösen Kontext bezeichnet er die Verbrennung eines an Gott gerichteten Opfers. Die inhaltliche Füllung des Begriffs variiert: z. T. wird damit ausschließlich die Verfolgung von Menschen jüdischer Herkunft bezeichnet, andere beziehen die Verfolgung anderer Gruppen in die Definition des Begriffes ein. Der im Hebräischen genutzte Begriff **„Shoah"** meint in der ursprünglichen Bedeutung „Katastrophe" oder „Massenvernichtung". Bereits im Mittelalter verwendet, bezeichnet er heute die Verfolgung der jüdischen Bevölkerung während des 2. Weltkrieges. In meiner Untersuchung geht es um Sekundäre Traumaexposition in Kontexten der Erinnerungsarbeit. Die von mir interviewten KollegInnen arbeiten in unterschiedlichen Bereichen mit Menschen, die verschiedenen Verfolgtengruppen angehörten. In Erman-

dem Handeln eines Menschen Sicherheit gaben, und alle Werte, nach denen dieser Mensch sein Leben ausrichtete, ihre Gültigkeit verloren zu haben scheinen, bildet sich ein traumadeterminiertes System, in dem die Wirklichkeit, die zukünftige Interaktion und Kommunikation strukturiert werden durch das Erleben des Traumas und die Geschichten, die über das Trauma kommuniziert werden." (Oestereich 2005, S. 22; vgl. Kap. 3.4.6.3) In den beruflichen Kontexten, in denen die von mir befragten InterviewpartnerInnen arbeiten, sind solche Lebensgeschichten präsent, die durch das Verfolgungserleben im Nationalsozialismus geprägt sind. Erzählte und auch nicht erzählte Lebensgeschichten von Überlebenden beeinflussen das dialogische Geschehen zwischen Überlebenden und KollegInnen, wirken sich auf Arbeitsstrukturen und auf die eigene Lebenserzählung der in diesen Arbeitszusammenhängen tätigen Professionellen aus (vgl. Kap.6.2, 6.4). Als KommunikationspartnerInnen tragen die KollegInnen gemeinsam mit den Überlebenden dazu bei, „in welchen persönlichen, ethisch-moralischen, politischen oder historischen Zusammenhang (...) das traumatische Geschehen [eingeordnet wird]." (a.a.O., S. 22)

2.2.3. Umwelt – Mitwelt – Gegenwelt

In seiner Auseinandersetzung mit den „Weisen in der Welt zu sein" befasst sich *J. Kriz* mit der Frage, „wie sich die (Er-)Lebensprozesse der Menschen auf unterschiedlichen Systemebenen darstellen; d.h. wie wir unserer Mitwelt ordnend begegnen. Andererseits – auf die Mitwelt bezogen, in welcher wir Menschen leben – wie uns diese Mitwelt als geordnete und ordnende begegnet." (Kriz 2010, S. 143) Er bevorzugt es, „von 'Mitwelt' zu sprechen statt von 'Umwelt', um die künstliche Trennung des Menschen von der Welt, die ihn umgibt und trägt und deren Teil er ist, zumindest begrifflich nicht einfach als Selbstverständlichkeit hinzustellen." (a.a.O., S. 143) Diese Sicht, die mit Hinweis auf *M. Buber* betont, dass die Person erst in der Begegnung mit der Mitwelt zum „Ich" wird, möchte ich an dieser Stelle zu Hypothesen[14] in Bezug setzen, die in Zusammenhang mit der Beschäftigung mit man-made-disaster und sozio-politischer Gewalt stehen:

---

gelung eines passenden Begriffs nutze ich daher „Holocaust" als Beschreibung, wenn auch andere als jüdisch verfolgte Menschen gemeint sein können, während ich von „Shoah" in Bezug auf verfolgte jüdische Menschen spreche. Dort wo es um Anonymisierung geht, wechsle ich zwischen den Begriffen.

[14] Im Sinne systemischer Hypothesenbildung werden Hypothesen hier insbesondere in ihrer Anregungsfunktion gesehen: sie verweisen z.B. auf Beziehungsdynamiken, Kontexte und Wechselwirkungen, sie versuchen neue Sichtweisen und Beschreibungen gewohnter Beschreibungen anzubieten. (Schlippe, Schweitzer 1998, S. 117)

- Sozio-politische Traumatisierung bedeutet, dass die Mitwelt sich weigert, für alle Menschen gleichermaßen Mitwelt zu sein. Stattdessen wird die Mitwelt für diejenigen, die ausgegrenzt werden, zur Gegenwelt. In diesem Rahmen finden man-made-disaster statt. *Jean Améry* macht dies deutlich, indem er sein Erleben beschreibt: „Dass der Mitmensch als Gegenmensch erfahren wurde, bleibt als gestauter Schrecken im Gefolterten liegen.“ (Amery 1966, S. 70.) (vgl. Kap. 6.1)
- Auf der individuellen Ebene bedeutet die Erfahrung, dass die Welt, die als Mitwelt angenommen wurde, sich als Gegenwelt zeigt, eine Beschädigung oder Zerstörung innerer Landkarten. *A. Ghosh*[15] setzt sich damit auseinander, welche Bedeutung die Zerstörung innerer Landkarten für den Menschen im zeitlichen Verlauf hat: Aus dem Kontinuum wird ein Vorher und ein Nachher. Über die damit verbundene Trauer schreibt er, „dass diese nicht nur einer erinnerten Zeit gilt, (sondern auch dem) ...Verlust der Landkarte, die eine Zukunft denkbar gemacht hat.“ (Ghosh 2006, S. 223)
- Wenn die Mitwelt zur Gegenwelt wird, ist „Mensch in der Welt sein“ gefährdet. Kontexte, in denen der Mitmensch als Gegenmensch erfahren wird, greifen in das Gefühl innerer Kohärenz ein (vgl. S. 35). Sie konfrontieren die Betroffenen mit der existenziellen Frage nach Sinn. In diesem Rahmen findet Traumatisierung statt.
- Die berufliche Auseinandersetzung mit den Folgen nationalsozialistischer Verfolgung bedeutet für die dort tätigen KollegInnen, dass sie sich mit Prozessen befassen, in denen die Mitwelt sich für einen Teil der Menschen zur Gegenwelt wandelte. Die Sicht auf diese Prozesse der Wandlung und deren weitreichende Folgen bilden den Rahmen, in dem Sekundäre Traumaexposition stattfindet.

Diese Hypothesen setzen sozio-politische Traumatisierung und die individuelle Erfahrung existenzieller Bedrohung zueinander in Bezug. Darüber hinaus stellen sie „Sekundäre Traumaexposition im Schnittpunkt von Zeitgeschichte und Professionalität“ in einen Kontext, der durch einen sich rekursiv vollziehenden Prozess geprägt ist: die Erfahrungen derer, denen die Mitwelt zur Gegenwelt wurde, treffen auf die inneren Landkarten der dort Tätigen, auf deren Erfahrungen mit Umwelt, Mitwelt oder Gegenwelt, auf deren Form der Auseinandersetzung mit existenziellen Fragen. Zudem ist damit der Rahmen gekennzeichnet, in dem ich selbst mich (und meine ei-

[15] A. Ghosh beschreibt die Wirkungen sozio-politischer Traumatisierungen in Indien, den USA und an anderen Orten der Welt.

genen inneren Landkarten) im Forschungsprozess mit der Wirkung Sekundärer Traumaexposition konfrontierte (vgl. Kap. 5.1.4). Die Hypothese, dass dort, wo sozio-politische Traumatisierung die „Weise in der Welt zu sein" prägt, auch das Kohärenzgefühl mitbetroffen ist, fordert dazu auf, mich mit dem Konzept der Salutogenese zu befassen.[16]

2.3. Systemische Aspekte, Trauma und Salutogenese

Im Rahmen des von A. Antonovsky entwickelten Modells der Salutogenese wird die Aufmerksamkeit auf die Frage gelenkt, wie es Menschen gelingen kann, sich in den wesentlichen Dimensionen ihres Seins als gesund zu erleben (Antonovsky 1997). Die „Weisen in der Welt zu sein", werden unter dem Aspekt betrachtet, ob und in welchem Maße für Menschen in ihren konkreten Lebensvollzügen gesundheitsfördernde Ressourcen zur Verfügung stehen, die ihnen die Bewältigung schwieriger oder auch extrem belastender Situationen ermöglichen. Im Modell der Salutogenese werden Gesundheit und Krankheit nicht als sich ausschließende Gegensätze verstanden, sondern als „Pole eines multidimensionalen Kontinuums. Auf diesem Kontinuum können Menschen sich mehr in die eine oder die andere Richtung bewegen. Die Endpunkte des Kontinuums bezeichnet A. Antonovsky als Health-ease und Dis-ease (HEDE); ein Wortspiel, das man am ehesten mit Gesundheit und Ent-gesundung übersetzen kann.... Menschen sind nicht gesund oder krank, sondern sie befinden sich hinsichtlich jeder Dimension auf einem Punkt des Kontinuums. Krankheit ist nicht Ausfall eines Systems und abgrenzbares, isoliertes Ereignis, sondern sie wird im Sinne einer Ent-Gesundung (dis-ease) als Prozess verstanden, eingebettet in die Geschichte eines Menschen." (Franke 2005, S. 5)

Auf das zentrale Thema der von mir vorgelegten Arbeit bezogen lautet die entsprechende Frage: Was kann dazu beitragen, dass trotz Sekundärer Traumaexposition in der Erinnerungsarbeit deren eventuell kränkende (pathogene) Wirkung gering gehalten wird, bzw. welche gesundheitsunterstützenden (salutogenen) Strategien und Ressourcen der dort tätigen KollegInnen können aktiviert werden, um der Gefahr Sekundärer Traumatisierung aktiv zu begegnen? Mit anderen Worten – was kann dazu beitragen, dass in einem emotional belastenden Arbeitskontext die Bewegung auf dem HEDE - Kontinuum in möglichst vielen Dimensionen in Richtung Gesundheit weist? In meiner Auseinandersetzung mit den Folgen Sekundärer Trauma-

[16] Im Rahmen dieser Studie wird entwickelt, dass das Konzept der Salutogenese es auf mehreren Ebenen ermöglicht, die Wirkung sozio-politischer Traumatisierungen zu reflektieren. Dies schließt sowohl die Perspektive der NS-Verfolgten wie auch die der interviewten KollegInnen ein (vgl. S. 38).

exposition in der Erinnerungsarbeit beziehe ich wesentliche Aspekte des Modells der Salutogenese als Reflexionsrahmen ein. An dieser Stelle werde ich daher Hintergrund und Kernaussagen des Konzeptes vorstellen und deren Relevanz für die Auseinandersetzung mit traumatischen Prozessen reflektieren.

2.3.1. Hintergrund des Modells der Salutogenese

A. Antonovsky stand als Stressforscher „in der Tradition der Stress- und Coping-Forschung sensu Lazarus, der zufolge die psychophysischen Auswirkungen von Stress durch die Wechselwirkung zwischen Parametern der Person, der soziokulturellen Umwelt und der aktuellen Situation determiniert werden.“ (Franke 2005, S. 2) Er arbeitete nach seiner Emigration aus Amerika seit 1960 in Israel in verschiedenen Forschungsprojekten, welche sich Themen der Medizinsoziologie widmeten. Insbesondere standen Zusammenhänge zwischen Stress und Gesundheit sowie Stress und Krankheit im Fokus des Interesses.

Gemeinsam mit *B. Maoz* (Maoz 2005) leitete *A. Antonovsky* 1970 ein Forschungsprojekt, dessen Ziel es war, ethnische Unterschiede in der Anpassung an das Klimakterium bei in Israel lebenden Frauen zu erforschen. Dabei wurden Werte zur emotionalen Gesundheit von Frauen erhoben, die aus Mitteleuropa stammten. Es wurden zwei Gruppen gebildet. In der ersten Gruppe waren Frauen zusammengefasst, denen es möglich war, vor 1939 nach Palästina zu fliehen. Zur zweiten Gruppe gehörten Frauen, die den Nationalsozialismus in nationalsozialistischen Konzentrationslagern überlebt hatten. Die beiden Gruppen wiesen signifikant unterschiedliche Werte auf. Während in der Gruppe, die schon vor 1939 in Palästina lebte, ca. 51% der Frauen über eine gute emotionale Gesundheit verfügten, war der Anteil der Frauen, die sich mit guter emotionaler Gesundheit der Menopause angepasst hatten, in der Gruppe der Überlebenden der Shoah mit 29% deutlich geringer. Das gefundene Ergebnis bestätigte die Erwartungen des Forschungsteams.

A. Antonovsky interessierte sich allerdings weniger für diese Unterschiede. Für ihn bestand das entscheidende Ergebnis vielmehr in der Tatsache, dass sich ca. 29% der KZ-Überlebenden trotz der extrem traumatisierenden Erfahrungen gut an die Menopause angepasst hatten. Die Datenanalyse dieser Untersuchung beschrieb *A. Antonovsky* als Wendepunkt in seiner Arbeit als Medizinsoziologe. „bedenken Sie, was es bedeutet, dass 29% einer Gruppe von Überlebenden des Konzentrationslagers eine gute psychische Gesundheit zuerkannt wurde (…) Den absolut unvorstellbaren Horror des Lagers durchgestanden zu haben, (…) und dennoch in einem angemessenen Gesundheitszustand zu sein! Dies war für mich die dramatische Erfahrung, die mich bewusst auf den Weg brachte, das zu formulieren, was ich später als das salutogenetische Modell bezeichnet habe" (Antonovsky 1997, S. 15)

2.3.2. Systemische Perspektive und das Konzept der Salutogenese

In der Folge dieser, von A. Antonovsky als Wendepunkt beschriebenen Ergebnisse der Untersuchungen veränderte sich die Blickrichtung der Fragestellung von einer defizitorientierten Betrachtung von Krankheit und Möglichkeiten ihrer Behebung (Pathogenese) zur Auseinandersetzung mit den Faktoren, die den Prozess des Gesundseins unterstützen (Salutogenese).
W. Loth beschreibt in seiner Buchbesprechung: „Das Konzept der Salutogenese eignet sich sehr gut als Beispiel für eine systemische Betrachtungsweise von Gesundheit. Einer der Ausgangspunkte ist die Annahme eines multidimensionalen Gesundheits-Krankheits-Kontinuums. Anstelle der Konzentration auf Ätiologie[17] und Defekte richtet salutogenetische Forschung ihr Augenmerk auf protektive Faktoren und Ausnahmen.[18] Nicht zuletzt imponiert mir Antonovskys konsequente Berücksichtigung von politischen und gesellschaftlichen Kontexten als Nährboden (...) für die Qualität von Gesundheit." (Loth 1998)

Auch G. Schiepek beschreibt die Anschlussfähigkeit systemischer und salutogenetischer Konzepte. Für therapeutische Kontexte verweist er auf die salutogenetische Orientierung systemischen Arbeitens: „Die Systemische Therapie realisiert eine ressourcenorientierte Grundhaltung und schließt sich damit dem Konzept der Salutogenese an (…) eine der wirksamsten Formen der Therapie von Krankheit besteht im Aufbau von Gesundheit." (Schiepek 1999, S. 53) Weitgehende Übereinstimmungen des Konzeptes der Salutogenese mit systemischen Modellannahmen werden von ihm insbesondere unter drei Aspekten beschrieben: „Erstens sieht es im Verhältnis von System und Umwelt eine zentrale Bedingung für den Prozess des Gesundseins (Salutogenese). … Zweitens betont das Konzept der Salutogenese die Notwendigkeit einer permanenten Herstellung, Produktion von Gesundheit … Gesundheit ist in diesem Sinne ein aktiver, gestaltender und gestalteter dynamischer Prozess. …(Hervorhebung im Original) Drittens wird im Konzept der Salutogenese in vielfacher Weise auf die Bedeutung von Ressourcen hingewiesen." (Schiepek 1999, S. 148/149)

A. Antonovsky selbst beschreibt die Beziehung zwischen Menschen und ihren sie umgebenden Lebenskontexten mit der Metapher eines (Lebens-)

---

[17] Ätiologie fragt nach Ursachen von Krankheiten

[18] Zur Bedeutung von Ausnahmen vgl. S. 113

Flusses, in dem der Mensch schwimmt. „meine fundamentale philosophische Annahme ist, dass der Fluss der Strom des Lebens ist. Niemand geht sicher am Ufer entlang. Darüber hinaus ist für mich klar, dass ein Großteil des Flusses sowohl im wörtlichen wie auch im übertragenen Sinn verschmutzt ist. Es gibt Gabelungen im Fluss, die zu leichten Strömungen oder in gefährliche Stromschnellen und Strudel führen. Meine Arbeit ist der Auseinandersetzung mit folgender Frage gewidmet: 'Wie wird man, wo immer man sich in dem Fluss befindet, dessen Natur von historischen, soziokulturellen und physikalischen Umweltbedingungen bestimmt wird, ein guter Schwimmer?'" (Antonovsky 1997, S. 92)

Diese Metapher enthält verschiedene Hinweise, die im Konzept der Salutogenese von Bedeutung sind:

- der Fluss des Lebens ist in beständiger Bewegung; Veränderung und Ungleichgewicht (Heterostase) ist die Regel;
- Kontexte beeinflussen den Lebensfluss;
- die interessierende Suchrichtung besteht darin, nach Bedingungen zu fragen die notwendig sind, damit Menschen „gute Schwimmer" sein können.

2.3.2.1. Veränderung und Gleichgewicht

Als grundlegenden Unterschied zwischen pathogenetischem und salutogenetischem Paradigma benennt *A. Antonovsky*, „dass ersteres von der Homöostase als Normalfall ausgeht, Salutogenese hingegen Ungleichgewicht, Heterostase als den Regelfall annimmt." (Franke 2005, S. 3) Der pathogenetisch orientierten Annahme zufolge ist Gesundheit und Gleichgewicht als normaler Zustand von Menschen zu werten. Die Abwesenheit von Gleichgewicht führt zu Krankheit und es ist das Ziel, den verlorengegangenen Gleichgewichtszustand wieder herzustellen. Das salutogenetische Paradigma geht einen anderen Erkenntnisweg.

> „Heterostase, Ungleichgewicht und Leid sind ebenso wie der Tod inhärente Bestandteile menschlicher Existenz. Um in der Metapher zu bleiben: wir alle sind vom Zeitpunkt der Empfängnis bis zu dem, an dem wir die Kante des Wasserfalls passieren und sterben, in dem Fluss. Der menschliche Organismus wird als System definiert, das wie alle Systeme der Kraft der Entropie ausgeliefert ist (...) Der Entropie, d.h. der Tendenz zu Auflösung und Zerfall, muss beständig negative Entropie entgegengesetzt werden. Es muss laufend Energie in das System eingeführt werden, um Chaos und Zerfall zu vermeiden. Menschen bleiben nicht von selbst in einem Gleichgewicht, das nur von gelegentlichen Störungen unterbrochen wird, sondern sie sind einer Flut von Stimuli ausgesetzt, die fortdauernd Anpassungsleistungen und aktive Bewältigung erfordern." (Franke 2005, S. 4)

A. Antonovsky geht also davon aus, dass Menschen beständig mit Einflüssen und Ereignissen konfrontiert werden, die eine Störung ihrer Ordnung, oder anders ausgedrückt, ihrer Gesundheit, bewirken können. Auch *G. Schiepek* beschreibt, dass „Gesundheit weder als Normalzustand noch als homöostatischer Gleichgewichtszustand verstanden werden [kann], sondern (...) als flexibler, adaptiver Prozess der Generierung und des Wandels von Ordnungszuständen." (Schiepek 1999, S. 262)

Im Rahmen personzentrierter Systemtheorie geht *J. Kriz* auf die Beziehung zwischen Gleichgewicht und Ungleichgewicht ein. „Die Möglichkeiten, der 'Welt' zu begegnen, lassen sich somit zwischen zwei Polen einordnen: Auf der einen Seite, im Extrem, finden wir das Chaotische, Unvorhersagbare, Hochkomplexe." (Kriz 2004, S. 21) Dieser Seite des Ungleichgewichts schreibt *J. Kriz* die Angst vor dessen Unberechenbarkeit und Unkontrollierbarkeit zu. „Im anderen Extrem finden wir die reduktionistische Ordnung; und je mehr wir auf dieser anderen Seite kategorisieren und Regelmäßigkeiten (er-)finden, desto planbarer, prognostizierbarer und damit sicherer wird unsere Welterfahrung." (a.a.O., S. 21) Während sich das Gefühl der Sicherheit durch die Etablierung von Ordnung und Gleichgewicht erhöhen kann, wird gleichzeitig die Fähigkeit zum Umgang mit der Veränderungsdynamik, die prozesshaftem Geschehen innewohnt, reduziert.

Für die Auseinandersetzung mit Trauma, traumatischen Prozessen und Sekundärer Traumaexposition gibt die Unterscheidung zwischen Gleichgewicht und Ungleichgewicht, der Blick auf Heterostase neue Impulse: In der Mehrzahl gehen Konzepte der Psychotraumatologie (vgl. Kap. 3) davon aus, dass durch traumatische Erfahrungen Ungleichgewicht entstanden ist: eine Pathologie - Krankheit die behandelt werden muss, um Gleichgewicht wieder herzustellen. Ziel ist dann, die Unberechenbarkeit, die mit traumatisierenden Erfahrungen verbunden ist, die damit in Zusammenhang stehende Angst und Hilflosigkeit zu reduzieren. Hier geht es also darum, die individuellen leidvollen Folgen extremer Traumatisierung zu diagnostizieren und Symptome durch professionelle Hilfestellung zu mindern oder zu beseitigen.

J. Kriz beschreibt, dass dort, wo wir die Sicherheit von Regelmäßigkeiten, Ordnung und Kategorien (z.B. Diagnosen) verlassen, einerseits die Angst vor Ungleichgewicht und Unberechenbarkeit wächst, zugleich aber die Wahrnehmung von Neuem, Überraschendem und Kreativem möglich wird (Kriz 2004, S. 21). Wird davon ausgegangen, dass Gesundheit und Krankheit keine sich ausschließenden Gegensätze darstellen, sondern als „Pole eines multidimensionalen Kontinuums" zu verstehen sind (Franke 2005, S. 5), kann sich die Frage auf neue und – wie die Fragestellung *A.*

Antonovskys zeigt - auf überraschende Weise stellen: Was kann Menschen, die durch die Gewalt anderer Menschen traumatisiert wurden, darin unterstützen, sich auf dem Gesundheits-Krankheits-Kontinuum in eine von ihnen als positiv empfundene Richtung zu bewegen? Was kann dazu beitragen, dass das Leben trotz traumatischer Erfahrungen und ihrer gesundheitsschädigenden Einflüsse Qualität zurück- oder neu gewinnt?

2.3.2.2. Das Kohärenzgefühl als eine „gewisse Art in der Welt zu stehen"

In seiner oben beschriebenen Forschungstätigkeit beschäftigte sich *A. Antonovsky* mit der Frage, worauf es zurückzuführen ist, dass Menschen es schaffen, sich auch dann gesund zu fühlen, wenn extrem traumatisierende Erfahrungen Teil ihrer biographischen Erfahrung sind. Als wesentliche Erkenntnis beschrieb er, dass allen relativ gesunden Untersuchungsteilnehmerinnen (auch späterer Untersuchungen) eine grundlegende Lebensorientierung gemeinsam war. „Dieses ist eine gewisse Art 'in der Welt zu stehen', eine bestimmte Weise, das Leben und die Beziehungen mit der Umwelt aufzufassen und ein gewisser Bewältigungsstil. Er (A. Antonovsky) nannte diese Einstellung **'Sense Of Coherence'(SOC).**[19] Dieses ist ein Gefühl oder eine Empfindung von Kohärenz (also Zusammengehörigkeit)" (Maoz 2005, S. 2). Bei dem von *A. Antonovsky* genannten grundlegenden Gefühl von Zusammenhang und Stimmigkeit geht es um eine globale Orientierung, „die ausdrückt, in welchem Ausmaß man ein durchdringendes, ausdauerndes und dennoch dynamisches Gefühl des Vertrauens hat, dass

1. die Stimuli, die sich im Verlauf des Lebens aus der inneren und äußeren Umgebung ergeben, strukturiert, vorhersehbar und erklärbar sind;
2. einem die Ressourcen zur Verfügung stehen, um den Anforderungen, die diese Stimuli stellen, zu begegnen;
3. diese Anforderungen Herausforderungen sind, die Anstrengungen und Engagement lohnen." (Antonovsky 1997, S. 36)

„Als Komponenten des Kohärenzgefühls werden benannt:

- *Verstehbarkeit*: Bei diesem **kognitiven** Aspekt des Kohärenzgefühls geht es darum, dass Menschen die Erfahrungen ihres Lebens als sinnhaft, strukturiert und vorhersehbar einordnen können.
- *Handhabbarkeit*: Hierbei geht es um den **pragmatischen Teil des Kohärenzgefühls.** Es geht darum, in welchem Maße ein Mensch

[19] In der deutschsprachigen Literatur wird „sense of coherence" mit „Kohärenzsinn", „Kohärenzempfinden", „Kohärenzerleben" oder auch „Kohärenzgefühl" unterschiedlich übersetzt. Ich verwende überwiegend den Begriff des Kohärenzgefühls.

wahrnimmt, dass er Ressourcen nutzen kann, um die Anforderungen des Lebens zu bewältigen, wobei die Ressourcen auch durch andere (z.B. Freunde, Familie) oder durch Überzeugungen (politische, religiöse...) bereitgestellt werden können.

- *Bedeutsamkeit*: Diese **motivationale** Ebene des Kohärenzgefühls stellt in den Mittelpunkt, wieweit Menschen ihr Leben als sinnvoll, Ziele und Anforderungen als lohnende Herausforderung empfinden.“ (Jegodtka 2010, S. 74)

Das Kohärenzgefühl wird in der Kindheit und darüber hinaus in einem lebenslangen Prozess entwickelt.

- „Verstehbarkeit wird durch Konsistenz unterstützt. Indem Kinder die Erfahrung machen, dass sich Erfahrungen, Strukturen und Handlungsabläufe wiederholen, wichtige Menschen kontinuierliche Beziehungsangebote machen, entwickelt sich das Verstehen von Zusammenhängen.
- Handhabbarkeit wird durch Belastungsbalance Teil des Erfahrungsspektrums von Kindern. Anforderungen, die an sie gestellt werden, sind ihrem Entwicklungsstand angepasst, weder dauerhaft über- noch unterfordernd.
- Das Gefühl der Bedeutsamkeit entwickelt sich in der Erfahrung des sozialen Miteinanders, der Teilhabe/Partizipation an Prozessen, die für die Kinder bedeutsam und handhabbar sind und die von den ihnen wichtigen Menschen ihres sozialen Kontextes anerkannt werden.

Traumatische Erfahrungen greifen in diese Prozesse, in denen sich das Kohärenzgefühl entwickelt, ein. Sie bewirken genau das Gegenteil von dem, was der Mensch braucht, um sich ganz, gesund und richtig zu fühlen:

- der persönliche Sinn wird grundlegend in Frage gestellt;
- bisherige Erfahrungen der Handhabbarkeit und Belastungsbalance werden erschüttert, das Gefühl der Sicherheit geht verloren;
- die Überzeugung, einen Großteil des Lebens verstehen zu können, geht verloren, anstelle von Konsistenz und Zusammenhang ist Fragmentierung vorherrschend.“ (Jegodtka 2010, S. 74/75)

A. Antonovsky ging davon aus, dass die Stärke des Kohärenzgefühls und die Wahrscheinlichkeit, belastende Lebenserfahrungen gut bewältigen zu können, in unmittelbarem Zusammenhang stehen. Er begrenzte den Prozess, in dem sich das Kohärenzgefühl entwickelt, auf die Kindheit und das junge Erwachsenenalter und ging von dessen Stabilität im späteren Lebensphasen aus. Demgegenüber teilt A. Franke diese Stabilitätshypothese nicht, sondern betont, dass die Entwicklung des Kohärenzgefühls eine lebenslange Möglichkeit darstellt (Franke 2005). Neuere Studien untermauern einerseits die These relativer Konstanz des Kohärenzgefühls, aber auch Möglichkeiten der Veränderung. So weisen G. Schneider und KollegInnen in ihrer Auswertung von Studien zum Themenkomplex „Resilienz im Prozess des Alterns“ auf folgende Forschungsergebnisse hin:

- die Ausprägung des Kohärenzgefühls im Alter scheint weniger von Situationsbedingungen als von biographischen Erfahrungen beeinflusst zu sein;
- schwere traumatische Erfahrungen können das Kohärenzgefühl erschüttern;
- durch Psychotherapie kann, entgegen der Annahme A. Antonovskys, das Kohärenzgefühl positiv beeinflusst werden (Schneider et al 2007, S. 127).

In einer gesundheitswissenschaftlichen Studie über Gesundheitsrisiken und Gesundheitsbewusstsein wurde nachgewiesen, dass dort wo ein niedriges Kohärenzgefühl gemessen wurde, dieses mit psychosomatischen Beschwerden der UntersuchungsteilnehmerInnen sowie mit Symptomen von Demoralisierung verbunden war. H. Keupp beschreibt den Zustand der Demoralisierung als „Gegenpol zum Kohärenzsinn. Wenn Menschen keine sinnhafte Ordnung in ihrem Leben finden oder entwickeln können, dann wirkt sich das in dem Phänomen der 'Demoralisierung' aus. Dieses Muster beinhaltet Einstellungen und Grundhaltungen, die durch ein geringes Selbstwertgefühl, Hilflosigkeit, Hoffnungslosigkeit, unbestimmte Zukunftsängste und allgemein gedrückter Grundstimmung geprägt sind.“ (Keupp 1999, S. 21) H. Keupp benennt, dass sich eine umgekehrte Relation zwischen Kohärenzgefühl und Demoralisierung zeigt: „Je ausgeprägter das Demoralisierungsgefühl vorhanden ist, desto geringer ist das Kohärenzgefühl entwickelt.“ (a.a.O., S. 22)

Für die Auseinandersetzung mit den Folgen „Sekundärer Traumaexposition im Schnittpunkt von Zeitgeschichte und Professionalität“ ist die Reflexion des Konstrukts des Kohärenzgefühls in doppelter Weise interessant: A. Antonovsky setzte sich mit Bedingungen der Bewältigung von extremem Stress auseinander. Dabei waren seine Untersuchungsteilnehmerinnen Frauen, die im Nationalsozialismus verfolgt wurden. Meinen InterviewpartnerInnen begegnen in ihren Arbeitsfeldern ebenfalls Menschen, die im Nationalsozialismus verfolgt wurden und deren Kohärenzgefühl unterschiedlich ausgeprägt ist. Ebenso wie sich das Kohärenzgefühl ehemals verfolgter Menschen unterscheidet, ist davon auszugehen, dass die spezifische „Art in der Welt zu stehen“ bei den KollegInnen in diesen Berufsfeldern verschieden ist. Biographische Erfahrungen der Verfolgung und die professionelle Konfrontation mit diesen Erfahrungen weisen aus unterschiedlicher Perspektive darauf hin, dass Phänomene der Demoralisierung ebenso wie des Kohärenzgefühls durch gegenwärtige wie zurückliegende Möglichkeiten, Ressourcen zu nutzen, geprägt werden und somit die Richtung der Bewegung auf dem Gesundheits-Krankheits-Kontinuum beeinflussen.

2.3.2.3. Beeinflussung der „gewissen Art in der Welt zu stehen" – generalisierte Widerstandsressourcen – Widerstandsdefizite

Mit dem von ihm entwickelten Konzept der 'übergeordneten psychosozialen generalisierten Widerstandsressourcen-Widerstandsdefiziten' (GRR-GRD[20]) beschreibt *A. Antonovsky*, was dazu beiträgt, dass Menschen ein starkes oder schwaches Kohärenzgefühl entwickeln. Als „Widerstandsressourcen" bewertet er Faktoren, die es Menschen ermöglichen, belastenden Bedingungen „Widerstand" entgegen zu setzen. Es geht um Ressourcen, die zur Verfügung stehen,

- um mit Stressoren (z.B. traumatischen Erfahrungen) auf eine Weise umgehen zu können, die zur Erhaltung oder Verbesserung der Gesundheit beiträgt;
- um die Gewissheit zu stärken, dass die eigenen Lebensbedingungen steuerbar, vorhersehbar und damit zu verstehen und gestaltbar sind;
- um den Erfahrungen einen subjektiven Sinn geben zu können.

„Diese Widerstandsressourcen sind angesiedelt:

- *Im Individuum*[21]: organisch-konstitutionelle Widerstandsressourcen, Intelligenz, Bildung, Bewältigungsstrategien und Ich-Stärke, die nach *A. Antonovsky* eine der zentralen emotionalen Widerstandressourcen darstellt, (...).
- *Im sozialen Nahraum*: Zu den Widerstandsressourcen zählen aber auch wesentlich die sozialen Beziehungen zu anderen Menschen. Diese beinhalten das Gefühl, sich zugehörig und „verortet" zu fühlen, Vertrauen und Anerkennung durch für einen selbst bedeutsame Andere zu erfahren und durch die Beteiligung an zivilgesellschaftlichem Engagement sich als selbstwirksam erleben zu können. Hinzu kommt die Möglichkeit, sich Unterstützung und Hilfe von anderen Menschen zu holen und sich auf diese zu verlassen.
- *Auf gesellschaftlicher Ebene*: Widerstandsressourcen entstehen durch die Erfahrung von Anerkennung über die Teilhabe an sinnvollen Formen von Tätigkeiten und ein bestimmtes Maß an Sicherheit, mit die-

---

[20] generalized resistence ressource (GRR) – generalisierte Widerstandsressource, generalized resistence deficit (GRD) – generalisiertes Widerstandsdefizit

[21] *Kursiv:* Renate Jegodtka

sen seinen Lebensunterhalt bestreiten zu können (Verfügbarkeit über Geld, Arbeit, Wohnung …).
- *Auf der kulturellen Ebene*: Widerstandsressourcen vermittelt auch der Zugang zu kulturellem Kapital im Sinne tragfähiger Wertorientierungen (bezogen aus philosophischen, politischen, religiösen oder ästhetischen Quellen).“ (Kinder- und Jugendbericht, 13., S. 57)

Fehlen auf einer oder mehreren der benannten Ebenen diese Widerstandsressourcen, spricht *A. Antonovsky* von Widerstandsdefiziten. Er schlägt vor, Widerstandsressourcen und Widerstandsdefizite als zwei Pole auf einem Kontinuum zu verstehen (Antonovsky 1997, S. 44), welche den individuellen Umgang mit wiederkehrenden Stressoren (wie sekundäre Traumaexposition) beeinflussen. An Phänomene, die auf den verschiedenen Systemebenen hervorgebracht werden, kann die Frage gestellt werden, ob diese dazu beitragen, dass das Kohärenzgefühl gestärkt oder geschwächt wird. „Wenn es zu ersterem tendiert, ist das Phänomen ein GRR, im anderen Fall ein GRD. In jedem Fall aber sind chronische Ressourcen bzw. chronische Stressoren, die in der Lebenssituation der Person verankert sind, generalisiert und langlebig. Sie sind die primären Determinanten des SOC-Niveaus.“ (Antonovsky 1997, S. 44)

Mit diesem komplexen Konzept stellt das Modell der Salutogenese die Bedingungen für Gesundheit in einen Rahmen, der sowohl individuelle wie auch gesellschaftliche Ebenen berücksichtigt. Ähnlich dem ökosystemischen Modell, wie es von *U. Bronfenbrenner* entwickelt wurde (vgl. Kap. 2.1), bezieht auch der salutogenetische Erklärungsansatz verschiedene Systemebenen ein, hier unter dem Fokus der Fragestellung, wie Menschen es schaffen, trotz extremer Erfahrungen gesund zu bleiben oder immer wieder zu werden. Unter Kap. 2.1 habe ich vorgeschlagen, die Möglichkeiten der ökosystemischen Perspektive zu nutzen, um Aspekte von Traumatisierungen, die im Individuum liegen, mit denen der umliegenden Welt in Bezug zu setzen. Dieses Herangehen kann nun mit der grundlegenden Fragestellung der Salutogenese veknüpft werden, wie Menschen unter belastenden Situationen (wenn möglich gut) im „Fluss des Lebens schwimmen“ können. An die verschiedenen Systemebenen kann zudem die Frage gestellt werden, ob sie dazu beitragen, dass das Kohärenzgefühl von Menschen in Belastungssituationen geschwächt wird, oder ob sie Ressourcen bereitstellen und so die Möglichkeit gesunden Seins stärken.

3. Stand der Forschung: Traumabegriff und Traumakonzepte

Menschen, die sich in ihrem Beruf mit den Folgen von Gewalt und Verfolgung im Nationalsozialismus auseinandersetzen, werden wiederkehrend mit traumatisierenden Erlebnissen anderer Menschen konfrontiert. Diese Konfrontation mit traumatisierenden Erfahrungen anderer wird hier als „Sekundäre Traumaexposition" bezeichnet. (vgl. Kap. 4.1) Meinem Forschungsinteresse entsprechend möchte ich herausarbeiten, unter welchen Bedingungen Sekundäre Traumaexposition die Bewältigungsmechanismen der KollegInnen überfordert, bzw. welches gesund erhaltende Faktoren sein können. Um reflektieren zu können, welche Auswirkungen Sekundäre Traumaexposition haben kann, soll die aktuelle forschungsrelevante Literatur zu Sekundärer Traumatisierung vorgestellt und diskutiert werden. Da diese sich auf Traumakonzepte der Psychotraumatologie bezieht, werde ich deren Darstellung voranstellen. Psychotraumatologie wird dabei als interdisziplinärer Zugang verstanden, der nicht auf medizinisches oder psychologisches Fachwissen begrenzt ist, sondern den Einbezug gesellschaftlicher Perspektiven für notwendig hält. „Es ist quasi ein 'Projekt-Fach', das Zusammenhänge nicht zerschneidet oder dissoziiert, wie sich sagen ließe, sondern das den inhärenten Zusammenhang von Gewalt und Gewaltfolgen für Kultur und Kulturbildung, Gesellschaft und den Einzelnen einschließlich präventiver und therapeutischer Möglichkeiten bündelt und zusammenfasst." (Seidler et al 2008, S. 52)

3.1. Traumabegriff – Historische Aspekte

Das Erleben von Katastrophen, Unfällen, Kriegen usw. ist Erfahrungsbestandteil der Menschheit in ihrer gesamten Geschichte und in allen Kulturen. Zu allen Zeiten und in jeder Kultur wurden spezifische Formen gefunden, um mit den Folgen traumatisierender Ereignisse umzugehen (Schamanen, Heiler, religiöse Rituale...). Die westlich geprägte Erforschung psychischer Traumatisierungen und ihrer Folgen ist demgegenüber ein relativ junger Wissenschaftsbereich, zu dem ForscherInnen aus Geschichts-, Sozial-, Gesundheits- und Neurowissenschaften, aus Psychologie, Pädagogik und Medizin Erkenntnisse seit Mitte des 19. Jahrhunderts aus der Perspektive ihres jeweiligen Wissenschaftsbereiches beitragen.

In der Fachliteratur wird der Traumabegriff komplex und widersprüchlich verwendet. Die Debatte dessen, was unter „psychischer Traumatisierung“ zu verstehen ist, bewegt sich seit ihren Anfängen in einem Spannungsfeld zwischen der Bezugnahme auf das traumatisierende ‚objektive Ereignis' einerseits und dem ‚subjektiven Erleben' andererseits.

Ganz allgemein bedeutet Trauma "Wunde" (aus dem Griechischen kommend). In der Medizin findet der Begriff dort Anwendung, wo es um Verletzungen infolge äußerer Einwirkungen geht (vgl. Kühner 2008, S. 33ff). Eine Definition ist also leicht möglich: In medizinischen Kontexten ist mit „Trauma“ eine körperliche Verletzung oder Wunde gemeint, die durch äußere Einwirkung hervorgerufen wurde. Auf der psychischen Ebene ist die Definition dessen, was unter „Trauma“ zu verstehen ist, weitaus komplizierter. Die anfängliche Nutzung des Begriffs des psychischen Traumas ging analog zum medizinischen Traumabegriff von der Vorstellung aus, dass lebensbedrohliche oder stark beängstigende Ereignisse zu organischen Verletzungen (z.B. des Zentralnervensystems) führen, welche die beobachtbaren psychischen Reaktionen zur Folge haben. „H. Oppenheim prägte den Begriff der 'traumatischen Neurose' und postulierte eine organische Beteiligung bei diesem Krankheitsbild (1891).“ (Smolenski 2006, S. 8) Er ging davon aus, „... dass die traumatische Neurose Folge einer Erschütterung sei, die zu nicht sichtbaren mikroskopischen Veränderungen im Bereich des Großhirns führe. Die Hauptrolle bei der Entstehung spielten der Schreck und die Gemütsbewegung.“ (Smolenski 2006, S. 8) Eine metaphorische Nutzung des Traumabegriffs geht dem gegenüber davon aus, dass eine psychische Verletzung auch ohne körperliche Verwundung – allein durch das Erleben verursacht werden kann. Diese Sicht wurde von Freud eingebracht: „Während das körpermedizinische Trauma noch eindeutig die *Folge* der Krafteinwirkung bezeichnet, beginnt Freud seine Definition mit dem *Erlebnis.*“ (Kühner 2008, S. 34).

Die Auseinandersetzung mit der Frage, was mit psychischen Traumatisierungen gemeint ist, war von Anbeginn mit moralischen, sozialen, politischen, juristischen und ökonomischen Interessen eng verknüpft. So bildete die Einführung der Sozialversicherung in Deutschland (1884) den Hintergrund einer wissenschaftlichen Kontroverse über die Frage, ob die beobachteten Folgen von Traumatisierungen als Krankheit zu verstehen sind oder ob eher Simulation und Betrug das zu beobachtende Verhalten erklären lassen (Smolenski 2006, S. 8).

Die Erforschung der Folgen von dem, was Menschen absichtsvoll anderen zufügen, und insbesondere von dem, was Menschen anderen absichtsvoll **und** gesellschaftlich gewollt und legitimiert zufügen, polarisiert. *J. Herman* beschreibt als zentrale Dialektik gesellschaftlich verursachter psychischer Traumatisierung den Konflikt zwischen dem Wunsch nach Verleugnung auf der einen Seite und Benennung des Geschehenen auf der anderen Seite. „Seit man sich mit den psychischen Folgen von Gewalttaten beschäftigt, hat es immer wieder heftige Diskussionen darum gegeben, ob Patienten mit posttraumatischen Leiden Fürsorge und Respekt verdienen oder Verachtung, ob sie wirklich leiden oder nur so tun, ob ihre Geschichten wahr oder erfunden sind, ... Obwohl die Erscheinungsformen psychischer Traumata in umfangreicher Literatur dokumentiert sind, konzentriert sich die Diskussion immer noch auf die Grundsatzfrage, ob die Erscheinungen glaubwürdig und wahr sind." (Maier 2007, S. 19)

Eine weitere Kontroverse innerhalb der wissenschaftlichen Reflexion der Folgen von man-made-disaster bestand in der Frage, ob traumatisierende Erfahrungen Ursache für psychische Erkrankungen sein können oder ob nicht vielmehr andere bereits vorher vorliegende Beeinträchtigungen Grundlage für beobachtete Symptome sind. G. Seidler fasst die kontrovers diskutierten Themenkomplexe wie folgt zusammen:

> „Es geht um die Fragen, ob
> – eine körperliche Krankheit oder eine psychische vorliegt;
> – die Manifestation einer Traumafolgestörung eine bestimmte Konstitution als Voraussetzung benötigt und
> – es sich um vorgetäuschte oder wirkliche Krankheiten handelt."
> (Seidler 2009, S. 8)

Die Richtung der Beantwortung dieser Fragen hat weitreichende Folgen. Ein Blick auf die Auseinandersetzung mit Traumatisierungen infolge des Holocaust soll dies verdeutlichen.

Die anerkannten Lehrmeinungen der 50er und 60er Jahre des vorigen Jahrhunderts gingen davon aus, dass psychische Probleme nicht in ursächlichem Zusammenhang zu traumatisierender Gewalt und Verfolgung stehen. Vielmehr wurde betont, dass psychische Beeinträchtigungen mit dem Ende einer traumatisierenden Situation ebenfalls enden. „In Deutschland (galt) seit einer Grundsatzentscheidung des Reichsversicherungsamtes (aus dem Jahr 1926, R.J.[22]), dass eine traumatische Neurose keine Rentenansprüche begründe, und zwar deshalb nicht, weil der menschliche Organismus nach psychischen Belastungen unbegrenzt ausgleichsfähig sei." (Seidler 2009, S. 9) 1956 stellte der Wiener Psychiater H. Hoff die These auf, „die Belastungsfähigkeit der Seele liege im Unendlichen" (Sachsse 2004, S. 17). Dort wo Holocaustüberlebende nach Kriegsende deutliche Traumareaktionen zeigten, wurde von prätraumatischer Vulnerabilität ausgegangen und mögliche psychische Probleme wurden persönlichkeitsprägenden

---

[22] R.J. steht für Renate Jegodtka

Traumatisierungen aus der Kindheit zugeschrieben (vgl. Maier 2007, S. 25).

Diese Konzepte hatten unmittelbare Auswirkungen auf Möglichkeiten der Verarbeitung der traumatisierenden Unrechtserfahrungen einerseits, sowie auf die therapeutische und materielle Versorgung der Holocaustüberlebenden andererseits. Symptome wurden nicht nur als nicht mit der Verfolgung in Zusammenhang stehend gewertet, sondern es wurde darüber hinaus zweckbestimmte Simulation, bzw. ein neurotisch bedingter Wunsch nach Rente, die „Rentenneurose", unterstellt. Das Anerkennungsverfahren verfolgungsbedingter Leiden war mit Verweigerung von notwendiger Unterstützung und darüber hinaus mit Erniedrigungen und Abwertungen der Betroffenen durch GutachterInnen der Entschädigungsbehörden verbunden (vgl. hierzu auch die Fußnote auf S. 24). Der 1938 aus Wien in die USA emigrierte Psychologe K.R. Eissler nimmt darauf Bezug, indem er im Titel seines viel zitierten Aufsatzes von 1963 fragt: „Die Ermordung von wievielen seiner Kinder muss ein Mensch symptomfrei ertragen können, um eine normale Konstitution zu haben?" (Eissler 1963, S. 279)

Den Forschungstraditionen, deren Aussagen Grundlage für psychiatrisches Handeln sowie für entschädigungsrechtlich relevante Begutachtungen waren, standen VertreterInnen anderer Ausrichtungen kritisch gegenüber. Diese sahen die verfolgungsbedingten extremen Erfahrungen der Überlebenden als ursächlich für spätere psychische Schwierigkeiten und stellten somit die herrschende Lehre infrage. Insbesondere Psychologen und Mediziner, deren eigener Erfahrungshintergrund durch Ausgrenzung und Verfolgung im Nationalsozialismus geprägt war, reflektierten die Auswirkungen gesellschaftlich legitimierter Gewalt auf die psychische und physische Gesundheit. Bereits 1943 veröffentlichte der Psychologe *Bruno Bettelheim* nach zehnmonatiger Haft im KZ Dachau und späterer Emigration in die USA eine erste Abhandlung „zum Thema menschlichen Verhaltens in Extremsituationen. Er stellte dar, wie unter unmenschlichen Bedingungen eines Konzentrationslagers alle Abwehrmechanismen, Werte und Überzeugungen sinnlos werden und auch eine gefestigte Persönlichkeit nicht mehr vor Desintegration schützen können." (Maier 2007 S. 25)

Anfang der 60er-Jahre veröffentlichte der norwegische Psychiater *Leo Eitinger*, der als Jude selbst Verfolgung und KZ-Haft überlebte, Untersuchungsergebnisse durch die deutlich wurde, dass nicht prätraumatische Vulnerabilität, sondern allein die extremen Erfahrungen in den Konzentrationslagern für spätere Folgen verantwortlich waren (vgl. Maier 2007, S. 25). Weitere Autoren (Krystal, Niederland 1971) kamen auf dem Hintergrund ihrer Arbeit mit Holocaustüberlebenden zu ähnlichen Auffassungen, deren gemeinsame Aussage darin bestand, dass die Belastungsfähigkeit auch bei gesunden Menschen begrenzt ist, und dass extreme Erfahrungen wie die Verfolgung im Nationalsozialismus bei den Betroffenen zu vergleichbaren Symptomen führen. Unter der Bezeichnung „KZ-Syndrom" oder „Überlebenden-Syndrom" wurden die gravierenden und langfristigen Reaktionen auf extreme Erfahrungen beschrieben (Fischer, Riedesser 2003, S. 256-257).

Die wissenschaftliche Anerkennung der Reflexion von Erfahrungsberichten und von Forschungsergebnissen blieb im Rahmen der Traumaforschung begrenzt. Die Frage nach den Folgen verfolgungsbedingter Traumatisierung spielte sich „kaum in der wissenschaftlichen Literatur, sondern mehr oder weniger nur in der Konfrontation von Opfern mit den medizinischen Sachverständigen der deutschen Renten- und Entschädigungsbehörden ab, Ärzte, die selbst dem Establishment des dritten Reiches angehört hatten oder zumindest in diesem System ihre Ausbildung genossen hatten." (Friedmann et al 1999, S. 10)

Zu einem Paradigmenwechsel und zur Intensivierung der Traumaforschung kam es auf dem Hintergrund gesellschaftlicher Veränderungen in den USA gegen Ende des Vietnamkrieges. Eine Vielzahl zurückgekehrter Vietnam-Veteranen war in der Folge ihrer Kriegserfahrungen sozial nicht mehr integriert und hatte belastende schwere psychische Symptome entwickelt. „Sie kamen zurück in eine Gesellschaft, die in den letzten 100 Jahren keinen Krieg auf eigenem Boden erlebt hatte und in der die Auswirkungen von Kriegshandlungen im Patriotismus kollektiv geleugnet wurden. Jetzt aber war die Situation anders: Weltweit wurde gegen den Vietnamkrieg demonstriert. Auch in den USA wuchs eine starke Protestbewegung." (Oestereich 2005, S. 48) In diesem historischen Kontext ging die Initiative zu einer intensiven Erforschung der Auswirkungen von Kriegsgewalt von dem politischen Druck der Veteranenorganisationen aus, in denen sich ehemalige Vietnamsoldaten für eine umfassende soziale, finanzielle und medizinische Unterstützung engagierten. „Die mystifizierte Vorstellung, nur Menschen mit vorher bestehenden Schädigungen seien anfällig für Gewaltfolgestörungen" (Seidler 2009, S. 10) wurde auf dem Hintergrund dieser gesellschaftlichen Situation als nicht haltbar revidiert. Mit der Einführung der Diagnose der „Posttraumatischen Belastungsstörung" wurde der ursächliche Zusammenhang zwischen Gewalterlebnissen und psychosozialen Reaktionen offiziell anerkannt. J. Herman schreibt dazu: „Die beharrlichen Kampagnen der Veteranen veranlassten schließlich auch systematische psychiatrische Forschungen. ...Die moralische Überzeugungskraft der Antikriegsbewegung und die nationale Erfahrung der Niederlage in einem nicht zu rechtfertigenden Krieg hatten es möglich gemacht, dass psychische Traumata als dauerhafte und unvermeidliche Spätfolgen des Krieges anerkannt wurden. ... Der amerikanische Psychiatrieverband (American Psychiatric Assosiation) nahm eine neue Kategorie, das sogenannte 'posttraumatische Syndrom' in das offizielle Handbuch seelischer Erkrankungen auf." (Herman 2003, S. 44).

3.2. Traumabegriff – Aktueller Diskurs

Aktuelle Forschungen, die sich mit psychischer Verwundung und mit der Bewältigung traumatischer Erfahrungen befassen, liegen vielfältig vor. Dabei sind die Konzepte, welche den Forschungen zu Grunde liegen unterschiedlich, zum Teil gegensätzlich und entsprechend voneinander deutlich unterscheidbar. Die Definition dessen, was unter „Trauma" zu verstehen ist, differiert in der Fachliteratur weiterhin.

J. Herman definiert Trauma aus der Perspektive der Ohnmachtserfahrung als Folge einer überwältigenden Macht, der Menschen ausgesetzt sind: „Psychisches Trauma ist das Leid der Ohnmächtigen. Das Trauma entsteht in dem Augenblick, wo das Opfer von einer überwältigenden Macht hilflos gemacht wird. Ist diese Macht eine Naturgewalt, sprechen wir von einer Katastrophe. Üben andere Menschen diese Macht aus, sprechen wir von Gewalttaten. Traumatische Ereignisse schalten das soziale Netz aus, das dem Menschen gewöhnlich das Gefühl von Kontrolle, Zugehörigkeit zu einem Beziehungssystem und Sinn gibt." (Herman 2003, S. 53)

G. Fischer und P. Riedesser benennen in ihrem „*Lehrbuch zur Psychotraumatologie*", dass Traumatisierungen über das Potenzial dessen hinausgehen, was Menschen mit den ihnen zur Verfügung stehenden Mechanismen bewältigen können.

> „Wie die verschiedenen somatischen Systeme des Menschen in ihrer Widerstandskraft überfordert werden können, so kann auch das seelische System durch punktuelle oder dauerhafte Belastungen in seinen Bewältigungsmöglichkeiten überfordert und schließlich traumatisiert/verletzt werden." (Fischer, Riedesser 1998, S. 19)

G. Fischer definiert Trauma als ein „vitales Diskrepanzerlebnis zwischen bedrohlichen Situationsfaktoren und den individuellen Bewältigungsmöglichkeiten, das mit Gefühlen der Hilflosigkeit und schutzloser Preisgabe einhergeht und so eine dauerhafte Erschütterung im Selbst- und Weltverständnis bewirkt." (Fischer, Riedesser 1998, S. 79)

D. Becker beschreibt als individuelle Dimension traumatischer Erfahrungen: „Trauma bedeutet einen vollständigen psychischen Zusammenbruch des Individuums, vergleichbar mit der Erfahrung des Todes. Dieser Zusammenbruch kann in einem einzigen schrecklichen Moment passieren oder in einem langen Prozess, und es ist schwierig, den exakten Moment zu bestimmen, in dem alles zusammengebrochen ist. Der Effekt ist aber letztendlich immer derselbe. Irgendwann hat die psychische Struktur, der Teil eines Menschen, den wir normalerweise als 'Ich' oder 'Selbst' bezeichnen, aufgehört, zu existieren." (Becker 2005, S. 151/152) Zusammenfassend kann Trauma „als eine normale Reaktion auf eine anormale Situation beschrieben werden. Anders gesagt: es handelt sich um eine Situation, die extremes psychisches Leid verursacht, aber deren 'Anormalität' wesentlicher Bestandteil der äußeren Realität ist." (Becker 2005, S. 153)

3.3. Traumabegriff – Klassifikation traumatischer Ereignisse

Um das, was unter „Trauma" zu verstehen ist, genauer zu fassen, werde ich an dieser Stelle in der traumatheoretischen Fachliteratur diskutierte Unterscheidungsvorschläge vorstellen:

Die amerikanische Kinderpsychiaterin *L. Terr* hat ihren Vorschlag zur Differenzierung von Trauma im Rahmen ihrer Auseinandersetzung mit kindlichen Traumatisierungen entwickelt. Sie führt in ihren Untersuchungen die Unterscheidung Typ I Trauma und Typ II Trauma ein. Als Typ I Trauma kennzeichnet *L. Terr* traumatische Erfahrungen mit unvorhersehbarem, abgrenzbarem, einmaligem, ereignishaftem Charakter, denen sie z.B. Unfälle, Naturkatastrophen, aber auch Verbrechen zuordnet (vgl.Terr 1991). Als wesentliches Merkmal von Typ II Traumata fokussiert sie demgegenüber deren Prozesshaftigkeit. Zu den Typ II Traumata gehören solche, die wiederholt auftreten wie zum Beispiel häusliche Gewalt, sexuelle Gewalt, kumulative Traumatisierung im sozialen Kontext und in Kriegsgebieten. Hier wird nicht unterschieden zwischen Traumatisierungen infolge von Naturkatastrophen, Unfällen etc. einerseits und solchen, die durch zwischenmenschliche Gewalt verursacht sind.

Die Klassifikation in Typ I und Typ II Trauma wird von *M. Landolt* aufgegriffen und durch den Einbezug des Blickes auf die Ursachen von Traumatisierungen erweitert. Er unterscheidet traumatische Ereignisse im Kontext zwischenmenschlicher Gewalt von Traumatisierungen, die durch Naturkatastrophen oder Zufälle wie Unfälle ausgelöst werden (Landolt 2004).

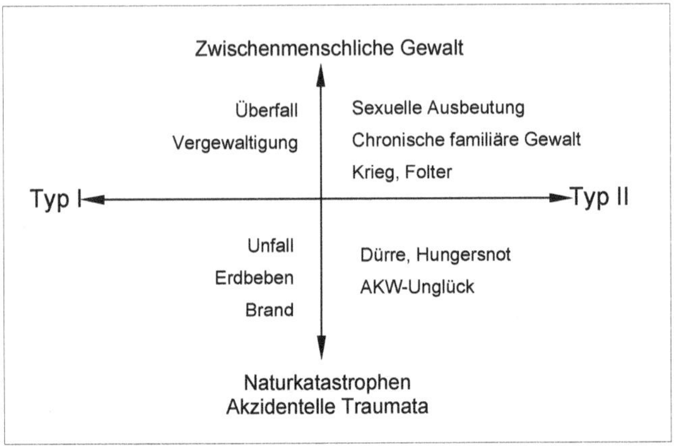

Klassifikation traumatischer Ereignisse nach Landolt 2004

Der Londoner Psychoanalytiker *M. Khan* bringt einen Aspekt in die Diskussion traumatheoretischer Konzepte ein, der eine weitere Möglichkeit der Unterscheidung bietet. Er beschreibt, dass durch die Aufeinanderfolge von stark belastenden, aber für sich genommen nicht traumatisierenden Einzelereignissen ein Rahmen entwickelt und verstärkt werden kann, der schließlich zu einem Zusammenbruch des Menschen führt. Hierfür prägte er den Begriff der „kumulativen Traumatisierung". Auch in diesem Zugang wird die zentrale Bedeutung der Prozesshaftigkeit traumatisierenden Erlebens hervorgehoben (Khan 1963).

3.4. Verschiedene Traumakonzepte

Mit den jeweiligen definitorischen Annäherungen an den Traumabegriff sind unterschiedliche Konzepte und Forschungsrichtungen verbunden. Je nach disziplinärem Hintergrund und praxis- oder theoriegeleiteter Fragestellung unterscheidet sich der Zugang zum Themenkomplex und zum Fokus der Theoriebildung. Im Folgenden werde ich Konzepte, die aktuell die fachliche Diskussion bestimmen, vorstellen.

3.4.1. Trauma als psychiatrisches Diagnosebild: Das Konzept der „Posttraumatischen Belastungsstörung"

Das Konzept der „Posttraumatischen Belastungsstörung" wurde, wie oben beschrieben, in der Folge gesellschaftlicher Veränderungen in den USA im Rahmen medizinischer Kategorien entwickelt. Hier wurde versucht, die Reaktion auf belastende Ereignisse mit einem Katalog von Symptomen möglichst genau zu erfassen. **PTBS,** die "**P**ost**t**raumatische **B**elastungsstörung“ (englisch: PTSD = **P**ost **T**raumatic **S**tress **D**isorder) ist die entsprechende Diagnose, inzwischen weltweit anerkannt und im ICD-10, dem internationalen Klassifikationssystem der Weltgesundheitsorganisation beschrieben. Sie ist definiert als:

> „eine verzögerte oder protrahierte Reaktion auf ein belastendes Ereignis oder eine Situation außergewöhnlicher Bedrohung oder katastrophenartigen Ausmaßes (kurz oder langanhaltend), die bei fast jedem eine tiefe Verzweiflung hervorrufen würde. [...] Die Störung folgt dem Trauma mit einer Latenz, die wenige Wochen bis Monate dauern kann. [...] Der Verlauf ist wechselhaft, in der Mehrzahl der Fälle kann jedoch eine Heilung erwartet werden. Bei wenigen Patienten nimmt die Störung über viele Jahre einen chronischen Verlauf und geht dann in eine dauernde Persönlichkeitsänderung über.“ (Remschmidt 1997, S. 197/198)

Die Symptome werden drei Hauptgruppen zugeordnet:

1. **Intrusionen:** das nicht kontrollierbare Wiedererleben der traumatisierenden Erfahrung, z.B. sich aufdrängende Gedanken und Erinnerungen an das traumatisierende Geschehen, Albträume oder flashbacks, partielle Amnesie
2. **Hyperarousal:** chronische Übererregung, hierzu zählen Schlafstörungen, Konzentrationsschwierigkeiten, übermäßige Wachsamkeit, Schreckhaftigkeit und Reizbarkeit
3. **Konstriktionen:** Vermeidung von Situationen, die an das Trauma erinnern, innere Teilnahmslosigkeit, Dissoziation.[23]

Die Einführung der PTBS als psychiatrisches Diagnosebild bedeutete neben der medizinischen auch eine rechtliche Anerkennung der Tatsache, dass extreme Erfahrungen die Belastungsgrenze von Menschen überfordern können. Dies stellte einen wesentlichen Fortschritt für Betroffene von Traumatisierungen dar: mit ihr war z.B. die Voraussetzung zu einem erleichterten Zugang zu medizinischer, psychotherapeutischer und materieller Versorgung gegeben.

Auffällig ist jedoch, dass die Diagnose PTBS sich im Prozess der Formulierung allgemein anerkannter Diagnosekriterien ihrer sozialen und politischen Dimensionen entledigt hat. Im Zentrum steht nun eine individuelle Pathologie. Der politische Kontext, in dem menschliches Leid entstand, wird abgespalten. Ein Verständnis der Wirkung von man-made-

[23] „Der psychologische Begriff „Dissoziation“ bedeutet im weitesten Sinne Trennung, Auflösung und ist damit das Gegenteil von Assoziation, d.h. Verbindung und Verknüpfung. Dissoziation stellt eine unwillkürliche Reaktion des Menschen auf belastende oder traumatische Erfahrungen dar, die zu einer Veränderung bzw. einem Rückzug vom Bewusstsein führt.“ (Gast 2004 „Das zersplitterte Selbst“)

disaster, welches den komplexen sozialen und politischen Kontext berücksichtigt, war und ist mit der Anerkennung der PTBS nicht verbunden.

Kritiker des medizinisch orientierten Konzeptes der PTBS weisen entsprechend darauf hin, dass dieses Konstrukt den Menschen, die von man-made-disaster betroffen sind, nicht gerecht wird. Als Kritikpunkte werden benannt:

1. Es wird in diesem Konzept nicht unterschieden zwischen Trauma in Folge von Unfällen, Naturkatastrophen und anderen nicht beabsichtigt herbeigeführten schrecklichen Lebensereignissen auf der einen Seite und Trauma infolge von Gewalt auf der anderen Seite.
2. Es wird nicht unterschieden zwischen einmaligen und kumulativen Traumata.
3. Darüber hinaus unterstellt das Konzept der Posttraumatischen Belastungsstörung ein "Davor" und ein "Danach". Das "Danach" wird als pathologischer Zustand (disorder = Störung) beschrieben, nicht aber als Prozess, der auch nach der traumatisierenden Situation weiter wirkt.
4. Die Diagnose PTBS hat für Betroffene stigmatisierende Wirkung. "Durch das Operieren mit einem psychiatrischen Begriff entsteh(t) das falsche Bild, es stimme in erster Linie etwas mit dem Opfer nicht. Sieht man jedoch auf eine traumatisierende Realität wie die des Holocaust, dann ist (...) von einer 'Pathologie der Wirklichkeit' zu sprechen." (Kühner 2002, S. 22) In der Konzeption des PTBS wird also der traumatisierte Mensch pathologisiert, während zugleich die Bedingungen, die Ursache für die Traumatisierung waren, ausgeblendet werden.
5. Die Symptomatik wird aus dem Entstehungszusammenhang herausgelöst. Gesellschaftliche, soziale, politische Bedingungen, die zur Traumatisierung führten, und Bedingungen, die entscheidend für den weiteren Verlauf des Lebens nach dem Trauma sind, werden ignoriert (vgl. Herman 2003, Becker 2006).
6. Die Auflistung der Symptome, die sich infolge von Traumatisierungen entwickeln können, ist unvollständig. (Becker 2006, S. 186)

So stellt die Entwicklung des Konzeptes der Posttraumatischen Belastungsstörung einerseits einen Fortschritt dar, indem damit die Grundlage für die Anerkennung menschlichen Leidens infolge traumatisierender Erfahrungen gegeben ist. Darüber hinaus werden detailliert Symptomkomplexe beschrieben, die in Zusammenhang mit Traumatisierungen häufig die Betroffenen belasten. Andererseits führt die Herauslösung der Symptomatik aus dem verursachenden Kontext gleichzeitig zu einer auf das Individuum bezogenen Pathologisierung traumatisierter Menschen.

Alternativ oder in Ergänzung zur Beschreibung der Symptomatik der „Posttraumatischen Belastungsstörung", zum Teil in deutlicher Abgrenzung werden von anderen Autoren und Forschungsrichtungen theoretische Erklärungsansätze entwickelt, die spezifische Reaktion auf Traumatisierungen in einen zeitlichen und sozialen Kontext stellen. *M. Orwid*, die sich als polnische Psychiaterin mit den psychosozialen Folgen der Shoah befasste, schrieb über das Verhältnis, in dem psychiatrische Diagnosen und gesellschaftlich-sozialer Kontext zueinander stehen:

> „Doch bleibt der *Lebenszusammenhang* das Fundament, auf dem auch psychiatrisches Fragen nach den Folgen schwerster seelischer Verletzungen ruht. In ihm verlieren 'Diagnosen' weitestgehend ihre Bedeutung. Das Leid, dem wir hier begegnen, übersteigt die Grenzen fachlichen Wissens. Es ist nicht objektivierbar und somit zunächst und ganz allgemein – *menschliches Leid."* (Orwid et al 1993)

Für die Erarbeitung der mich interessierenden Fragestellungen bot die Kenntnis möglicher individueller Reaktionen auf zurückliegende Traumatisierungen einen Orientierungsrahmen in zwei relevanten Bereichen:

- Die Auseinandersetzung mit dem Themenkomplex „Sekundäre Traumaexposition im Schnittpunkt von Zeitgeschichte und Professionalität" brachte mich in der Phase der Datenerhebung mehrfach in Gesprächssituationen, in denen lebensgeschichtlich traumatisierende Erfahrungen der InterviewteilnehmerInnen reaktiviert wurden. Das Wissen um Ausdrucksformen zurückliegender traumatischer Erfahrungen erleichterte mir einen kreativen Umgang mit solchen Interviewsituationen. (Auf ethische Fragestellungen in diesem Zusammenhang, sowie auf mögliche und hilfreiche Interventionen gehe ich in Kap. 5.3.5 ein.)
- KollegInnen, die sich in ihrem Berufsfeld mit ehemals verfolgten Menschen befassen, sind in dem jeweiligen professionellen Kontext mit individuellen Ausdrucksformen menschlichen Leids konfrontiert. Meine Auseinandersetzung mit dem Konzept der Posttraumatischen Belastungsstörung erweiterte die Möglichkeit, diesen Bereich ihrer beruflichen Praxis nachzuvollziehen und die dazugehörigen Fragestellungen gezielt in den Interviewverlauf einzubeziehen.

Um die Folgen von Traumatisierungen im Kontext politischer Gewalt nachvollziehen zu können halte ich es für erforderlich, wissenschaftliche Zugänge der Psychotraumatologie einzubeziehen, welche die Prozesshaftigkeit ausdrücklich berücksichtigen und darüber hinaus den zugrundeliegenden gesellschaftlichen Rahmen in die Theoriebildung einbeziehen.

3.4.2. Trauma als psychodynamisches Verlaufsmodell

G. Fischer und *P. Riedesser* entwickelten einen psychodynamischen Forschungsansatz, der den verursachenden Kontext ausdrücklich einbezieht. Sie bezeichnen ihren Zugang als ökologisch-dialektischen und untersuchen Trauma als psychodynamisches Verlaufsmodell. Dabei wird davon ausgegangen, dass die traumaauslösende Situation, die traumatische Reaktion, die Langzeitfolgen von Traumata und das soziale Netzwerk traumatisierter Menschen in prozesshaft-dialektischer Beziehung stehen.

> „Die traumatische Erfahrung muss als dynamischer Verlauf untersucht werden. Dieser umfasst die Momente oder Phasen der traumatischen Situation, der traumatogenen Reaktion und des traumatischen Prozesses. Diese Phasen sind intern aufeinander bezogen und gehen dynamisch auseinander hervor. ... Die traumatische Erfahrung findet im psychoökologischen Bezugssystem des sozialen Netzwerkes statt. Dieses umfasst neben den Angehörigen, Freunden und Bekannten der Betroffenen die Täter (Verursacher) – Opferbeziehung ebenso wie die jeweilige soziale Makrogruppe, in deren Einflusssphäre es zur Traumatisierung kommt.“
> (Fischer, Riedesser 2003, S. 64)

In dieser Konzeptualisierung wird dem Kontext, in dem Traumatisierung stattfindet, also Relevanz beigemessen. Ebenso wird die Prozesshaftigkeit als bedeutsam reflektiert. Eine isolierte Betrachtung einzelner Phasen des traumatischen Prozesses ohne Berücksichtigung der Verlaufsgestalt wird von den Autoren als „Verstoß gegen die Regeln des Modells“ gewertet (Fischer, Riedesser 2003, S. 64). Als *„traumatische Situationen“* werden in diesem Modell solche verstanden, die existentiell so bedrohlich sind, dass sie einerseits ein Handeln der betroffenen Menschen zwingend erforderlich machen, dieses aber andererseits zugleich verhindern. In derartigen traumatischen Situationen begegnen sich äußere und subjektive Situationsfaktoren. Ein zirkulärer Zusammenhang zwischen Ereignis und Erlebnis stellt sich her. Es wird davon ausgegangen, dass die gleiche traumatisierende Situation auf verschiedene Menschen je nach ihrer persönlichen Vorgeschichte unterschiedlich wirken kann. Ob eine traumatische Situation traumatisierende Wirkung hat, ist also abhängig von dem dialektischen Ineinandergreifen der äußeren und der subjektiven inneren Situationsfaktoren.

Zentral ist neben der Erfassung der situativen Faktoren die Auseinandersetzung mit der „traumatischen Reaktion“. Es geht um die Frage, „was eine Person in traumatischen Situationen 'tut, wenn sie nichts mehr tun kann' bzw. wie sie versucht, das Unfassliche zu fassen oder von sich abzuwehren, um die durch die Ohnmacht und Hilflosigkeit bedingte Erschütterung des Selbst- und Weltverständnisses zu verhindern oder zu minimieren." (Andreatta 2006, S. 64) Die sich entfaltende traumaspezifische Dynamik wird als traumatische Reaktion verstanden, die sich im Inneren des Menschen abspielt. Sie ist durch Gefühle der Hilflosigkeit, Angst und Panik, durch Flashback-Erinnerungen und Albträume gekennzeichnet. *G. Fischer* und *P. Riedesser* benennen für die Phase der traumatischen Reaktion als zentrales Forschungsinteresse die Frage, wie Menschen, zu deren Erfahrungsspektrum die existenzielle Bedrohung gehört, in der Folge damit umgehen, dass ihre subjektiven Verarbeitungskapazitäten durch äußeren Einfluss überschritten wurden (Fischer, Riedesser 2003, S. 63).

Mit dem Begriff der traumatischen Reaktion wird beschrieben, was während oder kurze Zeit nach der traumatischen Situation im betroffenen Menschen geschieht. Der *„traumatische Prozess"* dagegen stellt die lebensgeschichtlichen Bewältigungsversuche der traumatisierten Individuen dar. „In der weiteren Lebensgeschichte, manchmal ein volles Leben lang bemühen sich die Betroffenen, die überwältigende, physisch oder psychisch existenzbedrohende und oft unverständliche Erfahrung zu begreifen, sie in ihren Lebensentwurf, ihr Selbst- und Weltbild zu integrieren." (Fischer, Riedesser 2003, S. 63) Symtombildungen werden in den Zusammenhang der zirkulären Dynamik der traumatischen Situation, der traumatischen Reaktion und des traumatischen Prozesses eingeordnet.

Indem der hier beschriebene ökologisch-dialektische Zugang zum Verständnis von Traumatisierungen psychosoziale und individuelle Bedingungsfaktoren des Erlebens in die Theoriebildung einbezieht, miteinander verknüpft und darüber hinaus als prozesshaftes Geschehen deutet, ist er in der Lage, wesentliche Impulse für die mich interessierenden Fragestellungen zu geben. So kann er Anregungen für die Reflexion der langfristigen subjektiven Auswirkungen der traumatisierenden Erfahrungen der Verfolgung im Nationalsozialismus geben. Auf diesem psychodynamischen Konzept aufbauende wissenschaftliche Auseinandersetzungen mit den Auswirkungen Sekundärer Traumaexposition (Andreatta 2006) können weiterhin forschungsrelevante Hinweise für die für mich interessierende zentrale Fragestellung geben, welche Wirkung Sekundäre Traumaexposition in der beruflichen Konfrontation mit dem Nationalsozialismus hat (vgl. S. 93).

Um sich mit Traumatisierungen zu befassen, die im Kontext sozialer und politisch motivierter Gewalt verursacht werden, halte ich es darüber hinausgehend für erforderlich

- den gesellschaftlich-politischen Rahmen, in dem die Traumatisierungen stattfinden, konzeptionell mitzudenken;
- das systemische Weiterwirken auf verschiedenen Systemebenen zu fokussieren;
- Aspekte salutogenetischer Ressourcen systematisch einzubeziehen.

Im folgenden werde ich auf Konzepte eingehen, die sich ausdrücklich mit Traumatisierungen infolge zwischenmenschlicher Gewalt befassen.

3.4.3. Das Konzept der „Komplexen Posttraumatischen Belastungsstörung"

J. Herman veröffentlichte Anfang der 90er Jahre des vergangenen Jahrhunderts ihr Buch „Narben der Gewalt", das auch im deutschsprachigen Raum zu einem „Klassiker" wurde. In diesem wollte sie „die gesammelten Erkenntnisse der vielen Kliniker, Forscher und politischen Aktivisten zusammenfassen, die von den psychischen Auswirkungen von Gewalt Zeugnis abgelegt hatten." (Herman 2003, S. 385) Sie vertritt „die Auffassung, dass die Auseinandersetzung mit psychischen Traumata in ihrem Wesen ein politisches Unterfangen ist, weil sie sich mit der Erfahrung unterdrückter Menschen beschäftigt." (Herman 2003, S. 385)

Als wissenschaftlichen Hintergrund beschreibt sie ihre über zwanzigjährige Forschung als Professorin an der Harvard Medical School in Cambridge bei Boston und ihre Arbeit mit Opfern von sexueller und häuslicher Gewalt an einer feministisch orientierten psychiatrischen Klinik. Diese Forschungen hatten ihren Beginn in einer spezifischen historisch-gesellschaftlichen Situation: in Folge des Vietnamkrieges fanden im öffentlichen wie im wissenschaftlichen Rahmen Auseinandersetzungen über die Auswirkungen von Traumatisierungen statt. Zeitgleich thematisierte die amerikanische Frauenbewegung die weitverbreitete Gewalt gegen Frauen. Ebenso wie *L. Terr* weist *J. Herman* darauf hin, dass es notwendig ist, zwischen einmaligen und wiederkehrenden Traumatisierungen zu unterscheiden. Das Spektrum der Auswirkungen von Gewalt reicht „von den Folgen eines einzigen überwältigenden Ereignisses bis zu den vielschichtigen Folgen lang anhaltenden und wiederholten Missbrauchs." (Herman 2003, S. 11) Insbesondere für die Auseinandersetzung mit den Folgen langfristiger zwischenmenschlicher Gewalt sieht sie die „Notwendigkeit einer neuen Diagnose" und begründet diese damit, dass das derzeit gültige Diagnosesystem für Menschen, die von Gewalt betroffen sind, nicht passend ist. „Die Kategorien des bestehenden psychiatrischen Diagnosekanons sind durchweg nicht auf Menschen zugeschnitten, die Extremsituationen durchgemacht haben, und daher nur schlecht auf sie anwendbar." (Herman 2003, S. 165) Ihr Vorschlag ist die Bezeichnung „Komplexe posttraumatische Belastungsstörung". *J. Herman* entwickelte Kategorien, um die vielfältigen Folgen von Traumatisierungen durch wiederkehrende Gewalt auf der Ebene der Symptombildung, sowie auf der Ebene der Persönlichkeitsveränderungen erfassen zu können. Sie benennt als Symptomkomplexe (Herman 2003, S. 166):

- Störungen der Affektregulation (z.B. aufbrausende oder extrem unterdrückte Wut, Selbstverletzung, wiederkehrende Suizidgedanken)
- Bewusstseinsveränderungen (z.B. Amnesie und dissoziative Phasen, Wiederholungen des traumatischen Geschehens)
- Gestörte Selbstwahrnehmung (z.B. chronische Schuldgefühle, Selbstvorwürfe, Ohnmachtsgefühle, Gefühl, sich grundlegend von anderen zu unterscheiden)
- Gestörte Wahrnehmung des Täters
- Veränderungen der Beziehungen zu anderen Menschen
- Veränderungen des Wertesystems (z.B. Verzweiflung und Hoffnungslosigkeit, Verlust der bisherigen Glaubensinhalte)

Sie trifft allerdings keine Unterscheidung zwischen Traumatisierung in Folge individuell ausgeübter Gewalt und Traumatisierung in Folge soziopolitischer Gewalt. Im Gegenteil werden Symptome, welche Opfer von privater Gewalt und Opfer von politischer Gewalt entwickeln, von ihr ausdrücklich als vergleichbar beschrieben. Auf dem Hintergrund dieser Einschätzung versucht J. Herman Gemeinsamkeiten zu benennen und Verbindungen herzustellen: „Verbindungen zwischen öffentlichen und privaten Welten, zwischen Individuum und Gesellschaft, zwischen Mann und Frau. ... zwischen Vergewaltigungsopfern und Kriegsveteranen, zwischen misshandelten Frauen und politischen Gefangenen". (Herman 2003, S. 11)

Der Nachvollzug des Rahmens, innerhalb dessen das Konzept der „komplexen posttraumatischen Belastungsstörung" entwickelt wurde, bietet für die Erarbeitung der mich interessierenden Fragestellungen wesentliche Impulse:

- Der Forschungsansatz fordert auf, Traumatisierungen als prozesshaftes Geschehen zu verstehen;
- er weist darauf hin, dass die Verknüpfung individueller Erfahrungen und gesellschaftlich-politischer Aspekte wesentlich ist, um zu einem Verständnis von Traumatisierungsprozessen zu gelangen;
- das Konzept geht von der Notwendigkeit einer eindeutigen ethischen Bezugnahme derjenigen aus, die mit traumatisierten Menschen in psychosozialen Zusammenhängen arbeiten: Die traumatisierten Menschen erinnern daran, „dass moralische Neutralität im Konflikt zwi-

schen Täter und Opfer kein gangbarer Weg ist"; (Herman 2003, S. 398)

- es legt dort, wo es in der psychosozialen Arbeit oder im Kontext von Forschung um Traumatisierungen geht, einen Zugang nahe, der an den Menschenrechten orientiert ist; (vgl. Herman 2003, S. 20)
- es wird entwickelt, dass individuelle und politische zwischenmenschliche Gewalt auf allen Ebenen – auch in Forschungskontexten - mit Tabuisierung verbunden ist. „Das Thema provoziert (...) so starke Kontroversen, dass es periodisch tabuisiert wird"; (Herman 2003, S. 17)
- gleichzeitig wird auf die Notwendigkeit der Entprivatisierung und damit der Enttabuisierung von traumatisierenden Erfahrungen in sozialen Zusammenhängen hingewiesen.

Diese Impulse waren für meine Auseinandersetzung mit Fragen der Traumatheorie interessant, darüber hinaus auch für das Selbstverständnis in dem Forschungsprozess, in dem ich mich mit dem Weiterwirken nationalsozialistischer Gewaltherrschaft in professionellen Kontexten befasste. Während der Durchführung der Interviews und auch beim Verfassen des Textes entstanden immer wieder Situationen, in denen Tabus berührt wurden und mich zögern ließen (vgl. Kap. 5.1.4). Diese als Ausdruck der spezifischen Dynamik gesellschaftlich verursachter Traumatisierungen zu verstehen, unterstützte den wissenschaftlichen Reflexionsprozess ebenso, wie den persönlichen.

3.4.4. Das Konzept der Sequenziellen Traumatisierung

Einen anderen Weg geht *H. Keilson*. Im Rahmen der von ihm entwickelten theoretischen Konzepte ist der Fokus nicht auf die Wirkung zwischenmenschlicher Gewalt im Rahmen privater Bezüge wie z.B. häusliche Gewalt gerichtet. Vielmehr geht es um die Erforschung der langfristigen Wirkungen politisch motivierter organisierter Gewalt. Sein „aus einer follow-up-Untersuchung entwickeltes Traumamodell" (Keilson 1999, S. 109) setzt sich mit den Folgen der Verfolgungserfahrung jüdischer Kriegswaisen in den Niederlanden auseinander. Nach Kriegsende lebten in den Niederlanden mehr als 2000 jüdische Kinder und Jugendliche, welche die Verfolgung z.B. im Versteck, im KZ oder in Pflegefamilien überlebt hatten und nun als Waisen betreut werden mussten. Zur Klärung rechtlicher und pädagogischer Fragen, um Entscheidungen bezüglich der Vormundschaften und Pflegemöglichkeiten vorschlagen zu können, wurde eine Kommission gegründet, in deren Auftrag SozialarbeiterInnen Akten über jedes Kind anlegten, in denen soweit bekannt Informationen über die Lebensgeschichte und das Verfolgungsschicksal des jeweiligen Kindes zusammengefasst wurden. Diese Akten bildeten später das Ausgangsmaterial der Untersuchung *H. Keilsons*.

Ziel der 1967 – 1978 durchgeführten Studie war es, eine systematische Analyse des „massiv-kumulativen Traumageschehens zu entwickeln, und zwar anhand einer repräsentativen Gruppe von 204 Fällen [10% der Gesamtgruppe], und die Effekte der Traumatisierung ungefähr 25 Jahre nach Beendigung des Krieges an den nunmehr Erwachsenen in den Niederlanden [151 Fälle] und in Israel [51 Fälle] zu untersuchen. Das heißt, die Entwicklung der Kinder wurde in den Jahren bis zu ihrer gesetzlichen Volljährigkeit verfolgt und ihr späteres Los als Erwachsene unter dem Aspekt des Erlittenen aufs Neue betrachtet." (Keilson 1999, S. 112)

Die Untersuchung gliederte sich in einen biografisch-deskriptiven Teil und in einen statistischen Teil. Ehemalige jüdische Kriegswaisen wurden retrospektiv zu ihrem Verfolgungsschicksal und den Lebensbedingungen nach Beendigung des Krieges befragt. Die Details aus den Interviews und den Dokumentationen wurden statistisch ausgewertet, um Wechselwirkungen zwischen Traumatisierungen in bestimmten Lebensaltern einerseits und gesellschaftspolitischen Prozessen andererseits nachzuweisen. Trauma wird hier nicht als einzelne Erfahrung von Individuen beschrieben, sondern als Abfolge von traumatischen Sequenzen in spezifischen gesellschaftlichen Verhältnissen, die jeweils unterschiedliche Bedeutung für die Betroffenen haben. Als traumatische Sequenzen wurden unterschieden:

- der Beginn der Verfolgung: Besetzung der Niederlande, beginnender Terror gegen jüdische Familien, Tragen des gelben Sterns, Beschränkung der Rechte...
- die direkte Verfolgung: Bedrohung des eigenen Lebens und des Lebens der Familienmitglieder, Deportation, Trennung von den Eltern, Miterleben von Gewalt, Leben im Versteck oder KZ...
- die Zeit nach der Verfolgung: Das Ende der Lebensbedrohung, Erkenntnis, dass die Familie nicht mehr lebte, Unterbringung in Heimen, Pflegefamilien ...

Die drei Sequenzen, wie sie von *H. Keilson* entwickelt wurden, rufen in ihrer Aufeinanderfolge eine massive kumulative Traumatisierung hervor, die „als integraler Bestandteil der Entwicklung des Kindes und Jugendlichen betrachtet" wird (Keilson 1999, S. 114) und sich je nach Alter der Kinder unterscheidet. Wesentliche Ergebnisse der Untersuchung *H. Keilsons* sind

- die Erkenntnis, dass mit der Beendigung der Zeit der direkten Verfolgung der Traumatisierungsprozess nicht beendet ist und dass eine ungünstig verlaufende dritte Sequenz noch weitreichendere Auswirkungen haben kann als eine ungünstige zweite Sequenz. "Unsere Untersuchung über Kinder, die durch man-made-disaster Waisen wurden, zeigt im follow-up, dass nicht nur die Zeitspanne der unmittelbaren Katastrophe, sondern auch die darauf folgende Periode für die adäquate Erfassung und Einschätzung des traumatisierten Entwicklungsgangs von Bedeutung ist. Kinder mit einem relativ günstigen Verlauf der zweiten Sequenz, also der Zeit der unmittelbaren Bedrohung, aber einer ungünstigen Nachkriegszeit, zeigen etwa 25 Jahre später ein ungünstigeres Entwicklungsbild als Kinder mit einer ungünstigeren zweiten, aber günstigeren dritten traumatischen Sequenz." (Keilson 1999, S. 126)

- Je nach Alter der Kinder zum Zeitpunkt der Verfolgung entwickelt sich der traumatische Prozess unterschiedlich, haben gleiche Situationen unterschiedliche Folgen und gewinnen unterschiedliche lebensgeschichtliche Relevanz.

H. Keilsons Konzept der sequenziellen Traumatisierung verzichtet auf die Benennung von dem Trauma zuzuordnenden Symptomen. Vielmehr verweist es auf die Notwendigkeit, den spezifischen historischen Rahmen genauer zu betrachten und Traumatisierung als Prozess in diesem Zusammenhang zu verstehen. Traumatisierungen infolge der Shoah werden als langfristig wirksames Geschehen zu den Bedingungen der psychosozialen Umwelt in Bezug gesetzt. *H. Keilson* verbindet die Ergebnisse seiner Untersuchung mit der „Gewissheit, dass dieses Modell auch auf andere Gruppen von Kindern als die ursprünglich untersuchte anwendbar" ist. (Keilson 1999, S. 110) Seine Erklärungsansätze haben neben der Erforschung traumatischer Prozesse infolge der Shoah auch Bedeutung für das Verständnis sequenzieller Traumatisierungen infolge aktueller Menschenrechtsverletzungen.

Die Relevanz des von *H. Keilson* vorgestellten Modells für meine Untersuchung sehe ich insbesondere darin,

- dass hier Traumatisierung als langfristig wirkender individueller **und** sozialer **sowie** politischer Prozess gefasst wird.
- Darüber hinaus werden Hinweise darauf gegeben, dass zwischen dem Lebensalter zum Zeitpunkt der Verfolgung und dem sich anschließenden individuellen und sozialen Geschehen ein rekursiver Zusammenhang besteht. Davon ausgehend, dass Trauma sich prozesshaft fortsetzt, sind Auswirkungen auf das Berufsfeld derer, die sich heute in verschiedenen Kontexten mit Überlebenden befassen, erwartbar: So sind KollegInnen, die sich im Rahmen historisch-politischer Bildungsarbeit mit Zeitzeugen befassen, eher mit

Überlebenden konfrontiert, die bei Kriegsende Kinder oder Jugendliche waren. Demgegenüber steht im Bereich der Pflege die Versorgung von Menschen im Mittelpunkt, die als Jugendliche oder Erwachsene verfolgt wurden. Die Themen, die damit jeweils verbunden sind, werden sich unterscheiden. Beispielhaft sei hier genannt: Ein heute 70jähriger Mensch, dessen Eltern ermordet wurden, als er selbst 4 Jahre alt war, wird sich im Rückblick mit anderen Themen befassen, als eine heute 88-jährige Frau, deren damals 4-jähriges Kind die Verfolgung nicht überlebte.

3.4.5. Die Verknüpfung sozialer, politischer und psychologischer Kategorien: Das Konzept der Extremtraumatisierung

Das Konzept der sequenziellen Traumatisierung wird von *D. Becker* aufgegriffen und erweitert. *D. Becke*r geht davon aus, dass psychische Folgen von politisch motivierter und organisierter Gewalt nur zu verstehen sind, wenn der konkrete gesellschaftliche und politisch-historische Kontext, in dem sie entstanden sind, Berücksichtigung findet.

> „Psychisches Leid ist nie unabhängig vom sozialen Kontext zu verstehen und zu behandeln. Dies gilt insbesondere in einem totalitären System [...] Nur durch eine bewusste Reflexion des sozialen Kontextes kann die komplizierte Dialektik zwischen individuellem Leid und extremen sozialpolitischen Vorgängen erfasst werden." (Becker 2006, S. 29)

Grundlage für die Traumakonzeption, wie sie von *D. Becker* entwickelt wurde, war seine langjährige Arbeit als Mitglied des Teams im *Lateinamerikanischen Institut für Menschenrechte und psychische Gesundheit (ILAS)* in Chile. Dort fanden Menschen psychosoziale Unterstützung, die in Folge des Militärputsches Pinochets und der sich anschließenden Militärdiktatur politischer Unterdrückung und Verfolgung ausgesetzt waren. *D. Becker* führt, um man-made-disaster im Kontext politischer Gewalt zu definieren, den Begriff der **Extremtraumatisierung** ein.

> „Extremtraumatisierung ist ein Prozess im Leben der Subjekte einer Gesellschaft, der definiert wird durch seine Intensität, durch die Unfähigkeit der Subjekte und der Gesellschaft, adäquat darauf zu antworten und durch die Erschütterungen und dauerhaften pathogenen Wirkungen, die er in der psychischen und sozialen Organisation hervorruft. Extremtraumatisierung kennzeichnet sich durch eine Art, die Macht in einer Gesellschaft auszuüben, bei der die sozialpolitische Struktur sich auf die Zerstörung und Auslöschung einiger Mitglieder dieser Gesellschaft durch andere Mitglieder derselben Gesellschaft gründet. Der Prozess der Extremtraumatisierung ist zeitlich nicht begrenzt und entwickelt sich sequenziell." Diese Definition stellt den Ver-

> such dar „über die individuellen Dimensionen von Traumata hinauszugehen, ohne sie zu leugnen und die soziale Realität deutlicher einzubeziehen. Extremtraumatisierung ist nie nur individuelle Zerstörung oder nur Folge des sozialpolitischen Prozesses; sie ist immer beides.“ (Becker 2006, S. 63)

Im Rahmen dieses theoretischen Zugangs werden die Ebenen der individuellen Erfahrungen, der gesellschaftlichen Prozesse und des Handelns von Professionellen miteinander verknüpft und in ihrer Interaktion betrachtet. (vgl. Becker 2006, S. 189)

D. Becker geht davon aus, dass Extremtraumatisierung sich als Prozess in unterschiedlichen Sequenzen entwickelt. Auf dem Hintergrund dieser Orientierung an dem Modell von *H. Keilson* entwickelt er gemeinsam mit *Barbara Weyermann* ein erweitertes Sequenzmodell. Dieses erhebt den Anspruch, den jeweils besonderen Bedingungen traumatisierender gesellschaftlicher Bedingungen angepasst werden zu können und damit auf unterschiedliche Situationen anwendbar zu sein. „Wenn man die sequenzielle Traumatisierung als sinnvollen Rahmen akzeptiert, dann muss man diese Sequenzen [...] allgemeiner formulieren, so dass man in unterschiedlichen Kontexten wieder zu spezifischen Beschreibungen zurückfinden kann.“ (Becker 2006, S. 189) Die Autoren schlagen als Orientierungsrahmen sechs Sequenzen vor:

1. Vor Beginn des traumatischen Prozesses: Diese Sequenz beschreibt die Lebenssituation der betroffenen Menschen, so wie sie war, bevor die Verfolgung begann.
2. Beginn der Verfolgung: Es ist die Zeit, in der die Bedrohung schon erkennbar, aber noch nicht akut ist.
3. Die akute Verfolgung – der direkte Terror: in dieser Sequenz finden direkte traumatische Erfahrungen statt – Verfolgung, Verhaftung, Folter, Mord, Zerstörung...
4. Die akute Verfolgung – Chronifizierung: es findet kein direkter Terror statt, aber neue Zerstörung ist absehbar. Die dritte und die vierte Sequenz hängen eng miteinander zusammen und können immer wieder im Wechsel stattfinden.
5. Die Zeit des Übergangs: Das Ende der Bedrohung ist absehbar.
6. Nach der Verfolgung: Die Verfolgung ist beendet, der traumatische Prozess endet nicht.

> „Der Konflikt und die Verfolgung sind beendet. Oft ist die Rechtssicherheit weitgehend wiederhergestellt, das Leben ist nicht mehr bedroht. Der traumatische Prozess selbst endet damit nicht, obwohl die eigentliche Bedrohung nicht mehr existiert. Wichtiger noch, erst in dieser Phase entwickelt sich die langfristige individuelle und soziale Pathologie. Diese Sequenz ist im psy-

chologischen Sinne die komplexeste. Sie ist identisch mit dem, was Keilson die Nachkriegsperiode nennt.“ (Becker 2006, S. 192)

Symptome können sich kurze Zeit nach dem Trauma oder erst viel später einstellen und es ist je nach individuellen und je nach gesellschaftlichen Bedingungen möglich, dass sich keine Symptome entwickeln.

Um Extremtraumatisierung im politischen Kontext angemessen zu reflektieren, schlägt *D. Becker* vor, Trauma als individuelles Phänomen, die traumatische Situation als gesellschaftlichen Prozess und die Symptomatik als wiederum individuelles Phänomen zu verstehen und miteinander zu verknüpfen. Begrifflich fasst er Traumatisierungen, die aufgrund von politischen und sozialen Verhältnissen, von Krieg und Unterdrückung entstanden, als **sozialpolitische Traumatisierung** (Becker 2006, S. 17).

Die wechselseitige Beziehung individueller und sozialer Dimensionen wird in Anlehnung an Martín-Baró mit dem Konzept des **psychosozialen Traumas** entwickelt (Martin-Baró 1990 S. 41). Als „Bestimmungsmoment für Trauma“ wird vorgeschlagen, „dass es in einem psychosozialen Feld stattfindet. Was auf sozialer Ebene die Zerstörung ist, entspricht auf psychischer Ebene dem Trauma.“ (Becker 2006; S. 182) Psychosoziale Traumatisierung ist auf der Ebene sozialer Prozesse mit Bedrohung, Zerstörung und Verlust verbunden, auf der Ebene psychischer Prozesse mit Angst, Trauma und Trauer. „Es sind unterschiedliche Prozesse, die sich aber überlappen, ineinander übergehen und eng aufeinander bezogen sind.“ (Becker 2006, S. 183)

Ich greife die Beschreibung von Extremtraumatisierungen auf, so wie sie von *D. Becker* vorgeschlagen wird. Den Begriff „sozialpolitische“ Traumatisierung halte ich allerdings für irreführend: „**Sozialpolitik** ist die Bezeichnung für Maßnahmen zur Verbesserung der wirtschaftlichen und sozialen Situation insbesondere benachteiligter gesellschaftlicher Gruppen“ (Zitat: wikipedia: Sozialpolitik). Ich bevorzuge es daher, dort wo es um man-made-disaster auf dem Hintergrund gesellschaftlicher Bedingungen geht, von sozio-politischen Traumatisierungen zu sprechen. Dieser begriffliche Rahmen eröffnet die Möglichkeit, sowohl die soziale als auch die politische Dimension in die Analyse einzubeziehen.

Das Konzept der „Extremtraumatisierung“ halte ich in mehrfacher Hinsicht für kompatibel mit systemischen Zugängen:

- Es bezieht ausdrücklich verschiedene Systemebenen ein. Berücksichtigt wird der komplexe Zusammenhang zwischen der Ebene der individuellen traumatisierenden Erfahrung und Reaktion, der sozialen Ebene innerhalb derer Traumatisierungen erfahren werden und darüber hinaus der gesellschaftlichen Ebene, in deren Rahmen sozio-politische Traumatisierungen stattfinden und weiterwirken.

- Indem Trauma als sequentieller Prozess verstanden wird, findet die zeitliche Perspektive – das Chronosystem - Berücksichtigung.
- Darüber hinaus wird es möglich, die berufsbedingten Belastungen von KollegInnen, die sich professionell mit den Folgen nationalsozialistischer Verfolgung befassen, im Rahmen des traumatischen Prozesses zu beschreiben. Trauma als langanhaltender Prozess „setzt sich im heilenden oder zerstörerischen Sinne nach dem Ende eines Krieges, direkter Gewalt und Verfolgung fort. ...die Menschen, die mit Opfern zu tun haben, sind Teil dieses Prozesses." (Becker 2006, S. 189)

Als weiteren für meine Arbeit interessanten Aspekt werte ich die Auseinandersetzung *D. Beckers* mit zentralen Haltungen in der psychosozialen Arbeit mit traumatisierten Menschen. Die „Haltung" beinhaltet immer auch eine ethische Entscheidung darüber, wie wir uns zu uns selbst und zu unserer Umwelt in Beziehung setzen, wie wir Beziehungen gestalten. Das Konzept der Extremtraumatisierung bezieht Überlegungen hierzu ausdrücklich ein. Beschrieben wird eine Position, die dort, wo es um psychosoziale traumatische Prozesse geht, auf Neutralität verzichtet. An ihre Stelle tritt bewusste Nicht–Neutralität: eine engagierte, politisch-menschenrechtlich orientierte Stellungnahme zu sozio-politischer Traumatisierung. Diese bildet die Voraussetzung für eine sich einlassende Beziehung. Eingeführt wird in diesem Zusammenhang der Begriff des **„vinculo comprometido"** (vinculo: Beziehung, Bindung; comprometer: sich einlassen, sich verpflichten), der in Chile im Rahmen der therapeutischen Arbeit mit Folteropfern entwickelt wurde. In der Arbeit mit Extremtraumatisierten geht es demnach um eine Haltung, die „getragen ist von einer grundlegenden und sichtbaren Empathie, die von der Notwendigkeit mitbestimmt wird, aktiv und nicht neutral Verbrechen auch als solche zu benennen."(Becker 2006, S. 50)

Dieser ethischen Grundorientierung an den Menschenrechten schließe ich mich an. Sie kann auch innerhalb systemischer Forschung und Praxis eine normative Rahmung darstellen. Fragen der Ethik und Haltung werde ich im Rahmen dieser Arbeit an verschiedenen Stellen wieder aufgreifen (vgl. S. 65, 124, 126, 267, 290)

3.4.6. Systemische Konzepte

Die Auseinandersetzung mit Traumatisierungen und ihren weitreichenden individuellen und sozialen Folgen ist insbesondere seit Beginn der frühen 90er Jahre des vergangenen Jahrhunderts Gegenstand vielfältiger Forschung und Praxis. Innerhalb der disziplinübergreifend umfangreich entstandenen Fachliteratur sind Veröffentlichungen, die eine systemische Perspektive in den fachlichen Diskurs einbringen, eher selten und erst in jüngerer Zeit zu finden. Dieser Zurückhaltung steht eine zunehmende Verbreitung der Nutzung systemischer Ansätze in der psychosozialen Praxis mit traumatisierten Menschen gegenüber. Der Versuch, diese Diskrepanz zu überwinden, drückt sich in aktuell veröffentlichten systemisch begründeten Traumakonzepten aus (Hanswille, Kissenbeck 2008, Korittko, Pleyer 2010). Publikationen, die in ihrer Reflexion traumaspezifischer Fragestellungen systemische Aspekte betonen, fokussieren dabei unterschiedliche Zugangswege und Ziele:

- Mehrere Autoren greifen das theoretische Konstrukt der Posttraumatischen Belastungsstörung und/oder psychodynamische Erklärungsansätze auf, fügen ihnen für den therapeutischen Kontext systemisches „Handwerkszeug" hinzu und spezifizieren dieses für die Arbeit mit traumatisierten Menschen (Hanswille, Kissenbeck 2008).
- Einen anderen Zugang bevorzugen KollegInnen, die auf Grundlage systemisch orientierter klinischer Tätigkeit und systemischer Theoriebildung Konzepte systemischer Praxis entwickeln, welche die besondere Situation traumatisierter Menschen in den Mittelpunkt stellen (Korittko, Pleyer 2010, Oestereich 2005).
- Wieder andere KollegInnen nutzen systemische Methoden im Kontext von Forschung, um traumatische Prozesse zu untersuchen (Konrad 2007).

Ich selbst möchte mich in den folgenden Ausführungen mit systemischen Fragestellungen und systemisch orientierten Konzepten auseinandersetzen, die sozio-politische Traumatisierungen in den Mittelpunkt ihres Interesses stellen. Dabei werde ich zunächst einen Bezug herstellen zwischen Extremtraumatisierung infolge von Menschenrechtsverletzungen, systemisch begründeter Traumaarbeit und Neutralität bzw. Nicht-Neutralität der in diesen Zusammenhängen professionell tätigen Menschen. Im weiteren Schritt stelle ich dann drei Konzepte vor, die mich in besonderer Weise beeindruckten. Der von mir zuerst dargestellte Ansatz, welcher ausdrücklich Aspekte systemischer Theoriebildung berücksichtigt, wurde im Rahmen der Traumaarbeit in internationalen Krisengebieten entwickelt. Der Fokus des zweiten Modells beschreibt die Auswirkungen von Extremtraumatisierungen auf das System, in dem die Betroffenen leben. Entwickelt wurde er im Rahmen psychiatrischer Arbeit mit Menschen, die aus Krisengebieten flüchteten. Der dritte Zugang schließlich setzt sich mit dem Prozess des Weiterwirkens von Traumatisierungen im System der Generationen auseinander.

Allen drei vorgestellten Modellen ist gemeinsam, dass die Konzeptbildung sich an den Bedürfnissen der Menschen orientiert, welche infolge politisch motivierter Gewalt traumatisiert wurden. Darüber hinaus wird die Relevanz deutlich, welche systemische Theoriebildung und systemische Praxis füreinander haben haben können, wenn sie in einem komplexen Prozess aufeinander bezogen sind.

3.4.6.1. Systemische Konzepte, sozio-politische Traumatisierungen und die Frage der Neutralität

In psychosozialen und therapeutischen Behandlungszentren für Flüchtlinge und Folterüberlebende, in Menschenrechtsorganisationen, die sich für den Schutz und die Rechte verfolgter Menschen einsetzen, in Einrichtungen, die sich mit dem individuellen und gesellschaftlichen Weiterwirken der Verfolgung im Nationalsozialismus befassen, ist ein wissenschaftlicher Diskurs über politische Traumatisierung erwachsen, der auch systemisch begründete Konzepte einschließt.

E. Bittenbinder reflektiert auf dem Hintergrund ihrer therapeutischen Praxis mit extremtraumatisierten Menschen die Bedeutung systemischer Perspektiven. Sie verweist darauf, dass ein systemischer Theoriezugang die Fokussierung soziokultureller Systeme einschließt. Darüber hinaus wird auch das Repertoire systemischer Interventionsmöglichkeiten als hilfreich gewertet. Die „Fähigkeit systemischer Therapie und ihrer Theorie, auch größere soziokulturelle Systeme zu konzeptualisieren und in ihre komplexe Dynamik zu intervenieren, prädestiniert sie dabei zu einer Methode für die Arbeit mit Menschen aus anderen Kulturen, Flüchtlingen und/oder politisch Verfolgten." (Bittenbinder 2000, S. 38) Ebenso wie *D. Becker* (vgl. S. 59) geht *E. Bittenbinder* davon aus, dass sozio-politische Traumatisierung als Prozess in einem gesamtgesellschaftlichen Rahmen zu verstehen ist. „Deutlich wird, dass solche Situationen Elemente und Motive enthalten, die den Rahmen des Privat-Einmaligen durchbrechen, und [dass] das Trauma für den einzelnen weder einen genau definierbaren Beginn noch ein kalkulierbares Ende hat. Daher sprechen wir eher von Phasen oder kumulativen Erschütterungen – in ihrem gesamtgesellschaftlichen oder politischen Kontext gesehen." (Bittenbinder 1996, S. 28) Vor diesem Hintergrund „wird auch deutlich, dass der Begriff „Post-Traumatische Belastungsstörung", der uns als diagnostisches Mittel zur Verfügung steht, in vieler Hinsicht unzulänglich oder sogar irreführend bis falsch ist, da dieser Begriff die Störung beim Einzelnen betont und die der Gesellschaft außer acht lässt." (Bittenbinder 1996, S. 29) Auch *E. Bittenbinder* hält es im Kontext der Arbeit mit Menschen, die extreme Grenzüberschreitungen erlebt haben, für sinnvoll, eine Haltung einzunehmen, die Neutralität aufgibt (Bittenbinder 2000, S. 40) und zugleich engagiert eigene Haltungen und Werte benennt. „Da wir es mit Menschen zu tun haben, die aus anderen Kultur- und Wertesystemen kommen, (...) deren Vertrauen zu sich selbst und zu anderen zutiefst erschüttert ist, halte ich es bei dieser Arbeit für sehr wichtig, unser zugrundeliegendes Wertesystem oder unsere Weltanschauung offenzulegen." (Bittenbinder 1996, S. 30)

Wie das Konzept des „vinculo comprometido" (vgl. Kap. 3.4.5.) verweist auch die von *E. Bittenbinder* beschriebene Haltung auf die Notwendigkeit, mich mit „eigenen professionellen Haltungen und ethischen Fragestellungen zu konfrontieren. Es bedeutet unter anderem in dieser Arbeit[24] eine Haltung 'ethischer Nicht-Neutralität' einzunehmen" (Jegodtka 2004, S. 289, vgl. S. 62).

Im Rahmen systemischer Theorie und Praxis stellt das „Neutralitätsprinzip" eine zentrale Idee dar. In Beratungskontexten ist damit zunächst gemeint, keine Bewertungen vorzunehmen, um Verstrickungen zu vermeiden. „Neutralität ist für systemische Berater zum einen eine Voraussetzung, um von allen Beteiligten als kompetent akzeptiert zu werden, zum anderen, um nicht unterschiedslos in bestehende Beziehungsmuster eingebaut zu werden. Neutralität ist in erster Linie nicht eine Frage der Absicht, sondern eine Frage der Wirkung." (Schlippe, Schweitzer 1998, S. 119)

Dort wo es um Gewalt in privaten oder politischen Zusammenhängen geht, stößt das Prinzip der Neutralität an Grenzen. *R. Schwing* und *A. Fryszer* betonen, dass es notwendig ist, eigene Haltungen und Werte zu überprüfen und auf diesem Hintergrund zu hinterfragen, wann Neutralität angebracht ist, wann nicht und insbesondere, welche Folgen die Neutralität oder Nicht-Neutralität hat.. (vgl. Schwing, Fryszer 2009, S. 87). Im Zusammenhang von Trauma und Gewalt wird das Verlassen der Neutralität zur Voraussetzung dafür, dass Menschenrechtsverletzungen als Unrecht benannt werden können.

3.4.6.2. Sinani – Gemeindeorientierte systemische Traumaarbeit

Die Relevanz, welche die Berücksichtigung systemischer Konzepte für die psychosoziale Arbeit mit extremtraumatisierten Menschen haben kann, wird insbesondere dann deutlich, wenn systemtheoretische Überlegungen und Traumaarbeit nachvollziehbar aufeinander bezogen werden. An dieser Stelle gehe ich auf das Projekt „Sinani"[25] ein, das in Südafrika therapeuti-

---

[24] Gemeint ist in dem zitierten Artikel der Kontext von Therapie, Beratung und Supervision

[25] Zulu: „wir sind mit dir"

sche Unterstützungsangebote im Einzel- und Gruppensetting zu einer gemeindeorientierten systemischen Traumaarbeit weiterentwickelte.

Die Nichtregierungsorganisation „Sinani" - Programme for Survivors of Violence (PSV)" wurde Anfang der 1990er Jahre in der Region KwaZulu-Natal im Südosten Südafrikas gegründet. „Nach dem Ende der Apartheid-Diktatur kam es als Folge der jahrzehntelangen Unterwerfung und traumatischer Erfahrungen auch zu einem substantiellen Anstieg häuslicher Gewalt, Kindesmisshandlungen und Vergewaltigungen." (Medico 2005, S. 204) Vor diesem Hintergrund erwies sich, dass therapeutische Angebote, welche die Symptome Einzelner in den Mittelpunkt stellen, nicht weit genug reichen, dass „... ein solcher Ansatz zu kurz greift, dass viele Menschen als ihr unmittelbares Problem die Armut und die sozialen Verhältnisse benannten, aus denen sie keinen Ausweg sahen. Sinani begann zunehmend, die Auswirkungen der Gewalt auf die ganze Gemeinde systemisch zu betrachten." (Merk 2010, S. 80)

In die konzeptionelle Weiterentwicklung der Unterstützungsangebote zu einer gemeindeorientierten systemischen Traumaarbeit flossen unterschiedliche Anregungen ein. Sinani bezieht sich u.a. auf

- Theorien der sozialen Veränderung durch Partizipation und Bewusstwerdung;
- psychosoziales Wissen über Traumatisierungsprozesse ;
- afrikanische Deutungs- und Wertesysteme;[26]
- systemische Theoriezugänge. (insbesondere ökosystemische Ansätze von U. Bronfenbrenner, G. Bateson und lösungsorientierte Ansätze, z.B. von S. de Shazer und I. Kim Berg, vgl. Merk 2010, S. 82)

Die MitarbeiterInnen von Sinani beobachteten während ihrer Arbeit vier zentrale Folgen von Traumatisierungsprozessen, die auf den Systemebenen Individuum, Familie, Gruppe und Gemeinde „...wirken:

- *Disempowerment:* Ohnmacht, Wut, Hilflosigkeit und Verlust an Selbstvertrauen, Familien und Gemeindegruppen können nicht mehr ihre unterstützende Rolle erfüllen (...) Verlust an Planungskompetenz durch Unberechenbarkeit der Zukunft
- *Fragmentierung:* Zersplitterung, Verlust und Vermeidung von Erinnerungen, Auseinanderbrechen von Familien, Spaltung von sozialen Beziehungen, (...)
- *Problemkreisläufe:* Entstehung von sich wiederholenden destruktiven Kreisläufen, die Problemsysteme verstärken und Veränderungs-

[26] Insbesondere der südafrikanische Psychologe *N. Mhkize* beschreibt die Notwendigkeit, systemische Analysen und Weltbilder afrikanischer Gesellschaften in die Konzepte psychosozialer Unterstützung traumatisierter Menschen einzubeziehen. (Mhkize 2004)

optionen schwer vorstellbar und umsetzbar machen (familiäre Gewalt, Drogenmissbrauch, Ressourcenzerstörung, eskalierende Polarisierung auch bei kleinen Sachkonflikten)
- *Ethische Korrumpierung von sozialen Werten*: Zusammenbruch des sozialen Zusammenhalts und der Solidarität, (...)" (Merk 2010, S. 80)

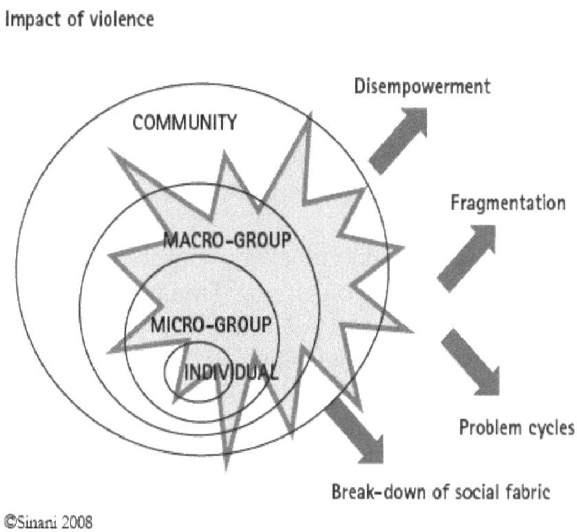

(Grafik aus: Merk 2010, S. 81)

Die Menschenrechtsorganisation *„medico international"*, die das Projekt „Sinani" unterstützt, beschreibt in ihren konzeptionellen Überlegungen die Wirkung traumatischer Prozesse zusammenfassend: „Gewalt wirkt auf verschiedenen Ebenen strukturzerstörend. Sie zerstückelt – 'fragmentiert' – Gesellschaften und soziale Beziehungen. Lässt Menschen ohnmächtig und handlungsunfähig werden. Zerstört Konflikt- und Kooperationsfähigkeiten und erhöht das Gewaltrisiko im familiären und gesellschaftlichen Rahmen." (Medico 2005, S. 193/194)

Auf der Grundlage dieser Analyse des Wirkens traumatischer Prozesse wurden Unterstützungsangebote entwickelt, die den beschriebenen destruktiven Folgen entgegenwirken:
- Um Disempowerment begegnen zu können, werden Prozesse der „Selbstermächtigung" unterstützt;

- auf Gemeindeebene werden Selbsthilfesysteme gestärkt, um soziale Beziehungen, Erinnerungs- und Sinnzusammenhänge wiederherzustellen, sichere Orte zu schaffen und so der Fragmentierung entgegen zu wirken;
- das Erkennen und Unterbrechen von Problemkreisläufen ist ein wesentliches Ziel auf allen Systemebenen;
- afrikanische Wertesysteme werden berücksichtigt, insbesondere das afrikanische Verständnis der Beziehung zwischen dem Selbst und der Gemeinschaft. „Das Selbst im afrikanischen Verständnis ist definiert in Beziehungen, eine Person existiert nicht allein, sondern in Gemeinschaft mit anderen. Die zentrale philosophische Aussage (…) bedeutet, dass Menschen nur in der Beziehung zu anderen die eigene Menschlichkeit verwirklichen können...“; (Merk 2010, S. 86)
- neue Erfahrungen sozialen Zusammenhaltes und des Eingebundenseins werden unterstützt;
- zur Traumabearbeitung auf individueller Ebene wird situationsabhängig auf Hintergründe und Folgen von Traumatisierungen eingegangen. „Je nach Situation gibt es auch Einzelgespräche, Kleingruppentreffen und individuelle Therapieangebote.“ (Merk 2010, S. 88)

Die MitarbeiterInnen von Sinani gehen dabei in ihrer Arbeit von der zentralen systemischen Prämisse aus, „dass komplexe soziale Systeme nicht durchschaubar sind und vorhersehbar agieren, sondern ihrer eigenen internen Systemlogik folgen. Das bedeutet, dass Veränderungsprozesse nur von den betroffenen Menschen selbst entwickelt und durchgeführt werden können:“ (Merk 2007, S. 10) Hieraus wird die besondere Bedeutung von Partizipation der Betroffenen abgeleitet, insbesondere „...um Würde wieder herzustellen und Vertrauen in den Veränderungsprozessen zu gewinnen.“ (Merk 2007, S. 10)

Mich hat an dem Ansatz der gemeindeorientierten systemischen Traumaarbeit, wie er von den MitarbeiterInnen von Sinani entwickelt wurde, insbesondere beeindruckt, dass

- er alle Ebenen, auf denen sich die Folgen von Trauma und Gewalt manifestieren, in die Analyse einbezieht;
- Interventionen nicht auf das Individuum beschränkt bleiben, sondern auf verschiedenen Systemebenen ansetzen;
- zentrale Wertesysteme der traumatisierten Menschen aufgegriffen werden;
- er „nicht die Opfererfahrung, sondern das Überleben (…) zum Ausgangspunkt“ nimmt (Merk 2010, S. 84).

Zudem wird die Praxisrelevanz des ökosystemischen Modells der Systemebenen (vgl. Kap. 2.1) nachvollziehbar. Die daraus abgeleiteten vielfältigen Möglichkeiten der Analyse und systemisch begründeter Praxis bestärken mich darin, dieses Theorieangebot auch für die Erforschung der mich interessierenden Fragestellung zu nutzen.

Sinani beschreibt als Wirkung sozio-politischer Traumatisierungen: Fragmentierung auf allen Systemebenen, Disempowerment, Problemkreisläufe und Zusammenbruch sozialen Zusammenhaltes. Dies fordert mich auf in den Blick zu nehmen, ob das Einbeziehen der Systemebene „Zeit“[27] Erkenntnisse über das Weiterwirken dieser Traumafolgen erschließen kann. Es geht in diesem Zusammenhang um die Fragestellung, ob Fragmentierungen, Disempowerment usw. auch Auswirkungen auf die Folgen Sekundärer Traumaexposition haben kann (vgl. Kap. 7).

3.4.6.3. „Traumadeterminierte Systeme“ und die Lebenserzählung

Im Rahmen narrativer Ansätze wurde das Konzept des „problemdeterminierten Systems“ eingeführt: „Wir fingen an, die Leute, mit denen wir in der Therapie sprachen, als Teil eines Systems zu betrachten, das um das Problem herum zusammengewachsen war; ein solches System nannten wir problem-determiniert.“ (Anderson 1999, S. 83) Die grundlegende Idee ist, dass Probleme und soziale Systeme sich in und durch Sprache beeinflussen. Ein problemdeterminiertes System entsteht dort, wo „... das Problem zum hauptsächlichen Inhalt und Mittelpunkt der kommunikativen Beziehungen der beteiligten Menschen wird: immer mehr Menschen werden einbezogen, und zugleich verengt sich deren kollektive Aufmerksamkeit immer mehr auf das, was 'nicht in Ordnung ist'.“ (Schlippe, Schweitzer 1998, S. 105)
C. Oestereich beschreibt, dass eine entsprechende Fokussierung auch dort die Kommunikation prägt, wo traumatisierende Ereignisse das Leben von Menschen veränderten.

> „Wenn alle bisherigen Lebensentwürfe, alle Regeln, die dem Handeln eines Menschen Sicherheit gaben, und alle Werte, nach denen dieser Mensch sein Leben ausrichtete, ihre Gültigkeit verloren zu haben scheinen, bildet sich ein traumadeterminiertes System, in dem die Wirklichkeit, die zukünftige Interaktion und Kommunikation strukturiert werden durch das Erleben des Traumas und die Geschichten, die über das Trauma kommuniziert werden. Zu diesen Geschichten trägt auch das bei, was KommunikationspartnerInnen – seien sie nun Familienangehörige, Mitbetroffene, HelferInnen, TherapeutInnen oder BeraterInnen – von dem Trauma zu wissen glauben und in welchen persönlichen, ethisch-moralischen, politischen oder historischen Zusammenhang sie das traumatische Geschehen einordnen.“ (Oestereich 2005, S. 50)

---

[27] Chronosystem vgl. S. 19

Kommunikation wird in diesem Herangehen als Interaktion verstanden, welche über die Grenzen von Sprache hinausgeht, denn „...auch ohne Worte kann man erzählen.“ (a.a.O., S. 23) Dieses Konzept beschreibt, dass Traumatisierung infolge von Menschenrechtsverletzungen eine Dynamik in Gang setzen kann, die aus (Familien- und anderen) Systemen traumadeterminierte Systeme werden lässt. „Wenn uns traumatisierte Patienten zugewiesen wurden, die die Ermordung ihrer Angehörigen erlebt hatten oder zusammen mit ihren Angehörigen und Freunden Zeugen von massiver Gewalt gegen sich oder ihre Lieben geworden waren, stellte sich uns als Therapeuten immer die Frage, wer denn angesichts solcher Erlebnisse in einer Familie nicht traumatisiert sein könnte. Wir sahen ein traumadeterminiertes System.“ (Oestereich 2010, S. 104)

Der Ansatz des „traumadeterminierten Systems“, wie er von *C. Oestereich* vorgestellt wurde, ist im Rahmen der Behandlung traumatisierter Menschen in einer psychiatrischen Klinik entwickelt worden. Ein systemisch arbeitendes Team sah sich vor die Herausforderung gestellt, ein unterstützendes Angebot für Menschen zu entwickeln, „...die als Flüchtlinge aus unterschiedlichen Bürgerkriegsgebieten nach Deutschland kamen, oder vor politischer und/oder ethnischer Verfolgung hier Asyl beantragten.“ (Oestereich 2010, S. 105) Das in diesem Rahmen entstandene Konzept versucht, interkulturelle Aspekte zu berücksichtigten, sprachliche Barrieren zu überwinden (Arbeit mit Dolmetschern), sowie die Familien und/oder andere nahestehende Personen der Betroffenen sowie professionelle Helfer in den begleitenden Prozess einzubeziehen. „Linderung und Heilung werden dann am ehesten möglich, wenn das gesamte System mit seinen Ressourcen und Kompetenzen berücksichtigt und angeregt wird, nach eigenen Lösungen zu suchen.“ (Oestereich 2010, S. 106) Ein zentrales Anliegen war, mit Hilfe interkultureller und systemischer Konzepte traumatisierte Menschen so zu begleiten, dass trotz zurückliegender Traumatisierungen Zukunftsvisionen möglich werden.

Die Berücksichtigung der Dynamik traumadeterminierter Systeme lenkt die Aufmerksamkeit auf das, was zwischen den Dazugehörigen geschieht und kommuniziert wird: die von zurückliegenden Traumaerfahrungen geprägte aktuelle und sich immer wieder neu aktualisierende Lebenserzählung. Diese

> „... ist mehr als die Aneinanderreihung historischer und biografischer Daten und Ereignisse, wie sie auch von einer Beobachterin wahrgenommen und berichtet werden könnten. Es geht vielmehr um die persönliche Bedeutung der Ereignisse auf dem Hintergrund der „Inneren Landkarte“[28] einer Person,

[28] Zum Konzept der „inneren Landkarte“ vgl. Kap. 2.2.1

> für die jeweilige Lebensphase und den sozialen wie familiären Zusammenhang eines Menschen. (…) Die Narrative, die in einer Lebenserzählung verflochten werden, stehen in ständigem Austausch mit denen anderer Menschen. Dieser Austausch ist besonders intensiv in dem engsten und prägendsten sozialen Nahraum eines Menschen, seiner Familie, aber auch im Freundeskreis, im beruflichen und gesellschaftlichen Umfeld.“
> (Oestereich 2005, S. 50)

Das Konzept der Lebenserzählung wird als eines beschrieben, das Hoffnung erzeugt. „Die Erfahrung zeigt, dass eine wohlwollende, unterstützende Umwelt und eine entsprechend wertschätzende, respektvolle Kommunikation eine nützliche, sich selbst gegenüber wohlwollende Lebenserzählung fördert.“ (Oestereich 2010, S. 102) Zugleich wird auf die besondere Verantwortung derjenigen hingewiesen, die traumatisierte Menschen und ihre Angehörigen begleiten. „Es macht einen Unterschied, ob hier Opfergeschichte (fort-)geschrieben wird oder ob Narrative befördert werden, die von aktivem Gestalten und Sinn der jeweiligen Lebensgeschichte handeln.“ (a.a.O., S. 102) Und: darüber hinaus haben Professionelle in dieser Arbeit eine weitere Funktion – „Zeuge sein und dadurch Wirklichkeit, auch die Wirklichkeit des Leides anzuerkennen.“ (Oestereich 2005, S. 69)

Im Rahmen dieser Arbeit setze ich mich damit auseinander, welche Auswirkungen die berufsbedingte Konfrontation mit den Folgen nationalsozialistischer Gewaltherrschaft haben kann. Die Beschäftigung mit dem Konzept traumadeterminierter Systeme weist mich darauf hin, dass es hilfreich sein kann, Hypothesen[29] zu entwickeln, die auf kommunikative Prozesse innerhalb der Arbeitskontexte der dort tätigen KollegInnen eingehen:

Hypothese eins – Die professionelle Auseinandersetzung mit man-made-disaster und ihren Folgen lässt berufliche Kontexte zu traumadeterminierten Systemen werden.

Hypothese zwei – In traumadeterminierten beruflichen Systemen, die sich mit der Verfolgung im Nationalsozialismus befassen, begegnen sich Lebenserzählungen von Überlebenden[30] und Lebenserzählungen der Professionellen. Von dieser Begegnung werden die Narrative der KollegInnen beeinflusst. [31]

---

[29] Auch an dieser Stelle werden Hypothesen im Sinne systemischer Hypothesenbildung verstanden und hier insbesondere in ihrer Anregungsfunktion gesehen, vgl. S. 28

[30] Dies können Lebenserzählungen in konkreten Begegnungen sein oder auch die Auseinandersetzung mit Berichten von Angehörigen oder die Sichtung von Dokumenten etc.

[31] Die erste Hypothese greife ich in Kap. 6.2.5 wieder auf. Die Bedeutung von Hypothese zwei wird insbesondere in den Kapiteln 6.4.3.1 und 6.4.3.2 deutlich.

3.4.6.4. Mehrgenerationale Perspektive traumatischer Prozesse

Die bisher vorgestellten systemisch orientierten Konzepte reflektieren Aspekte der Theoriebildung und/oder Möglichkeiten der Intervention auf dem Hintergrund psychosozialer Praxis im Kontext aktueller sozio-politischer Traumatisierungen. Einen anderen Fokus haben Autoren, die sich mit der transgenerationalen Weitergabe von Traumatisierungen infolge der Shoah befassen und dabei systemische Perspektiven einbeziehen (Konrad 2007, Stachowske 2002).

R. Stachowske untersucht, in welcher Beziehung gesellschaftliche Prozesse, Traumatisierungen im Familiensystem und Drogenabhängigkeit stehen. Dabei geht er von einem Mehrgenerationen-Ansatz aus. Die in der systemischen Praxis oft genutzte Methode der Arbeit mit Genogrammen wird hier als zentrales Forschungsinstrument genutzt und vom Autor mit eigener Schwerpunktsetzung weiterentwickelt. Mithilfe der Erstellung und Analyse von Genogrammen, die mehrere Generationen umfassen, beschreibt *R. Stachowske* innerfamiliäre Prozesse und Muster. Erkennbar wird dabei insbesondere das Weiterwirken von Traumata im System der Generationen. „Grundsätzlich sind in allen Genogrammen generationübergreifende Prozesse, nicht verarbeitete Traumata und Konflikte deutlich, die in den Generationen gewirkt haben.“ (Stachowske 2002, S. 183) Diese setzt er in Bezug zu Drogenerkrankungen. Deutlich wird zudem, welch bedeutsame Einflussgröße Faktoren der Zeitgeschichte für die Entwicklung der Familiensysteme darstellen. Weiter geht er davon aus, dass „... Fakten der Geschichte im Macro-System Kultur … in besonderer Weise das Micro-System Familie beeinflussen. … Durch das Zusammenwirken aller geschichtlichen und familiengeschichtlichen Faktoren werden Erkenntnisse und Erfahrungen, aber auch die Störungen und traumatischen Effekte erlebt und tradiert...“ (Stachowske 2002, S. 96)

Auch *R. Stachowske* betont also die Notwendigkeit, die Wirkung von Traumatisierungen auf verschiedenen Systemebenen zu untersuchen. Ausführlich geht er dabei auf das Weiterwirken von Traumatisierungen infolge des Nationalsozialismus ein. Als im Rahmen seiner Untersuchung überdurchschnittlich häufig gefundenes Muster benennt er, dass „Familiensysteme gegründet [wurden], in denen die „Kinder“ von Tätern des Nationalsozialismus wiederum die „Kinder“ von Opfern dieser Zeit geheiratet haben..... Hier waren durch Heirat Verbindungen entstanden, die zu einem späteren Zeitpunkt zu einer Eskalation in der Familienentwicklung führten. Einige der Kinder aus diesen neu gegründeten Familiensystemen sind wiederum die Drogenabhängigen geworden, mit denen wir die Therapien durchgeführt haben.“ (Stachowske 2004, S. 160) Auf dem Hintergrund der hohen Bedeutung der Wechselwirkung zwischen gesellschaftlich-historischen Entwicklungen und familiären Prozessen verweist der Autor auf die Notwendigkeit, dass Professionelle in der psychosozialen Arbeit sich die dazugehörige gesellschaftlich-historische Dimension erschließen. (vgl. Stachowske 2002, S. 186)

Die Entwicklung der Theorie und Praxis der „Mehrgenerationentherapie in der Drogenhilfe" entspricht nicht dem inhaltlichen Schwerpunkt dieser Arbeit. Dennoch ergeben sich wesentliche Anregungen für die mich interessierende Fragestellung dadurch, dass *R. Stachowske* in diesem Rahmen zugleich ein systemisch orientiertes Traumakonzept vorstellt:

- Trauma wird auf verschiedenen Systemebenen untersucht und Rückkoppelungsprozesse werden berücksichtigt;
- nicht nur auf der individuellen, sondern auch auf der familiären und auf der gesellschaftlich-historischen Ebene werden Traumatisierungen im zeitlichen Verlauf untersucht;
- die transgenerationale Weitergabe von Traumatisierungen, die im Zusammenhang mit der Verfolgung im Nationalsozialismus stehen, wird reflektiert;
- diese wird in Bezug gesetzt zu transgenerational wirkenden Mustern in Familien, deren Mitglieder in das nationalsozialistische Regime verstrickt waren, oder auch zu Familien, die z.B. von Flucht oder anderen kriegsbedingten Ereignissen betroffen waren.

Darüber hinaus legt dieses Konzept nahe, dass neben dem Weiterwirken traumatischer Prozesse auf individueller, familiärer und gesellschaftlicher Systemebenen, auch die Ebene der psychosozialen Praxis mit traumatisierten Menschen in diesen Prozess eingebunden ist (vgl. Kap.4.4.3).

4. Begriff und Konzepte Sekundärer Traumatisierung

Die Arbeit in traumadeterminierten Praxisfeldern beinhaltet eine beständige Konfrontation mit der alltäglichen Präsenz der Folgen von Trauma und Gewalt. Wer im beruflichen Rahmen beständig den Folgen der Verfolgung im Nationalsozialismus begegnet, wird von den zurückliegenden extremen Erfahrungen, die mit man-made-disaster verbunden sind, berührt. Im nun folgenden Arbeitsschritt soll es um mögliche Auswirkungen solcher Berührung gehen. Nachdem im vorausgegangen Kapitel verschiedene Traumakonzepte vorgestellt und reflektiert wurden, werden nun die Folgen Sekundärer Traumaexposition im Mittelpunkt stehen. Ich werde mich mit verschiedenen bereits vorliegenden Konzepten zur „Sekundären Traumatisierung" auseinandersetzen. Ziel ist es, Aspekte herauszuarbeiten, die zum Verständnis der Wirkung „Sekundärer Traumaexposition" in den von mir untersuchten Arbeitskontexten beitragen können.

4.1. Begriffliche Differenzierung – Sekundäre Traumatisierung als Folge Sekundärer Traumaexposition

„Was tut 'es' mit uns" fragt 1996 *J. Lansen* in einem Artikel, in dem er sich damit befasst, was therapeutische Arbeit mit Folteropfern in den Behandelnden hinterlässt (Lansen 1996, S. 253). Für die Folgen dieses „Es" werden in der Fachliteratur verschiedene Begriffe und Erklärungen vorgeschlagen.

Im Jahr 2002 war *H. Stamm* Herausgeberin der deutschen Übersetzung einer 1995 erstmals im englischsprachigen Raum veröffentlichten Sammlung von Aufsätzen und Forschungsergebnissen, die sich mit dem Themenkomplex der Sekundären Traumatisierung befassten (Stamm 2002). Schwerpunkt der Veröffentlichung war die Auseinandersetzung mit den Auswirkungen der „Exposition infolge bezahlter oder unbezahlter Arbeit (...), bei der die Betroffenen mit traumatischem Material anderer Menschen in Kontakt kommen." (a.a.O., S. 20) In diesem Rahmen kamen AutorInnen zu Wort, die sich im Kontext ihrer Berufspraxis und/oder in Forschungszusammenhängen u.a. damit befassten, welches passende Bezeichnungen ihres Untersuchungsgegenstandes sein können. Ich stelle hier die Beschreibungen von *H. Stamm, C. R. Figley , L. A. Pearlmann* und *L. Mc-*

Cann vor, da diesen auch in der aktuellen Forschungsliteratur ein prominenter Stellenwert beigemessen wird.

H. Stamm beschreibt, dass es schwierig ist Begriffe zu finden, welche die Folgen Sekundärer Traumaexposition angemessen beschreiben (a.a.O., S. 16f). Sie spricht überwiegend von *„sekundärem traumatischen Stress"*. Die Autorin schlägt vor, sekundären traumatischen Stress als Teil eines Stresskonzeptes zu verstehen, welches traumatischen Stress, posttraumatische Belastungsstörungen[32] und die Folgen von sekundärem traumatischen Stress integriert. „Letztendlich halte ich es für ratsam, traumatischen Stress nicht nur als diagnostizierbare Pathologie zu verstehen, sondern als Teil eines umfassenden Stresskonzepts, welches das wichtige Konzept des sekundären traumatischen Stresses einschließt." (a.a.O., S. 29)

C.R. Figley definiert „sekundären traumatischen Stress als die natürlichen, konsequenten Verhaltensweisen und Emotionen, die durch das Wissen entstehen, dass ein signifikanter anderer (Mensch) ein traumatisches Ereignis erlebt hat. Diese Art von Stress entwickelt sich, wenn man einem Traumatisierten oder Leidenden hilft oder helfen will." (Figley 2002, S. 47). Weiter geht *C.R. Figley* davon aus, dass insbesondere durch Empathie mit traumatisierten Menschen und durch Exposition mit den berichteten extremen Erfahrungen eine Verfassung bei den UnterstützerInnen bewirkt werden kann, die er als *Mitgefühlserschöpfung* bezeichnet und in deren Rahmen sich Symptome entwickeln können, die denen der posttraumatischen Belastungsstörung ähnlich sind. Mitgefühlserschöpfung und sekundärer traumatischer Stress sind in der Beschreibung *C.R. Figleys* als unterschiedliche Benennung des gleichen Prozesses zu verstehen.

L.A. Pearlmann und *L. McCann* führen den Begriff der *stellvertretenden oder indirekten Traumatisierung* ein. (Pearlman 2002, vgl. Lemke 2006) Sie setzen in ihrer Analyse einen anderen Schwerpunkt als *C.R. Figley*: In diesem Forschungsansatz wird davon ausgegangen, dass die kumulative Konfrontation mit den Folgen von man-made-disaster weitgehende Auswirkungen darauf hat, welche Überzeugungen ein Mensch in Bezug auf die Welt, das Selbst, den Sinn des Lebens usw. hat. Stellvertretende Traumatisierung impliziert in diesem Verständnis, dass psychosoziale Arbeit mit traumatisierten Menschen „zu Veränderungen in den grundlegenden Annahmen über das Selbst, die Anderen und die Welt..." führt (Andreatta 2006, S. 104).

---

[32] Zur kritischen Auseinandersetzung mit der Konzeption der „Posttraumatischen Belastungsstörung" vgl. Kap. 3.4.1; zur Auseinandersetzung mit Sekundärer Traumatisierung als medizinisches Konzept vgl. Kap. 4.4.1

Im deutschen Sprachraum ist die synonyme Verwendung der Begriffe „Sekundäre Traumatisierung“, „sekundärer traumatischer Stress“ und „indirekte Traumatisierung“ verbreitet. *J. Lemke* greift die aktuelle Diskussion zur Sekundären Traumatisierung auf. Seinen Versuch, die bestehende Begriffsvielfalt zu systematisieren, verbindet er mit dem Vorschlag, von Sekundärer Traumatisierung oder sekundärem traumatischem Stress zu sprechen (vgl. Lemke 2006, S. 18). Im Rahmen dieser Arbeit stelle ich die Frage, unter welchen Bedingungen Sekundäre Traumaexposition in der Erinnerungsarbeit dazu führen kann, dass Bewältigungsmechanismen von KollegInnen überfordert werden, bzw. welches gesundheitsfördernde Faktoren sein können.[33] Dort, wo in den genannten Arbeitsbereichen durch Sekundäre Traumaexposition die Bewältigungsmechanismen von KollegInnen überfordert werden, spreche ich synonym von sekundärer oder indirekter Traumatisierung als übergeordnete Begriffe.

4.2. Begriffliche Differenzierung – die Weitergabe von traumatisierenden Erfahrungen

Die oben beschriebene uneinheitliche Nutzung der Begriffe wie „Sekundäre Traumatisierung“ oder „Sekundärer traumatischer Stress“ ist begleitet von unterschiedlichen Vorstellungen darüber, auf wen sich die Begriffe beziehen. Zum einen sind damit berufsbedingte Traumatisierungen in Praxisfeldern gemeint, in denen KollegInnen Traumatisierungen anderer Menschen direkt miterleben, selbst aber (wenn es „gut“ geht) nicht davon betroffen sind (z.B. Einsatzkräfte von Rettungsdiensten, Feuerwehrkräfte oder auch JournalistInnen, die als BerichterstatterInnen in Katastrophen-, Gewalt- oder Kriegssituationen mit Unfassbarem konfrontiert werden).

Zum anderen werden die genannten Begriffe auch dort genutzt, wo die Beschreibung „weitergegebener“ Traumatisierungen gemeint ist. Hier geht es um die Reaktion auf die Konfrontation mit den traumatisierenden Erfahrungen anderer Menschen – ohne selbst Zeuge der traumatischen Situation gewesen zu sein.

Die Weitergabe von traumatischen Erfahrungen kann sich auf unterschiedliche Personengruppen beziehen:

- Kinder können in ihrem Aufwachsen davon geprägt sein, dass ihre Eltern Betroffene von man-made-disaster waren. Hier können Kinder, Eltern und andere Dazugehörige zu einem traumadeterminierten Familiensystem zusammen gewachsen sein, in dem die Kommunikation durch erzählte oder nicht zur Sprache gebrachte traumatisierende Erfahrungen geprägt ist. Erkenntnisse über die Auswirkungen

[33] Vgl. Einleitung dieser Arbeit

traumatisierender Erfahrungen über mehrere Generationen stellt insbesondere die Holocaustforschung vielfältig zur Verfügung (vgl.Rosenthal 1999, Konrad 2007).

- Von *J. Brunner* wird in die Diskussion eingebracht, dass auch die mediale Vermittlung traumatisierender Ereignisse eine Form indirekter Traumatisierung darstellen kann (Brunner 2004). In diesem Zusammenhang wird „das Kriterium der Zugehörigkeit als zentral eingeschätzt. Menschen werden nicht durch den Konsum von Bildern an sich traumatisiert, sondern durch die Bewertung dieser Bilder im Sinne der Identifikation: 'Es hätte mich treffen können.'" (Kühner 2008, S. 60) *A. Kühner* schlägt vor, wenn es um medienvermittelte Traumatisierung geht, von „symbolvermittelten" Traumatisierungen zu sprechen.
- Der berufsbedingte intensive Kontakt mit traumatisierten Menschen kann in unterschiedlicher Weise Auswirkungen auf das Leben der KollegInnen, insbesondere auf ihre sozialen Beziehungen haben. Auf TherapeutInnen bezogen schreibt *A. Kühner*: „Ein Teil dieser Auswirkungen wird dann als 'Sekundärtraumatisierung' bezeichnet, wenn TherapeutInnen Reaktionen entwickeln, die Trauma-Symptomen ähnlich sind und so erscheinen, als würden sie sich direkt auf den Traumaauslöser des Patienten beziehen. Als typisches Beispiel hierfür kann gelten, wenn Therapeuten nach der ausführlichen Schilderung von Folterszenen sich ebenfalls von Folter-Bildern heimgesucht fühlen." (Kühner 2008, S. 59)

In der Auseinandersetzung mit den Folgen Sekundärer Traumaexposition im „Schnittpunkt von Zeitgeschichte und Professionalität" frage ich danach, welche Auswirkungen es haben kann, wenn Menschen in ihrem beruflichen Alltag mit traumatisierenden Erfahrungen anderer konfrontiert sind, ohne selbst in die traumatisierende Situation einbezogen gewesen zu sein. Wenn ich in der von mir vorgelegten Arbeit von sekundärer oder indirekter Traumatisierung schreibe, sind also die Folgen weitergegebener extremer Erfahrungen gemeint. Dabei kann es sowohl um Erfahrungen gehen, die im direkten Kontakt mit Überlebenden von NS-Verfolgung weitergegeben wurden, als auch um medial vermittelte.[34] Anders als *A. Kühner* spreche ich nicht von symbolvermittelten Traumatisierungen. Der Begriff symbolvermittelte Traumatisierung beschreibt nicht, welcher Art die Symbole sind und worauf sich diese beziehen. Mir geht es darum, mit zu berücksich-

[34] Für viele KollegInnen, die sich berufsbedingt mit der Verfolgung im Nationalsozialismus befassen, ist die Auseinandersetzung mit schriftlichen, auditiven oder visuellen Dokumenten, welche das historische Geschehen abbilden, Teil ihres Arbeitsauftrages. (vgl. hierzu: Kap. 6.2.3)

tigen, welche Wirkung medial vermittelte Extremerfahrungen auf das Erleben der KollegInnen entfalten können. Ich schlage vor, von Sekundärer Traumatisierung zu sprechen, zu der evtl. medial vermittelte Eindrücke beitragen.

4.3. Begriffliche Differenzierung – Sekundäre Traumatisierung oder Burnout?

Wenn vorhandene Ressourcen durch dauerhaften extremen beruflichen Stress vollständig erschöpft werden, kann es geschehen, dass Menschen „ausbrennen". Engagierte KollegInnen, die vielleicht einmal für die besonderen Herausforderungen ihres Arbeitsfeldes „brannten", werden krank, fühlen sich in ihrer Leistungsfähigkeit eingeschränkt, verändern ihre Einstellungen gegenüber sich selbst, ihrer Mitwelt und gegenüber den Anforderungen, die an sie gestellt werden. Zum „Ausbrennen" kann es in allen Arbeitsfeldern kommen. Besonders häufig sind allerdings Berufsgruppen betroffen, deren Arbeit „irgendeine Form von Klienten- oder Kundenkontakt, verbunden mit Erwartungen an emotionales Engagement und Zuwendung" beinhaltet (Gussone, Schiepek 2000, S. 30).

Burnout wird von verschiedenen AutorInnen symptomatisch und in ihren Auswirkungen auf das alltägliche private und berufliche Leben beschrieben. Für psychosozial Tätige fasst *E. Bittenbinder* folgende Definitionen zusammen: Der Begriff „umschreibt (...) eine Reaktion auf meist mehrere Belastungen gleichzeitig, die über längeren Zeitraum hinweg existieren, aus denen die betroffene Person keinen Ausweg sieht." (Bittenbinder 2004, S. 2) Als mögliche Anzeichen benennt sie neben psychosomatischen Beschwerden, den „täglichen Widerwillen, zur Arbeit zu gehen, Gefühle des Versagens oder auch des Ärgers, Schuldgefühle, (…) Die Betroffenen ziehen sich häufig immer mehr sozial zurück, verlieren empathische Gefühle den PatientInnen gegenüber, unterstellen ihren KlientInnen negative Absichten und Motive, vermeiden soweit wie möglich den Kontakt zu ihnen" (a.a.O., S. 3). Weiter wird beschrieben, dass zwischenmenschliche Beziehungen im beruflichen wie familiären Kontext stark belastet werden können. Diese Definition des „Ausbrennens" stellt die individuellen reaktiven Prozesse in den Fokus des Interesses.

Zu weitergehenden Beschreibungen finden ForscherInnen, die zirkuläre Kreisläufe zwischen verursachendem Kontext und individuellen Reaktionen stärker in den Blick nehmen: „Burnout ist kein neu entdecktes Krankheitsbild, sondern ein aus Arbeitsbedingungen, Arbeitsmerkmalen und Personmerkmalen gemeinsam erklärbares Syndrom" (Enzmann, Kleiber 1989, S. 8; zitiert in: Gussone, Schiepek 2000, S. 28). *G. Schiepek und B. Gusso-*

ne bringen einen Vorschlag in die Diskussion ein, der als Hintergrund für die Entwicklung von Burnout die sozialen und gesellschaftlichen Bedingungen (Entfremdung, Risikogesellschaft, Macht), die jeweilige Arbeitsorganisation (strukturelle Aspekte, Macht in Organisationen, normative Strukturen) sowie personbezogene Aspekte in die Analyse einbezieht.

Beide Konzepte „Burnout“ und „Sekundäre Traumatisierung“ befassen sich mit den Folgen belastender Arbeitsbedingungen. Es könnte die Frage gestellt werden, ob der gleiche Forschungsgegenstand entsprechend der jeweiligen Perspektive mit unterschiedlichem „Etikett“ versehen wird. Anders gefragt: gibt es einen Unterschied zwischen beidem?

J. Lansen betont, dass Burnout nicht weit genug greift, um die Folgen von man-made-disaster zu erfassen. In Bezug auf die therapeutische Arbeit mit Opfern der Shoah und anderen extremtraumatisierten Menschen führt er aus: „Natürlich kommt bei dieser Arbeit auch Burnout vor, wie in allen Berufen, in denen der menschliche Kontakt das Wichtigste ist (...). Bei sekundärem traumatischen Stress handelt es sich um etwas anderes. Dabei zeigen sich sowohl Symptome, die zum Bild des posttraumatischen Stress gehören, als auch Veränderungen in der Persönlichkeit.“ (Lansen, 2003, S. 273) *E. Bittenbinder* veranschaulicht diese weitreichenden Auswirkungen auf dem Hintergrund eigenen Erlebens:

> „Als Psychotherapeutin, die seit vielen Jahren mit Opfern von Folter, Terror und schweren Menschenrechtsverletzungen arbeitet, kenne ich den Unterschied zwischen Burnout und stellvertretender Traumatisierung aus eigener Erfahrung. Bei dieser Arbeit sind wir immer wieder konfrontiert mit der Frage, wie man in einer erträglichen Form das beschreiben kann, was meist unerträglich und unbeschreibbar ist. Bilder von Genoziden, Bürgerkriegen, Terrorakten und das damit verbundene extreme Leid derjenigen, die dies miterlebten, werden uns täglich vor Augen geführt. Diese Bilder treffen uns tief und stellen auch unser eigenes Vertrauen und unser Sicherheitsgefühl in Frage. So kann es leicht vorkommen, dass Therapeuten, die nur indirekt, über die Bilder/Geschichten ihrer Klienten, mit Folter in Berührung kommen, diese Erfahrungen eine Zeitlang nicht verarbeiten können, oder die Identifikation mit den Opfern sie so erschüttert, dass sie Symptome entwickeln.“ (Bittenbinder 2004, S. 6/7)

Die von *E. Bittenbinder* beschriebene Erfahrung stimmt mit Forschungsergebnissen überein, die von *C.R. Figley* vorgestellt wurden. Dieser beschreibt als Folge Sekundärer Traumaexposition, dass sich bei den betroffenen KollegInnen eine Verfassung einstellen kann, in der sie sich hilflos, verwirrt und ohne Unterstützung fühlen (Figley 2002, S. 53).

Wenngleich nur einige der von mir interviewten Kolleginnen im therapeutischen oder psychosozialen Bereich tätig sind, habe ich mich entschieden, „Sekundäre Traumatisierung“ als übergeordneten Begriff zu werten und die dazugehörigen Konzepte in die Analyse einzubeziehen, da diese im Gegensatz zum Konstrukt des Burnout die Folgen Sekundärer Traumaexposition ausdrücklich konzeptionell mitberücksichtigen. Ich gehe davon aus, dass die berufsbedingte alltägliche Präsenz der Folgen von man-made-disaster in allen Berufsfeldern, die damit konfrontiert sind, Auswirkungen hat. Dies erfordert einen Zugang, der in der Lage ist, sich mit diesen Auswirkungen auseinander zu setzen.

4.4. Verschiedene Konzepte Sekundärer Traumatisierung

Die Auswirkungen der berufsbedingt notwendigen alltäglichen Beschäftigung mit den Folgen existenzieller Bedrohung ist Gegenstand einer zunehmenden Anzahl aktueller Studien. Dabei wird die Diskussion um das, was unter „Sekundärer Traumatisierung“ zu verstehen ist, ebenso kontrovers geführt, wie die vorausgehend dargestellte Debatte über die wissenschaftliche Erfassung von „Trauma“ und insbesondere von Traumatisierungen infolge von man-made-disaster. Ich stelle im folgenden Konzepte Sekundärer Traumatisierung vor, die unterschiedliche Aspekte berufsbedingter Belastungen der psychosozialen Arbeit mit traumatisierten Menschen fokussieren und hinterfrage deren Nützlichkeit für die Auseinandersetzung mit den Folgen Sekundärer Traumaexposition in den von mir untersuchten Arbeitsfeldern.

4.4.1. Sekundäre Traumatisierung als medizinisches Konzept

Ein Konzept Sekundärer Traumatisierung, welches sich auf medizinische Kategorien bezieht, wurde von *J. Daniels* vorgestellt. Sie definiert Sekundäre Traumatisierung als „eine Traumatisierung, die ohne direkte sensorische Eindrücke des Ausgangstraumas sowie mit zeitlicher Distanz zum Ausgangstrauma entsteht.“ (Daniels 2008, S. 2) Im Rahmen einer qualitativen Studie richtete sie ihr Interesse auf die Frage, ob Sekundäre Traumatisierung „sich in Form von posttraumatischen Symptomen niederschlägt und eine klinisch relevante Belastung verursacht.“ (a.a.O., S. 2) UntersuchungsteilnehmerInnen waren 21 TraumatherapeutInnen. Es wurde davon ausgegangen, dass diese zum Zeitpunkt der Datenerhebung bereits „eine Phase Sekundärer Traumatisierung erlebt hatten.“ (Daniels 2006, S. 36) Zudem wurden sechs SupervisorInnen befragt, die mit TraumatherapeutInnen arbeiteten. Unter Berücksichtigung der Aussagen der InterviewteilnehmerInnen entwickelte *J. Daniels* den „Fragebogen zur Sekundären Traumatisierung, - FST“, mit dessen Hilfe „retrospektiv die Phase der stärksten

Belastung“ erhoben wurde (Daniels 2007, S. 51). In diese quantitative Befragung waren insgesamt 1124 TherapeutInnen einbezogen.

In der Auswertung und dem Vergleich dieser Studien sieht sich *J. Daniels* in ihrer Ausgangsvermutung bestätigt: „Die vorliegende Studie zeigt, dass sich tatsächlich ohne direkten Kontakt zum Ausgangstrauma eine solche „übertragene“ Traumatisierung herausbilden kann. Diese äußert sich in Form von PTBS - ähnlichen Symptomen...,“ (a.a.O., S. 2) Als solche werden von *J. Daniels* zusammengefasst: Hyperarousal, Intrusionen und Konstriktionen.[35] Zudem benennt sie als komorbide Symptome: depressive Verarbeitung (Hoffnungslosigkeit, Energiemangel, Suizidalität) und Suchtverhalten.

J. Daniels bringt zudem zwei neu gebildete Symptomkategorien in die Diskussion ein:

- Zunächst stellt sie die Kategorie der „Entgrenzung“ vor. Unter dieser versteht sie eine Dynamik, in die sich einige der befragten KollegInnen hineingezogen fühlen: das Thema „Trauma“ übt eine solche Faszination aus, dass es sie nicht mehr loslässt. Unter dieser Voraussetzung wird es schwer, die Balance zwischen Arbeit und Erholung aufrecht zu erhalten.
- Als weitere Kategorie benennt sie „parapsychotisches Bedrohungsgefühl“ und schreibt dieses einem diagnostischen Graubereich zu: „Das Leitsymptom ist ein intensives Bedrohungsgefühl, das z.T. mit bildhaften Vorstellungen von Übergriffen einhergeht. Von der Qualität und der geringen Kontrollierbarkeit her erinnern diese Symptome an Wahngedanken und Paranoia. Der anderweitig adäquate Realitätsbezug grenzt sie jedoch von psychotischen Phänomenen ab: Parapsychotisches Bedrohungserleben.“ (Daniels 2008, S. 7)

Diese von ihr beschriebenen Symptome sind nach Einschätzung *J. Daniels* von unterschiedlicher Bedeutung. Nach ihrer Auslegung „scheint die Entgrenzung eines der Anfangssymptome der Sekundären Traumatisierung darzustellen.“ Demgegenüber geht sie davon aus, dass parapsychotische Bedrohungsgefühle als die schwerwiegendere Belastung zu verstehen sind: „Die intensiven Bedrohungsgefühle und das ausufernde Sicherheitsverhalten stellen Indikatoren einer schweren Sekundären Traumatisierung dar.“ (a.a.O., S. 8)

Um erklären zu können, wie es in äußerlich sicheren Situationen zur Entwicklung einer in diesem Sinne verstandenen Sekundären Traumatisierung kommen kann, bezieht sich *J. Daniels* auf neuropsychologische Mo-

[35] Vgl. Kap. .3.4.1

dellvorstellungen.[36] Zur Entwicklung von beschriebenen Symptomen infolge Sekundärer Traumaexposition tragen laut *J. Daniels* „drei Prozesse bei, die im menschlichen Organismus angelegt sind: Empathie, Kindling und Dissoziation.

- Empathiefähigkeit stellt sowohl eine notwendige Bedingung für die therapeutische Arbeit als auch einen Risikofaktor für die Entwicklung einer Sekundären Traumatisierung dar. Sie ermöglicht die Übernahme von Emotionen, was wiederum zu
- Kindling, einem Vorgang der Sensitivierung emotionsverarbeitender Gehirnregionen, führt. Dieses bedingt die
- dissoziative Verarbeitung von Traumamaterial seitens der Therapeutin.“ (Daniels 2008, S. 8)

Abschließend kommt *J. Daniels* zu dem Schluss, dass Sekundäre Traumatisierung kein „Zeichen mangelnder Professionalität, sondern ein Resultat ausgeprägter Empathiefähigkeit ist. Sie ist eine normale Reaktion auf unnormale Informationen – und sollte als solche nicht weiter einer professionsweiten Tabuisierung unterliegen.“ (a.a.O.)

Diesem Appell kann ich zustimmen. Der Verweis auf mögliche und erwartbare individuelle Reaktionen auf Sekundäre Traumaexposition könnte dazu beitragen, dass diese in den Rahmen ihrer Verursachung gestellt und nachvollziehbar werden. Dieses kann auch die Chance beinhalten, aus den dargestellten Erkenntnissen Anregung für einen achtsamen Umgang mit den Bewältigungskapazitäten von KollegInnen in einem anspruchsvollen Arbeitsfeld abzuleiten.

Die Übertragung des Konzepts der „Posttraumatischen Belastungsstörung“ auf das der Sekundären Traumatisierung, wie sie hier versucht wird, ist dennoch auf mehreren Ebenen mit Schwierigkeiten verknüpft.

- Die Ausgangshypothese der Parallelität zwischen Posttraumatischer Belastungsstörung und Sekundärer Traumatisierung sowie die Erweiterung der Diagnosekategorien bewirkt durch die Fokussierung des Forschungsinteresses auf die Erfassung von Symptomen gleichzeitig eine Verengung des Blicks auf individuelle Reaktionen.
- Die Kontextualisierung traumainduzierter Prozesse begrenzt sich auf die Auseinandersetzung mit der unmittelbaren Konfrontation von TraumatherapeutInnen mit den berichteten Erlebnissen traumatisierter Menschen. Mitgedacht wird also der Weg vom „Mund zum Ohr“, vom Körperausdruck zur Wahrnehmung des Ausgedrückten, von den individuellen emotionalen Folgen erfahrenen Leids zu den Spiegel-

[36] Im Rahmen dieser Arbeit wird die Auseinandersetzung mit neuropsychologischen Modellvorstellungen aus Gründen der Forschungsökonomie nicht vertieft dargestellt.

neuronen derer, die sich in ihrem Beruf damit konfrontieren. Über diese Dyade hinaus wirksame Prozesse auf verschiedenen Systemebenen bleiben unberücksichtigt:

- Der gesellschaftliche Hintergrund, in dessen Rahmen man-made-disaster Realität werden, verursachende Bedingungen zwischenmenschlicher Gewalt, familiäre Folgeprozesse usw. werden konzeptionell nicht erfasst.
- Der professionelle Kontext, in dem sich Dynamiken Sekundärer Traumatisierung entwickeln, bleibt unhinterfragt.
- Als neu gefundene, über das Konzept der Posttraumatischen Belastungsstörung hinausgehende Diagnosekriterien werden benannt: Entgrenzung und parapsychotisches Erleben. Beide stellen sowohl pathologisierende als auch stigmatisierende Aussagen dar:
- „Entgrenzung" unterstellt eine individuelle Problematik bei den Professionellen. KollegInnen können die Balance zwischen Arbeit und Erholung nicht aufrechterhalten, weil sie eine „Faszination" in Bezug auf das Thema Trauma entwickeln. Auch hier wird nicht deutlich, auf welchem Hintergrund sich ein über ein bewältigbares Maß hinausgehendes berufliches Engagement entwickeln kann. Statt dessen wird eine individuelle Pathologie unterstellt.
- Parapsychotisches Erleben rückt Bedrohungsgefühle und das intensivierte Bedürfnis nach Sicherheit in die Nähe von Wahnvorstellungen[37]. Nicht berücksichtigt wird, dass im Rahmen der beruflichen Auseinandersetzung mit man-made-disaster Bedrohungen eine reale Gefahr darstellen können (vgl. S. 164).

Für die Auseinandersetzung mit dem, was Sekundäre Traumaexposition im Kontext traumadeterminierter Systeme für die dort arbeitenden KollegInnen bedeutet, halte ich es für notwendig, Konzepte Sekundärer Traumatisierung einzubeziehen, die in der Lage sind, sowohl zirkuläre Prozesse zu berücksichtigen als auch den Kontext einzubeziehen.

4.4.2. Sekundäre Traumatisierung versus berufsbedingte Belastungen als Folge struktureller Probleme

Mit einer anderen als der gerade vorgestellten Fragestellung befasste sich *C. Pross* im Rahmen einer von ihm mit hohem Aufwand durchgeführten qualitativen Studie, deren Ergebnisse unter dem Titel „Verletzte Helfer" 2009 veröffentlicht wurden. Ihm ging es um „strukturelle Ursachen von

[37] *J. Daniels* schreibt hierzu: „Diese Symptome (erinnern) an Wahngedanken und Paranoia, weshalb sie hier mit dem Begriff „parapsychotisch" charakterisiert werden." (Daniels 2006, S. 36)

Helferbelastungen in Traumazentren." (Pross, Schweitzer 2010, S. 58) Finanzielle Unterstützung und inhaltliche Begleitung fand das Forschungsvorhaben durch die Hamburger Stiftung zur Förderung der Wissenschaft und Kultur (Pross 2009, S. 40). Befragt wurden insgesamt 72 Personen aus verschiedenen Ländern, die als PsychologInnen, SozialarbeiterInnen, PflegerInnen, LehrerInnen, MedizinerInnen oder SupervisorInnen in Menschenrechtsorganisationen oder in Behandlungszentren für kriegstraumatisierte Menschen mit dem Leid traumatisierter Menschen konfrontiert waren.

Als auslösende Motivation für das Forschungsprojekt beschreibt *C. Pross* seine eigenen Erfahrungen „beim Aufbau und der Leitung eines Zentrums für Folterüberlebende", sowie seine „Einblicke in zahlreiche Traumazentren in verschiedenen Ländern." (Pross 2009, S. 22) In den Kontexten dieser Non-Profit-Organisationen (NPO's) waren die von ihm im folgenden beschriebenen Beobachtungen ausschlaggebend für die Entwicklung seiner Forschungsfragestellungen: „Unter den Kollegen dort habe ich sehr viel Leid und Not gesehen. Es hat viele persönliche Brüche gegeben mit Menschen, mit denen man einmal sehr eng und vertrauensvoll zusammengearbeitet hat. Viele haben das Feld teilweise im Streit verlassen und sind bis heute nur schlecht und recht darüber hinweggekommen. Die o. g. Phänomene haben Auswirkungen auf die Qualität der Arbeit. Sie führen zu Auszehrung, Lähmung, Desorganisation und infolge der hohen Fluktuation zu einem Verlust an institutionellem Gedächtnis und Erfahrungswissen." (a.a.O., S. 22)

C. Pross stellte fest, dass in vielen dieser Einrichtungen Spannungen in Teams und Überlastungen der MitarbeiterInnen eher die Regel als die Ausnahme darstellen. Dabei scheint es wiederkehrende Muster und Prozesse zu geben, die diese Problematik befördern. Daraus schloss er, dass strukturelle und organisatorische Mängel eine Ursache sein könnten. „Meine Beobachtungen haben mich zu der Annahme geführt, dass bisher kaum untersuchte organisationspsychologische und strukturelle Folgen einen sehr wesentlichen Anteil an der destruktiven Dynamik in diesen Einrichtungen haben." (a.a.O., S. 32)

Ziel der Untersuchung war entsprechend, mögliche strukturelle Bedingungen herauszuarbeiten, die mit dazu beitragen, dass in Einrichtungen, die sich mit den Folgen von Extremtraumatisierungen befassen, der berufsbedingte Stress steigt. Damit ist umgekehrt auch die Frage verbunden, welche strukturellen Bedingungen dazu beitragen könnten, dass der Stresspegel möglichst gering gehalten wird, und wie sich dieses auf die Verfassung der einzelnen HelferInnen und auf die Dynamik innerhalb der Teams auswirkt.

Die Gefahr Sekundärer Traumatisierung von KollegInnen, die sich mit den Folgen von man-made-disaster befassen, wird von *C. Pross* im Rahmen seiner Studie in Bezug zu strukturellen Aspekten gesetzt und diskutiert. Er geht davon aus, dass die Konfrontation mit den Folgen von Gewalt „nicht nur Spuren im einzelnen Helfer, sondern auch in Helfergruppen und Institutionen" hinterlässt (a.a.O., S. 21). In diesem Zusammenhang stellt er die Frage, ob diese Folgen als Störung anzusehen sind. „Die Daten der (...) Studie bieten genügend Anhaltspunkte dafür, dass Folgeerscheinungen von arbeitsbedingtem Stress sich in trauma-ähnlichen Phänomenen manifestieren. Trotzdem ist es fraglich, ob diese als eine Störung ähnlich der Posttraumatischen Belastungsstörung angesehen werden können." *C. Pross* bezweifelt dieses „insbesondere angesichts unserer Erkenntnis, dass Helfer in gut strukturierten Einrichtungen über deutlich weniger Symptome berichten." (vgl. Pross, Schweitzer 2010, S. 58)

Für die Auseinandersetzung mit den Folgen Sekundärer Traumaexposition in den von mir untersuchten Kontexten erhoffte ich mir von der Studie neue und insbesondere weiterführende Anregungen: Es handelt sich um die Erforschung von Dynamiken in Arbeitsfeldern, in denen Menschen sich in ihrem Beruf mit zumeist hohem Engagement mit den Folgen von sozio-politischer Gewalt befassen. Ich vermutete dementsprechend vergleichbare traumaspezifische Dynamiken. Mit seinem Blick auf „strukturelle Ursachen von Helferbelastungen" verlässt *C. Pross* zudem den einengenden Rahmen einer ausschließlich symptomorientierten Betrachtungsweise von Sekundärer Traumatisierung. Den Erwartungen, neue Impulse aus der vorgestellten Studie ableiten zu können, standen leider Ergebnisse gegenüber, die ich als ausgesprochen ambivalent werte.

Als interessante Aspekte fasse ich zusammen:

- Deutlich wird, dass strukturelle Probleme den Umgang mit Sekundärer Traumaexposition erschweren können. Als solche Schwierigkeiten benennt *C. Pross* u.a.: Instabile Finanzsituation, Strukturlosigkeit, fehlende Transparenz in Organisationen, Rollen- und Kompetenzdiffusion, unklare Hierarchien, Vermischung von Zuständigkeiten, keine wirkliche Leitung, schwerfällige Entscheidungsprozesse, sich bekämpfende Fraktionen in Teams, Basisdemokratie (vgl. Pross 2009, S. 191).
- Als unterstützende strukturelle Bedingungen für Einrichtungen, die mit traumatisierten Menschen arbeiten, werden zusammengefasst: gute Vorbereitung und Planung der Einrichtung, Priorität von Professionalität vor Politik, weiterhin Pragmatismus, Konfliktmanagement,

klare Leitung, klare Rollen, realistische Zielvorgaben, regelmäßige Fallbesprechungen und Supervision (vgl.Pross 2009, S. 69).
- Neben der Auseinandersetzung mit Bedingungen, die Stress und Überforderung erhöhen, finden auch die Ressourcen der KollegInnen Berücksichtigung (vgl. Pross 2009, S. 136ff).
- Einbezogen wird die Ebene des beruflichen Kontextes, in dem Sekundäre Traumaexposition stattfindet. Insofern stellt das vorgestellte Konzept eine Erweiterung gegenüber den Erklärungsansätzen dar, die ausschließlich die individuellen Reaktionen auf Sekundäre Traumaexposition betrachten.
- Der Autor postuliert einen Zugang zu den Folgen Sekundärer Traumaexposition, der diese nicht als individuelle Pathologie wertet.

Bei näherer Betrachtung erweisen sich jedoch insbesondere die gefundenen strukturellen Aspekte als doppelgesichtig.

- Die Gegenüberstellung von Einrichtungen mit niedrigem bzw. hohem Konflikt- und Stresspegel suggeriert, dass sich insbesondere in NPOs[38] konfliktreiche Strukturen entwickeln. Als ursächlich für destruktive Dynamiken in den Einrichtungen werden insbesondere basisdemokratische Modelle der Zusammenarbeit gesehen. *R. Heltzel* setzt sich in seiner Buchbesprechung damit auseinander: „So idealtypisch der Autor die Organisationen mit niedrigem Stress- und Konfliktpegel beschreibt, so krass und polarisierend fällt die Darstellung der problematischen Organisationskulturen aus. Hierdurch entsteht in der Tendenz ein Schwarz-Weiss-Bild von Organisationstypen – hier die „guten" (klar strukturierten, professionellen, ruhigen, fürsorglichen) Einrichtungen, für die der Autor eintritt, dort die „schlechten" (chaotischen, ideologisierten, spannungsvollen, von Dauerkonflikten und Machtmissbrauch geprägten) Organisationen, die er als dysfunktional kritisiert. In der Realität der unterschiedlichsten NPOs sind die Übergänge und Mischformen zwischen beiden aber häufiger, als *C. Pross* dies suggeriert: Es gibt Inseln der Ruhe und Fürsorglichkeit auch in den spannungsreichsten Strukturen, und es gibt hoch konflikthafte Entwicklungen in professionell geführten Organisationen. Vor allem gibt es fast überall Entwicklung, und sei es im Kleinen." (Heltzel 2010, S. 79)
- Die Bedeutung des Kontextes für die Bewältigung von Belastungen, welche in Folge Sekundärer Traumaexposition entstanden sein können, wird von *C. Pross* deutlich benannt. Sein Bezugspunkt ist dabei insbesondere der unmittelbare Arbeitsbereich der Einrichtungen und

[38] „NPO" - Non-Profit-Organisation

der Prozesse, die sich in diesen abspielen. Weniger Berücksichtigung findet der gesellschaftliche Rahmen, welcher die Handlungsspielräume der Einrichtungen entscheidend beeinflusst. *L. Reddemann* betont in dem Vorwort von „Verletzte Helfer“, „dass die Einrichtungen und deren MitarbeiterInnen von der Gesellschaft genauso geächtet werden, wie die Opfer. Während in den letzten Jahren eine große Hilfsbereitschaft gegenüber Opfern von sogenannten Großschadensereignissen erkennbar war, d.h. also Opfern von 'Naturkatastrophen' im weitesten Sinn, hält sich die Bereitschaft, Opfern von man-made Traumata zu helfen, in engen Grenzen. Die Zentren, die sich mit solchen Opfern befassen, werden an den Rand gedrängt (…) Dies setzt Mitarbeitende unter gefährlichen Druck, dem viele nicht auf Dauer standhalten können.“ (Reddemann 2009, S. 12/13)
C. Pross vergleicht die strukturellen Probleme von Behandlungszentren, die unter diesen Bedingungen arbeiten, mit entsprechenden Einrichtungen in den Niederlanden, die unter anderen ökonomischen, historischen und kulturellen Bedingungen in einem gesellschaftlich anerkannten und finanziell abgesicherten Rahmen arbeiten. Zur Begründung unterschiedlicher Stressdynamiken bezieht er diese Unterschiedlichkeit der kontextuellen Bedingungen nicht mit heran. In solcher Form dem Kontext enthoben, wird statt dessen der Eindruck erweckt, dass ein hoher Stresspegel in Einrichtungen in erster Linie auf einen Mangel an Struktur, auf die individuelle Pathologie von MitarbeiterInnen und auf das Festhalten an „überholten“ (basisdemokratischen) Organisationsmodellen zurückführbar ist.

Oben wurde von mir als ein interessanter Aspekt der Untersuchung von *C. Pross* hervorgehoben, dass er einer Pathologisierung der Folgen Sekundärer Traumaexposition skeptisch gegenübersteht. „Unbestritten ist wohl nach den Ergebnissen dieser Untersuchung, (...) dass Helfer, die mit Opfern von Gewalt zu tun haben, erheblichen Belastungen ausgesetzt sind und Symptome zeigen, die in der Literatur unter Burnout und stellvertretende Traumatisierung (…) firmieren. Ob man aufgrund dessen behaupten kann, dass sie an einer berufsbedingten *Erkrankung* (…) leiden, ist mehr als fraglich.“(Pross 2009, S. 268) *C. Pross* leitet aus den Ergebnissen seiner Untersuchung ab: „Bei dem, was in der Literatur als 'stellvertretende Traumatisierung' beschrieben wird, handelt es sich (…) nicht um ein durch die Inhalte der Arbeit und die Patienten induziertes Sekundärtrauma, es handelt sich auch nicht um eine Störung von Krankheitswert. Es handelt sich vielmehr um 'work related stress', um berufsbedingte Belastungen, die in einer professionell gut geführten Einrichtung mit einer klaren Struktur im erträglichen Rahmen gehalten werden können." (a.a.O., S. 271) In einer anderen Veröffentlichung betont er: „Die Sekundäre Traumatisierung ist offenbar keine unvermeidliche Nebenwirkung der Arbeit mit Opfern von Gewalt." (vgl. Pross, Schweitzer 2010, S. 70)

Dementsprechend warnt *C. Pross* vor einer Überbetonung des Risikos von Sekundärer Traumatisierung. Er betont, dass ein Verständnis, welches Sekundäre Traumatisierung als Phänomen mit Krankheitswert wertet, „der Pathologisierung und Stigmatisierung der Helfer" (Pross 2009, S. 269) dient. Hier entsteht zunächst der Eindruck, dass KollegInnen, die in den untersuchten Arbeitsfeldern mit Opfern von Gewalt arbeiten, vor pathologisierenden Zuschreibungen geschützt werden sollen. Bei weiterer Lektüre erweist sich aber diese Aussage als Schimäre: Die Pathologie wird in einen anderen Bereich verschoben. „Die Erkenntnisse aus den vorliegenden Daten (...) weisen eher in die Richtung, dass es sich bei dem, was als 'stellvertretende Traumatisierung' beschrieben wird, weniger um eine Sekundärtraumatisierung handelt, sondern entweder um unverarbeitete Primärtraumata oder ein Agieren ungelöster persönlicher Probleme und Konflikte der Helfer." (a.a.O., S. 267/268)

Diese Argumentation weist eine Parallelität zu der Debatte auf, die in den 50er und 60er Jahren des 20. Jahrhunderts darüber geführt wurde, ob traumatisierende Erfahrungen und insbesondere traumatisierende Erfahrungen durch man-made-disaster psychische Erkrankungen zur Folge haben können (vgl. Kap. 3.1). So wie 1963 *K.R. Eissler* fragte: „Die Ermordung von wievielen seiner Kinder muss ein Mensch symptomfrei ertragen können, um eine normale Konstitution zu haben?" (Eissler 1963, S. 279), könnten KollegInnen in den genannten Arbeitsbereichen die Frage stellen: „Wieviele Berichte von Morden, überwältigenden Gewaltexzessen und Leid muss eine HelferIn symptomfrei hören, sehen, mitfühlen können, um nicht in Verdacht zu geraten, persönliche Probleme, primäre Traumatisierungen oder Konflikte zu haben?" Im Nachkriegsdeutschland konnte die Verweigerung der Anerkennung verfolgungsbedingter Leiden dazu führen, dass den Betroffenen Simulation oder neurotisches Verhalten unterstellt wurde mit der Folge, dass die notwendige Unterstützung vorenthalten wurde. Aktuell geht *C. Pross* davon aus, dass „pathologisches" Verhalten auf ungelöste Konflikte oder Primärtraumatisierungen zurückzuführen ist und empfiehlt Leitungen von Einrichtungen, diese KollegInnen aufzufordern, die Arbeitsstelle zu wechseln. (vgl. Pross 2009, S. 271)

Was nehme ich aus der vorgestellten Studie für meine weitere Arbeit mit?

- Der Hinweis, dass strukturelle Bedingungen des beruflichen Kontextes entscheidend dazu beitragen können, in welcher Weise sich

Professionelle in einem belastenden Berufsfeld auf dem Gesundheits-Krankheits-Kontinuum bewegen, fordert mich auf, diese mit zu berücksichtigen.

- Die Aussage, dass die Entwicklung von Symptomen keine Nebenwirkung der Arbeit mit Opfern von Gewalt darstellt, sondern Ausdruck struktureller Mängel der jeweiligen Arbeitskontexte ist, weist mich darauf hin, diese Zusammenhänge in den von mir untersuchten Arbeitsbereichen zu hinterfragen. (vgl. S. 159)
- Die Veröffentlichung „Verletzte Helfer" gibt mir einen warnenden Hinweis: Für mich besteht ein entscheidender Anspruch darin herauszuarbeiten, unter welchen Bedingungen Sekundäre Traumaexposition in der Erinnerungsarbeit dazu führt, dass Bewältigungsmechanismen von KollegInnen überfordert werden bzw. welches im Gegensatz dazu gesundheitsfördernde Faktoren sein können. Die Gefahr scheint groß, dass die Auseinandersetzung mit belastenden Bedingungen mit Schuldzuweisungen, stigmatisierender Pathologisierung und Opferbeschuldigungen[39] verknüpft wird. Um dies zu vermeiden, halte ich es für hilfreich und notwendig, im Verlaufe des Forschungsprozesses selbstreflexive Prozesse zum Beispiel durch Forschungssupervision zu begleiten (vgl. Kap. 5.1.4).

4.4.3. Sekundäre Traumatisierung, traumatische Prozesse und traumadeterminierte Systeme

Die bisher vorgestellten Konzepte zur Sekundären Traumatisierung fokussieren aus unterschiedlicher Perspektive individuelle Reaktionen von KollegInnen auf deren tägliche Konfrontation mit den Folgen von man-made-disaster. *C. Pross* fragt darüber hinaus, welche strukturellen Bedingungen von Organisationen zu berufsbedingten Belastungen von KollegInnen beitragen.

Weitere Möglichkeiten, die Wirkung berufsbedingter Belastungen in traumadeterminierten Praxisfeldern konzeptionell zu fassen, sind in verschiedenen Traumatheorien eher immanent enthalten:

Das Verständnis von man-made-disaster als *Extremtraumatisierung* betont den Prozesscharakter und fordert die Einbindung und Kontextualisierung der individuell traumatisierenden Erfahrungen in den historischen, sozialen und politischen Kontext, in dem dieses Erleben geschieht. Die langfristigen Folgen von sozio-politischen Traumatisierungen schließen auch MitarbeiterInnen ein, die sich in ihrem beruflichen Alltag damit befassen.

[39] Opferbeschuldigung: die Entwicklung von Symptomen für selbst verursacht zu halten

„Die Helfer, die Menschen, die mit den Opfern zu tun haben, sind immer ein Teil des traumatischen Prozesses und können nie neutral und von außen handeln“ (Becker 2005, S. 154). Deren berufsbedingte Belastungen sowie ihr Umgang damit sind dementsprechend Teil dieses Geschehens. Diese Sicht, die auch die Reaktionen von Professionellen einschließt, verändert die Suchrichtung für das Verstehen sekundärer Prozesse. Ebenso, wie es sinnvoll erscheint, individuelle Reaktionen auf Traumatisierungen im Rahmen der Lebensbedingungen der betroffenen Menschen zu verstehen, legt eine kontext- und prozessorientierte Definition von Trauma nahe, die Auseinandersetzung mit berufsbedingten Belastungen durch Sekundäre Traumaexposition auch im Rahmen historischer, sozialer und gesellschaftlicher Prozesse zu verstehen.

Ähnlich wie das Konzept der Extremtraumatisierung geht auch das *Modell der traumadeterminierten Systeme* von Interaktion und Prozesshaftigkeit aus. An der Dynamik, die sich infolge von Trauma und Gewalt entfaltet, sind die unmittelbar Betroffenen beteiligt aber auch diejenigen, mit denen diese in sozialem Austausch stehen. Wenn die Lebenserzählung von Menschen, die Extremes erlebt haben, und die Narrative der Professionellen sich im Austausch begegnen, ist das soziale Miteinander von dem zurückliegenden Geschehen geprägt. Die traumatischen Erfahrungen wirken weiter: im betroffenen Menschen, in der Organisation, in der die Konfrontation mit vergangenen Extremtraumatisierungen den Arbeitsalltag prägt, und in den Menschen, die in diesen Organisationen arbeiten. Die Auseinandersetzung mit der Weitergabe von Traumaerfahrungen und mit der Wirkung Sekundärer Traumaexposition kann den Blick auf die Frage lenken, wie sich Sekundäre Traumaexposition in die Gestaltung sozialer Prozesse innerhalb der Organisation einbringt und in welcher Weise sie die inneren Landkarten von KollegInnen mit prägt.

4.4.4. Sekundäre Traumatisierung und das Sein in der Welt

Über die Arbeit mit traumatisierten Menschen schreibt *C. Frey*: „Wer traumatisierten Menschen hilft, über ihr Leiden hinwegzukommen, lässt sich auf eine Veränderung seiner Persönlichkeit ein.“ (Schweizer Rotes Kreuz 2006, S. 10) Damit ist ein Aspekt Sekundärer Traumatisierung angesprochen, auf den auch *L. A. Pearlmann* hinweist (vgl. Kap. 4.1). An dieser Stelle möchte ich darauf zurück kommen. Es geht um die Frage, ob berufsbedingte Belastungen in der Auseinandersetzung mit man-made-disaster zu Veränderungen im persönlichen Wertesystem führen können. Anders ausgedrückt: ist es möglich, dass durch die Arbeit in traumadeterminierten Systemen existenzielle Grundüberzeugungen eine Veränderung erfahren?

Diese Richtung der Fragestellung veranlasste mich, den Blick darauf zu richten, was von verschiedenen Autoren als **das** „Zentrale“ traumatischer Erfahrung gewertet wird. Ich werde einige von ihnen hier zitieren:

- „Ich glaube, dass der Kern jeder Traumatisierung in extremer Einsamkeit besteht. Im äußersten Verlassensein.“ (Huber 2007[40])
- „...den nicht verblassenden Todesstempel des Traumas als in Körper und Psyche eingebrannt erfahren - das ist die existentielle Grundverfassung von Menschen, die Opfer organisierter Gewalt geworden sind, vertrieben, gefoltert, massenvergewaltigt“ (Wirtz 1996, S. 136)
- „Trauma bedeutet den Tod zu erleben“ (Becker 2005, S. 153)
- „Wer der Folter erlag, kann nicht mehr heimisch werden in der Welt. Die Schmach der Vernichtung lässt sich nicht austilgen. Das zum Teil schon mit dem ersten Schlag, in vollem Umfang aber schließlich in der Tortur eingestürzte Weltvertrauen wird nicht wiedergewonnen..“ (Amery 1966, S. 70.)
- *E. Fried* fragt: „Was ist Leben nach soviel Tod? ... Wie oft muss ich sterben dafür, dass ich dort nicht gestorben bin?“ (Fried 1981)
- „Niederland weist auf eine 'psychische Tiefenspur' hin, 'die von der Begegnung mit dem Tod in dessen furchtbarsten Formen herrührt'. Er nennt sie das 'chronifizierte Todesengramm'“ (Ritscher 2001, S. 111)
- „Ich glaube, dass diese beiden Punkte - das Gefühl einer Überlebensschuld[41] und das chronifizierte Todesengramm − den Kern des Traumas ausmachen, dem alle Verfolgten mehr oder weniger ausgesetzt waren.“ (Ritscher 2001, S. 111)
- „Das Trauma greift alle vier Grunddimensionen der Existenz an: das Grundvertrauen, den Wert des Lebens, den Wert des Personseins, den Sinn des Ganzen.“ (Längle 2006, S. 7/8)

Alle diese Aussagen weisen auf die existentielle Erfahrung hin, welche die Begegnung mit dem gewaltsam herbeigeführten Tod bedeutet. Trauma infolge von man-made-disaster bedeutet die Erfahrung des Verlustes einer überlebensnotwendigen Illusion: der grundlegenden Überzeugung, „sicher in sich“ und „sicher in der Welt“ zu sein. *R. Janoff-Bulmann* geht davon aus, dass grundlegende Vorstellungen, welche Menschen im Laufe ihres Lebens über sich und ihr Sein in der Welt entwickelt haben, durch trauma-

---

[40] *M. Huber* im Gespräch mit O. van der Hart, in: Huber 2007

[41] *P. Levi* beschreibt sein Gefühl von Überlebensschuld: „Kommt deine Scham daher, dass du an Stelle eines anderen lebst? ... Es handelt sich nur um eine Vermutung, aber sie nagt an dir. Sie hat sich in deinem tiefsten Inneren eingenistet wie ein Holzwurm. Von außen kann man sie nicht erkennen, aber sie nagt und bohrt." (Levi , zitiert in: Ritscher 2001, S. 111)

tisierende Ereignisse infrage gestellt werden (Janoff-Bulmann 1992). Zu diesen lebensgeschichtlich konstruierten Grundannahmen gehören:

- die Annahme, dass die (gegenständliche und personelle) Welt grundlegend wohlwollend ist,
- eine positive Selbstsicht (Wertschätzung des Selbst) sowie die
- Vorstellung der Sinn- und Bedeutungshaftigkeit der Welt (Andreatta 2006, S. 22ff).

Die alltägliche berufsbedingte Begegnung mit der grundlegenden Erschütterung des Selbst- und Weltverständnisses bildet den Rahmen, in dem sich Prozesse Sekundärer Traumatisierung entwickeln. *M.P. Andreatta* geht in einer quantitativen Untersuchung darauf ein, wie Sekundäre Traumaexposition fundamentale Annahmen über die Welt beeinflusst. Sie bezieht sich dabei insbesondere auf Berufsgruppen, die als Einsatzkräfte in akuten Krisensituationen Traumatisierungen anderer Menschen direkt miterleben, sowie auf Kriseninterventionshelfer, die traumatisierte Menschen nach akuten Traumatisierungen durch „psychosoziale erste Hilfe" unterstützen (Andreatta 2006). Ihre Auseinandersetzung ist für die Reflexion der Wirkung weitergegebener extremer Erfahrungen (vgl. Kap. 4.2) interessant.

In der zusammenfassenden Auswertung ihrer Erhebung vergleicht *M.P. Andreatta*, wie die genannten Berufsgruppen auf die Konfrontation mit akut traumatisierten Menschen reagieren. Als ein Ergebnis benennt sie, dass es bei MitarbeiterInnen der Kriseninterventionsteams zu einer deutlichen „Abnahme des Glaubens an das Wohlwollen der Welt und der Menschen" kommt (Andreatta 2006, S. 270). Demgegenüber ist bei den Rettungssanitätern keine signifikante Veränderung festzustellen. Im Rahmen des Forschungsvorhabens wird dieses Ergebnis darauf zurückgeführt, dass die psychosoziale Begleitung nach existenziell bedrohlichen Krisensituationen ein besonders hohes Maß an Empathie und Bindung der HelferInnen voraussetzt (a.a.O., S. 270). Ein weiterer interessanter Aspekt der Untersuchung besteht in der Frage, ob Sekundäre Traumaexposition und das Kohärenzgefühl (vgl. Kap. 2.3.2.2) der HelferInnen zueinander in Bezug gesetzt werden können. Hier wurde ein deutlicher Zusammenhang festgestellt: „Diese Ergebnisse lassen die Annahme zu, dass das Kohärenzgefühl als protektiver Faktor für die Beeinträchtigung durch Belastungen und Traumata gilt und zu Aspekten des Selbst- und Weltverständnisses in Verbindung steht." (a.a.O., S. 266)

Für die Auseinandersetzung mit dem Themenkomplex „Sekundäre Traumaexposition im Schnittpunkt von Zeitgeschichte und Professionalität" ergeben sich hieraus interessante Hinweise.

- Die professionelle Beschäftigung mit Trauma und Gewalt kann sich mit einer Auseinandersetzung verknüpfen, die grundlegende Überzeugungen bezüglich des „Mensch in der Welt" Seins infrage stellt. Diese Dimension der traumaspezifischen Dynamik soll in der Erhebung Berücksichtigung finden (vgl. Kap. 6.4)
- In Kapitel 2.3.2.2 wurde von mir die Hypothese formuliert, dass dort, wo sozio-politische Traumatisierung die „Weise in der Welt zu sein" prägt, auch das Kohärenzgefühl mitbetroffen ist. Im darauf folgenden Abschnitt dieser Arbeit schrieb ich, dass sich in den von mir beschriebenen Arbeitskontexten Menschen begegnen, deren Kohärenzgefühl aus unterschiedlicher Perspektive durch man-made-disaster geprägt ist: Ehemals verfolgte Menschen machten in ihrer Lebensgeschichte die Erfahrung, dass durch sozio-politische Gewalt der persönliche Sinn grundlegend in Frage gestellt wurde. Das Erlebte konnte zudem weder verstanden noch bewältigt werden. Den Folgen dieses zentralen Eingriffs in das Kohärenzgefühl begegnen KollegInnen, die sich in ihrem Beruf mit den Auswirkungen der Verfolgung im Nationalsozialismus befassen. Die oben zitierte Untersuchung legt nahe, dass drei Aspekte aufeinander bezogen sind: die Erfahrung sozio-politischer Traumatisierung, das Kohärenzgefühl derer, die davon betroffen waren, und das Kohärenzgefühl von Menschen, die sich in ihrem Beruf damit konfrontieren.

4.5. Zwischenbilanz

Sozio-politische Gewalt im Nationalsozialismus hat Spuren hinterlassen. Menschen, die im beruflichen Kontext diesen Spuren begegnen, sind mit einer Dynamik konfrontiert, die sich in und zwischen verschiedenen Systemebenen entfaltet. In unmittelbaren interpersonellen Beziehungen, in Begegnungen mit Überlebenden und ihren Angehörigen, in Erzählungen, bildhaften Darstellungen und schriftlichen Niederlegungen ist diese Dynamik spürbar. Die im Kapitel 4.4.4 vorgestellten Forschungsansätze zur Sekundären Traumatisierung reflektieren Ursachen und Wirkungen Sekundärer Traumaexposition ausdrücklich oder implizit aus unterschiedlicher Perspektive. *J. Daniels* (Daniels 2006) bezieht sich in ihrem Forschungsansatz auf individuumszentrierte medizinische Kategorien, um Sekundäre Traumatisierung erklärbar zu machen. *C. Pross* (Pross 2009) geht davon aus, dass Überforderung durch Sekundäre Traumaexposition strukturelle Ursachen hat. *M.P. Andreatta* (Andreatta 2006) beschreibt in ihrer Untersuchung, dass und wie Sekundäre Traumaexposition fundamentale Annahmen über die Welt beeinflusst. Im Rahmen von Konzepten, welche sozio-politische Traumatisierung als individuellen, sozialen und gesellschaftlichen Prozess verstehen,[42] ist davon auszugehen, dass die individuellen Reaktionen auf Sekundäre Traumaexposition in dieses Geschehen einbezogen sind. Forschungen, die versuchen, die „Wirkung Sekundärer Traumaexposition im Schnittpunkt von Zeitgeschichte und Professionalität“ mit diesem Fokus nachvollziehbar zu machen, liegen bisher nicht vor. Mit der von mir durchgeführten empirischen Untersuchung beabsichtige ich, zum Füllen dieser Lücke beizutragen. Ich wähle einen Zugang, der gesellschaftliche und kontextuelle Ursachen und Formen Sekundärer Traumaexposition, kulturelle und soziale Faktoren des näheren Umfeldes (vgl. Kap. 2.3) sowie subjektive Einflussgrößen traumatischer Prozesse verbindet.

---

[42] Vgl. hierzu die Ausführungen in Kap. 3.4.5, 3.4.6.1, 3.4.6.2 und 3.4.6.3

5. Methoden und Durchführung der Untersuchung

5.1. Systemisch - qualitativer Forschungsansatz

Einleitend wurde von mir der Anspruch formuliert, dass das Forschungsthema dieser Arbeit im Rahmen systemischer Theoriebildung bearbeitet werden soll. Um einen theoretischen Zugang zum Thema zu finden, setzte ich mich damit auseinander, welche Aspekte systemischer Ansätze für das Verständnis traumatischer Prozesse, einschließlich der Folgen Sekundärer Traumaexposition, hilfreich sein können. Der Stand der Forschung zum Themenschwerpunkt dieser Arbeit wurde aus entsprechender Perspektive reflektiert und systematisiert.

Ein weiterer Schritt ist nun der Versuch, die Durchführung der Untersuchung selbst unter der Prämisse eines systemischen Zuganges zu gestalten.

Dabei geht es in dieser Studie nicht darum, systemische Praxis zu erforschen, sondern einen gesellschaftlich relevanten Bereich sozialer Praxis unter systemischen Gesichtspunkten und mit Hilfe systemischer Methodologie zu untersuchen. Es sollen Kernaspekte systemischer Forschung berücksichtigt und zugleich das Repertoire der Methoden systemischer Praxis für Forschungszwecke genutzt werden. *M. Ochs* und *J. Schweitzer* (Ochs, Schweitzer 2009) beschreiben als spezifisches Merkmal systemischer Forschung die Untersuchung von Rückkoppelungsprozessen, sowie die Auseinandersetzung mit Vernetzung. Darüber hinaus definieren sie vier Orientierungen systemischer Forschung:

- „Beziehungs- und Interaktionsorientierung;
- Berücksichtigung intra- und interindividueller reflexiver Prozesse;
- Fokussierung von Veränderungen komplexer biopsychosozialer Systemdynamiken im Zeitverlauf;
- Kontextsensibilität für die interventionellen *Nebenwirkungen* von Forschungsmaßnahmen und die Rolle des Forschers als *Miterzeuger* der beschriebenen Prozesse.“ (Ochs, Schweitzer 2009, S. 162)

Wie die Autoren betonen, stellen diese Aspekte „keine exklusiven Herangehensweisen systemisch ausgerichteter Forschung dar, – sie werden innerhalb systemischer Forschung jedoch prominent und intensiviert thematisiert und fokussiert.“ (Ochs, Schweitzer 2009, S. 162) Forschung, die die genannten Grundorientierungen berücksichtigt, ist sowohl als quantitativ wie auch als qualitativ angelegte Studie denkbar. *B. Hildenbrand* vertritt im Kontext systemischer Therapieforschung einen qualitativen Ansatz als angemessene Forschungsstrategie: „Ich vertrete die These, dass quantitative Studien linear-kausalen Denkmustern folgen und daher eher *nicht* zur ersten Wahl in der systemtherapeutischen Forschung gehören, während qualitative Verfahren meist von einem *rekonstruktiven* Ansatz der Analyse sozialer Wirklichkeit geprägt sind. Daher sind die rekonstruktiven Verfahren der Zugang der Wahl.“ (Hildenbrand 1998, S. 114). *M. Ochs* und *J. Schweitzer* dagegen beschreiben, dass auch quantitative Verfahren sinnvoll Beiträge zu systemischer Forschung leisten können und „plädieren für ein *wertschätzendes und respektvolles Sowohl-als-auch* qualitativer und quantitativer Methoden innerhalb Systemischer Forschung, also für ein Neben- und Miteinander der verschiedenen Ansätze.“ (Ochs, Schweitzer 2009, S. 162)

Um die unterschiedlichen Aspekte der Auswirkungen „Sekundärer Traumaexposition im Schnittpunkt von Zeitgeschichte und Profession“ angemessen untersuchen zu können, habe ich mich für ein qualitatives Herangehen entschieden. Dies bedeutet, in der vorliegenden Interviewstudie geht es:

- um den Nachvollzug des subjektiven Zugangs der KollegInnen zu Themen ihres Berufsfeldes;
- um mit diesen in Zusammenhang stehenden, von ihnen subjektiv gemeinten Sinn;
- um die Rekonstruktion der Komplexität der beruflichen Situation in einem traumadeterminierten professionellen Handlungsfeld.

Die Inhalte der Erhebung sind von persönlicher und auch politischer Brisanz gekennzeichnet, die ein sensibles Vorgehen und den Aufbau von Vertrauen voraussetzen. Dies bedeutet auch, ein Erhebungsverfahren zu wählen, das geeignet ist, den KollegInnen in ihren Berufskontexten im persönlichen Kontakt zu begegnen, um ihnen den notwendigen sicheren Rahmen zusichern zu können (vgl. dazu die Ausführungen zur Interviewführung, Kap. 5.3.5). Im folgenden werde ich darstellen, in welcher Form die oben benannten Grundorientierungen systemischer Forschung in dieser Arbeit Berücksichtigung finden.

5.1.1. Beziehungs- und Interaktionsorientierung

Auf dem Hintergrund systemischer Modellannahmen gehe ich davon aus, dass die Arbeit im Bereich der professionellen Auseinandersetzung mit den Folgen nationalsozialistischer Gewaltherrschaft, ebenso wie Arbeit in anderen Feldern sozialer Praxis, gekennzeichnet ist durch Interaktion der Akteure. Soziale Interaktionsmuster, also Beziehungsmuster von Menschen können „sinnvoll in ihren kontextuellen Bedingtheiten und interaktionalen Verflechtungen konzipiert und beschrieben werden (...) – am besten in ihren rekursiven Verschränkungen." (Ochs, Schweitzer 2009, S. 163/164) In der vorliegenden Arbeit versuche ich, die professionellen ebenso wie die persönlichen Beziehungs- und Interaktionsaspekte zu kontextualisieren und auf verschiedenen Systemebenen unter jeweils spezifischer Perspektive in den Blick zu nehmen. Beispielhaft soll dieses hier veranschaulicht werden. Die von mir interviewten KollegInnen setzen sich mit den Folgen schwerster Menschenrechtsverletzungen im Nationalsozialismus auseinander.

Die Reflexion *auf der sozio-politischen* Ebene beinhaltet Beziehungs- und Interaktionsaspekte berührende Fragestellungen, wie:

- Bestehen Wechselwirkungen zwischen öffentlicher Form gesellschaftlicher Erinnerung und den Interaktionen der KollegInnen?
- Bestehen Wechselwirkungen zwischen öffentlicher Interaktion in Bezug auf die Reflexion sozio-politischer Traumatisierungen einerseits und dem Umgang mit gesundheitsbelastenden Arbeitsbedingungen der KollegInnen andererseits?

Auf der berufsspezifischen Ebene könnte z.B. gefragt werden:

- Wirkt sich die beständige Sekundäre Traumaexposition auf die professionellen Beziehungen aus?

Die familienbiografische Ebene könnte Aufschluss darüber geben, inwiefern

- familiäre Beziehungsmuster, professionelle Interaktion im hier untersuchten Feld und öffentlicher Diskurs der Folgen von Verfolgung ineinandergreifen.

Die Personebene schließlich hinterfragt die persönlichen Muster der einzelnen Menschen in ihrer Bezugnahme auf die gesellschaftlichen, persönlichen und beruflichen Kontexte. Eine dazugehörige relevante Fragestellung könnte sein:

- Bestehen Zusammenhänge zwischen gesellschaftlich geteilten Wertvorstellungen, den im beruflichen Kontext erfahrenen Folgen von Gewalt, eigenem familienbiografischen Hintergrund, eigenen Werten und Formen des Umgangs mit berufsbedingten Belastungen.

5.1.2. Intra- und interindividuelle reflexive Prozesse

Als eine weitere Orientierung für einen systemisch-qualitativen Zugang zur Forschungsfrage wird benannt, dass die Erfassung von Erkenntnis- und Reflexionsprozessen derjenigen Menschen einen zentralen Stellenwert einnimmt, deren Lebenspraxis themenzentriert ausschnitthaft erforscht wird. Ebenso werden Prozesse der subjektiven Bedeutungs- und Sinnzuschreibungen in ihren jeweiligen rekursiven und kontextuellen Bezügen hinterfragt und beschrieben. Im Kontext der Auseinandersetzung mit der Frage, ob Sekundäre Traumaexposition in der Erinnerungsarbeit Sekundäre Traumatisierung zur Folge haben kann, ist die Erfassung der Wahrnehmungen, Beschreibungen, Erkenntnisse, Erinnerungen und Bedeutungszuschreibungen von KollegInnen ein möglicher und wesentlicher Schritt der Erkenntnisgewinnung.

Die Auseinandersetzung mit entsprechenden Prozessen findet auf allen von mir fokussierten Systemebenen statt. Beispielhaft für eine entsprechende Fragestellung *auf der sozio-politischen Ebene* nenne ich hier:

- Wie wird die gesellschaftliche Relevanz, die dem Berufsfeld der KollegInnen beigemessen wird, von diesen wahrgenommen und wie wird diese Wahrnehmung reflektiert und gewertet?

Auf der berufsspezifischen Ebene gehe ich auf die berufliche Konfrontation der KollegInnen mit vergangenen Unrechtserfahrungen ein. Hier wird die Suchbewegung der Fragestellung konkreter. Ein Beispiel:

- Wie wird die Art Sekundärer Traumaexposition gewertet? Wie werden z.B. die konkreten Ausdrucksformen von Retraumatisierungen alter, pflegebedürftiger Holocaust-Überlebender von den Professionellen erlebt? Was nehmen sie wahr, wie erklären sie sich die Zusammenhänge und ihre eigenen Reaktionen?

Eine weitere Möglichkeit des forschenden Zugangs unter systemisch-qualitativer Perspektive stellt *die familienbiografische Ebene* dar. Sie bietet einen Rahmen, in dem die zirkuläre Verknüpfung dieser Systemebene mit den berufsspezifischen Erfahrungen, Erkenntnissen und Bedeutungsgebungen der KollegInnen deutlich werden kann. Als beispielhaft nenne ich Reflexionen der KollegInnen über Fragen wie:

- Gibt es Zusammenhänge zwischen familienbiografischen Erfahrungen aus der Zeit des Nationalsozialismus und dem Engagement in diesem beruflichen Kontext? Gibt es Unterschiede oder Gemeinsamkeiten der zugrundeliegenden Wertesysteme?

Im Zentrum der *Personebene* steht das konkrete Wirken der fortgesetzten Sekundären Traumaexposition auf die dort tätigen subjektiv erlebenden Menschen. Erfragt werden können subjektive Sichtweisen und Theoriebildungen zu Fragen wie:

- Ergeben sich durch die Aufgabenbereiche der KollegInnen Veränderungen in der persönlichen Sicht auf die Welt?

5.1.3. Veränderungen komplexer Systemdynamiken im Zeitverlauf

Mit dem Thema dieser Arbeit habe ich einen Fokus gewählt, der zwischen Vergangenheit, Gegenwart und Zukunft angesiedelt ist. Dieses legt ein

Forschungsvorgehen nahe, das in der Lage ist, prozesshafte Dynamiken in den Blick zu nehmen. Dem wird in unterschiedlicher Form Rechnung getragen:

- Trauma und Sekundäre Traumatisierung werden theoretisch in ihrer Prozesshaftigkeit konzeptionalisiert (vgl. Kap. 3.4.5, 3.4.6).
- Das Chronosystem wird als Systemebene verstanden, die alle anderen Systemebenen durchdringt und umfasst (vgl. S. 19).
- Es werden Erhebungsverfahren eingesetzt, die in der Lage sind, Dynamiken in ihrem Entstehungskontext nachzuvollziehen (vgl. Kap. 5.3).

5.1.4. Kontextsensibilität und selbstreflexive Prozesse – autoethnographische Aspekte

Die vierte Grundorientierung systemischer Forschung beinhaltet eine Auseinandersetzung mit der Wechselwirkung zwischen Forscherin und Forschungsgegenstand. „Dass *die Erforschung eines Gegenstandsbereichs diesen zugleich verändert*, gehört aufgrund des systemischen Axioms der Vernetzung und Rekursivität der Welt zum *kleinen Einmaleins* systemischer Forschung.“ (Ochs, Schweitzer 2009, S. 169, Hervorhebung im Original) Dabei sind zumindest zwei miteinander verbundene Richtungen von Veränderungsprozessen denkbar: Veränderungen aufseiten der InterviewpartnerInnen und ihres weiteren Umfeldes sowie Veränderungen aufseiten der Interviewerin und ihres Kontextes. Es geht also um die Reflexion der Subjektivität innerhalb eines qualitativen und hier eines systemisch-qualitativen Forschungszugangs. Mögliche gewünschte oder ungewünschte Auswirkungen forschungsimmanenter Interventionen auf die InterviewpartnerInnen werde ich im Rahmen der Ausführungen zur Interviewführung aufgreifen (vgl. 5.3.5). Die Frage „Was bewirkt der Forschungsprozess bei mir selbst und welche Wirkung wiederum hat dieses für die Auseinandersetzung mit dem Thema und für die Kontexte, die Gegenstand der Forschung sind?“ bezweckt die Reflexion eigener Subjektivität im Rahmen der Theoriebildung. Um diese soll es an dieser Stelle gehen. Dabei gehe ich auf folgende Aspekte ein:

- Welches sind die persönlichen Zugangswege zum Forschungsgegenstand?
- Welches ist der eigene „sichernde Rahmen“ im Umgang mit Sekundärer Traumaexposition?

Einleitend beschrieb ich den Hintergrund für die Motivation, mich wissenschaftlich mit Ursachen, Formen und Wirkungen von Sekundärer Traumaexposition zu befassen. Als ursächlich habe ich meine Erfahrungen aus supervisorischer Tätigkeit in diesem Arbeitsfeld benannt.

Dieser Arbeit ging ein längerer, mit subjektiver Reflexion verbundener Prozess der Annäherung voraus. In Deutschland lebend war und bin ich mit den gleichen historischen und aktuellen gesellschaftlichen Bedingungen konfrontiert, wie die von mir interviewten KollegInnen. Dieses ist Chance und Gefahr zugleich: interaktive wie auch auf Erkenntnis bezogene Prozesse entwickeln sich auf der Folie gesellschaftlicher und historischer Bedingungen, die, obwohl zunächst gleich aussehend, bei näherer Betrachtung unterschiedlich bis gegensätzlich sein können. Dies kann den Blick auf neue Perspektiven erweitern. Zugleich besteht die Gefahr, dass auf dem Hintergrund unterschiedlicher familienbiografischer und lebensgeschichtlicher Erfahrungen Muster- und Tabubildungen zum Tragen kommen, die verwirrend in den kommunikativen Prozess hineinwirken. Um der „Chance des Gewinns mehr Chance“ einzuräumen, ist eine Auseinandersetzung mit eigenen Tabus und Musterbildungen erforderlich. In einer retrospektiven Beschreibung meiner Zugänge zu diesen Aspekten benenne ich hier drei Etappen.

Die erste Phase stellt die Selbstreflexion während meiner familientherapeutischen Weiterbildung dar. Ein Auszug aus meiner Abschlussarbeit, welche die Entwicklung eines familientherapeutischen Angebotes für Kinder und Enkel von Holocaust-Überlebenden zum Inhalt hat, soll dies veranschaulichen. Unter der Überschrift: *‚BOUCHON'* reflektierte ich die Wirkung von und meinen Umgang mit Tabus:

> „An dieser Stelle kam der Prozess des Schreibens ins Stocken. Mir war nicht klar, wo die Ursache lag. Ich schrieb, verwarf das Geschriebene, hatte Zweifel an dem, was ich bis hierher zu Papier gebracht hatte. Zunächst naheliegende Gedanken: Ich habe nicht genügend Kenntnisse zu diesem Thema, es ist alles viel zu langatmig, langweilig und vielleicht sollte ich doch lieber nur den Prozess darstellen oder mich doch noch für ein ganz anderes Thema entscheiden.
>
> Nach längerem Hin und her setzte ich mich mit meinem Mann zusammen, der damit beschäftigt war, ebenfalls seine Arbeit zu schreiben. Sein Thema: Entwicklung von Achtsamkeit beim Klienten. Ein zentrales Moment, wie er es in seiner Arbeit benennt, versuchten wir auf meine Verfassung anzuwenden: "Innehalten, spüren was ist – jetzt in diesem Augenblick. Was fühle ich, wo fühle ich es und woher kenne ich das." Ich hatte zunächst ein Gefühl von Blockade - es ist schon alles da, aber irgendwie geht es nicht weiter.... – Bouchon! (wir waren zu dieser Zeit gerade in Frankreich. Bouchon bedeutet sowohl Stau als auch Korken und beschreibt ziemlich genau das Gefühl). Der Bouchon war zunächst im Kopf spürbar, der Kopf war "zu". Es ging nichts rein und insbesondere nichts raus. Im weiteren Ge-

spräch wurde deutlich, dass außer diesem Gefühl sich ein weiteres breit machte bzw. schon vorher da war und den ganzen Körper erfasste: Nebel! Das was ich sagen wollte, fassen wollte, wurde sichtbar; war sozusagen fast zu greifen, entzog sich aber, indem es im Nebel verschwand. Die Kette war deutlich: Ich will etwas konkret Gewesenes in Worte fassen und es wird unsagbar – die Worte verschwinden und mit ihnen die Konkretion. Das Konkrete wird zur Schattengestalt und entzieht sich damit dem Zugriff. Nichtgesprochenes bildet neuen Nebel. Schattengestalten im Nebel machen Angst. Innehalten, spüren was ist – es fühlt sich unangenehm an. Ich würde lieber etwas anderes tun. Woher kenne ich das? Es ist ein altes Gefühl, vertraut, sozusagen schon immer dagewesen. Es taucht dann auf, wenn ich benennen will, worüber in meiner Familie ein Tabu lag: die Auswirkungen des Holocaust auf die betroffenen Menschen, auf ihr Leben, auf ihre Identität, auf ihre Beziehungen, auf ihre Kinder usw.. In dem sich anschließenden Abschnitt der Arbeit geht es genau darum. Es soll in Worte gefasst werden, was für mich bisher im Bereich des "darüber sprechen wir nicht" lag. Der Versuch einer konkreten Beschreibung dessen, was das Überleben des Holocaust bedeutete ist – da tabuisiert – selbst ein Tabubruch.

> Meine Idee war: der Bouchon hält den Geist in der Flasche. Nachdem mir dieses klar war, war mir auch klar: dieser Geist hat lange genug in der Flasche gesessen. Ich möchte ihn "an die Luft bringen". Es ist nicht dieser Geist, der Unheil angerichtet hat und daher eingekorkt werden müsste. Damit löste sich auch der Nebel. Ich konnte weiter schreiben.“
> (Jegodtka 2001, S. 11/12)

Den sichernden Rahmen bot während dieser Zeit der Weiterbildungskontext selbst und in diesem insbesondere der kollegiale weiterbildungsbegleitende Austausch innerhalb einer Peergruppe.

Die zweite Etappe beschreibt den Zeitraum zwischen Abschluss der therapeutischen Weiterbildung und Beginn der Arbeit an der Interviewstudie. Während dieser Zeit entwickelte und realisierte ich in den Bereichen Therapie, Supervision und Weiterbildung in Kooperation mit anderen KollegInnen Angebote zum Themenbereich „Folgen der Verfolgung“ (vgl. Spuren der Zeit). Die Entwicklung und Umsetzung dieses Konzeptes konfrontierte mich im therapeutischen und supervisorischen Kontext mit Formen transgenerationaler Weitergabe von Traumatisierungen und in der Supervision mit den Auswirkungen Sekundärer Traumaexposition. Den sichernden Rahmen boten in dieser Etappe insbesondere Supervision und kollegiale Beratung, aber auch Reflexionen in Form von Veröffentlichungen und Vortragsaktivitäten (vgl. Jegodtka 2004, Jegodtka 2011).

Die sich daran anschließende und weiterhin aktuelle *dritte Etappe* des Zugangs zum Forschungsgegenstand begann mit der Entscheidung, mich diesem weiterhin als Praktikerin, darüber hinaus aber auch in Form eines wissenschaftlichen Zugangs zu nähern. Dabei stellen die Erfahrungen der geschilderten ersten beiden Etappen eine Grundlage für neue selbstreflexive Prozesse dar. Prozessbegleitend wurden folgende Möglichkeiten der Selbstreflexion genutzt:

- Die Interviews wurden unter den Gesichtspunkten der Interviewführung, des Fallverstehens und der Interaktion zwischen InterviewpartnerIn und Interviewerin supervidiert. Thematisiert wurde auch der eigene Umgang mit Sekundärer Traumaexposition und mit Themen, die eigene und familienbiografische Tabus berühren.
- Zwischenergebnisse der Forschung wurden in unterschiedlichen Kontexten vorgestellt und Rückmeldungen für die Erkenntnisgewinnung und Selbstreflexion einbezogen (vgl. Jegodtka 2008, Jegodtka 2011).
- Rückmeldungen der betreuenden Professoren bezogen sich sowohl auf fachliche Fragestellungen als auch auf Rückkopplungsprozesse.

5.2. Andere methodologische Aspekte

5.2.1. Grounded Theory und Samplingstrategie

Die Auswahl der InterwievpartnerInnen und damit verbunden die inhaltliche Ausrichtung der Datenerhebung erfolgte in Anlehnung an die Prämissen der „Grounded Theory". Es geht also um Theoriegenerierung in einem zirkulären Forschungsprozess, in welchem Sampling und Theoriebildung aufeinander bezogen und füreinander Grundlage sind. „Theoretisches Sampling meint den auf Generierung von Theorie zielenden Prozess der Datenerhebung, während dessen der Forscher seine Daten parallel erhebt, kodiert und analysiert sowie darüber entscheidet, welche Daten als nächste erhoben werden sollen und wo sie zu finden sind. Dieser Prozess der Datenerhebung wird durch die im Entstehen begriffene - materiale oder formale – Theorie kontrolliert." (Glaser, Strauss 2005, S. 53) Als wesentlicher und kreativer Aspekt des Forschungsprozesses wird von *A. Strauss* und *J. Corbin* die theoretische Sensibilität derjenigen benannt, die ein Forschungsprojekt planen und umsetzen. Theoretische Sensibilität entwickelt sich auf dem Hintergrund von Kenntnissen der Fach- und anderer Literatur, aus den beruflichen und persönlichen Erfahrungen und aus den Erkenntnissen, die im Rahmen des laufenden Forschungsprojekts gewonnen werden (vgl.Strauss, Corbin 1996, S. 25ff). In Bezug auf die Auseinandersetzung mit dem Themenkomplex „Sekundäre Traumaexposition im Schnittpunkt von Zeitgeschichte und Professionalität" wurde zur Entwicklung einer angemessenen theoretischen Sensibilität neben Fachliteratur (siehe Literaturliste) auch umfangreich vorliegende nichtfachliche Literatur, wie Biographien, Berichte, Filme etc. einbezogen. Wertvoll waren auch öffentlich zugängliche Dokumente, die die Arbeitskontexte der InterviewpartnerInnen beschreiben, sowie wissenschaftliche und andere Veröffentlichungen der KollegInnen selbst. Darüber hinaus nahm ich an mehreren öffentlichen Veranstaltungen teil, die von den InterviewpartnerInnen im Rahmen ihres Arbeitsauftrages durchgeführt wurden.

Entscheidungen bezüglich der Auswahl der Personen, welche interviewt werden, orientieren sich an dem theoretischen Vorwissen der Forscherin und an dem zu erwartenden Neuen bezüglich der sich entwickelnden Theorie. „Die Kriterien, mit denen sich die prinzipielle Unbegrenztheit der Auswahlmöglichkeiten begründet einschränken lässt, werden theoriebezogen festgelegt, wobei die sich aus empirischen Analysen entwickelnde Theorie den Bezugspunkt darstellt. Zu einem Kriterium wird hier, wie vielversprechend der jeweilige Fall ist und wie relevant er für die zu entwickelnde Theorie sein dürfte. Die Auswahl und Einbeziehung weiteren Materials wird im 'theoretical sampling' abgeschlossen, wenn eine 'theoretische Sättigung' einer Kategorie oder Untersuchungsgruppe erreicht ist, das heißt, wenn sich nichts Neues mehr ergibt." (Lenz 2005, S. 78)

Die Auswahl der InterviewpartnerInnen orientierte sich an diesen Prämissen und erstreckte sich, den jeweils spezifischen Fragestellungen des Forschungsprozesses angepasst, über einen Zeitraum von drei Jahren. Insgesamt wurden in dieser Zeit 13 Personen interviewt. Darüber hinaus wurde ein Interview in die Auswertung einbezogen, das als Erstgespräch eines beginnenden Supervisionsprozesses bereits im Jahr 2004 mit einer der 13 InterviewpartnerInnen geführt wurde. Dieses Interview war Grundlage eines Vortrages, den ich im Rahmen des Workshops: „Spuren der Zeit – Zurück in die Zukunft" auf dem 5. Europäischen Kongress für Familientherapie und Systemische Praxis in Berlin hielt (Jegodtka 2004). Grund für das Einbeziehen dieses Datenmaterials war, dass in diesem bereits Fragestellungen deutlich wurden, die ich als nutzbringend für den Forschungsprozess wertete. Insbesondere ergaben sich für mich wesentliche Hinweise für die Entwicklung eines Leitfadens. Darüber hinaus interessierte mich, ob und auf welcher Grundlage Veränderungsprozesse nachvollziehbar waren

U. Flick (vgl. Flick 2005, S. 105) beschreibt als dem theoretical sampling adäquate Vorgehensweise das schrittweise Einbeziehen von Fällen. Verweisend auf *M. Q. Patton* (Patton 1990) stellt er zudem Strategien eines ebenfalls schrittweisen, aber gezielten Samplings vor, die ich ebenfalls berücksichtigte: „Ein weiterer Vorschlag zielt auf die maximale Variation im Sample ab – zwar wenige, aber möglichst unterschiedliche Fälle einzubeziehen, um darüber die Variationsbreite und Unterschiedlichkeit, die im Feld vorhanden ist, zu erschließen." (Flick 2005 S. 109)

Entsprechend war mein Vorgehen. Für die Auswahl der zu befragenden KollegInnen war wichtigstes Kriterium, dass sie in einem Feld arbeiten, in dem sie sich mit den Folgen nationalsozialistischer Gewaltherrschaft befassen und in dem sie in diesem Rahmen verschiedenen Formen Sekundärer Traumaexposition ausgesetzt sind. Auf dem Hintergrund meiner beruflichen Erfahrung und der Auseinandersetzung mit der Fachliteratur ging ich davon aus, dass Sekundäre Traumaexposition in allen Berufsfeldern, die sich mit den Folgen des Nationalsozialismus befassen, vorkommt und Auswirkungen haben kann. Daher war ein wichtiges Auswahlkriterium maximale Heterogenität und Variation der Merkmale. Zunächst wurden zwei InterviewpartnerInnen befragt, in deren beruflichem Alltag der direkte Kontakt mit Holocaust-Überlebenden den Schwerpunkt bildete. Anschließend wurde ein Interviewpartner aus einem Arbeitsfeld in den Forschungsprozess einbezogen, der für die Auseinandersetzung mit dem Nationalsozialismus einen künstlerischen Zugang wählte. Sukzessiv wurden weitere Berufsfelder einbezogen, in denen unterschiedliche Formen Sekundärer Traumaexposition wirksam waren (vgl. Kap.6.2.1).

Da mich interessierte, ob unterschiedliche Formen Sekundärer Traumaexposition mit unterschiedlich intensiver Wirkung verbunden sein könnten, war ein zusätzliches Auswahlkriterium das der Intensität. *U. Flick* schreibt mit Verweis auf *M.Q. Patton* hierzu: „Ergänzen lässt sich die Auswahl der Fälle nach der Intensität, mit der die interessierenden Eigenschaften, Prozesse, Erfahrungen etc. in ihnen gegeben sind bzw. vermutet werden." (Flick 2005, S. 109)

5.2.2. Die Untersuchungspopulation

Dokumentiert sind 14 Interviews, die mit 13 Personen geführt wurden. 8 Interviews wurden mit Frauen geführt, 5 mit Männern. Davon lebten und arbeiteten 2 KollegInnen in Ostdeutschland und 10 in Westdeutschland. Eine im deutschsprachigen Ausland lebende Interviewpartnerin arbeitete sowohl in Deutschland als auch im Bereich ihres Wohnortes. Die KollegInnen waren zum Zeitpunkt der Interviews zwischen 38 und 65 Jahre alt. Eine Interviewpartnerin wurde zweimal interviewt: Das zuerst (2004) durchgeführte Interview fand im Rahmen eines beginnenden Supervisionsprozesses statt und wurde von mir in einem Artikel zur „Systemischen Supervision in der Erinnerungsarbeit" besprochen (vgl. hierzu: Jegodtka 2004, S. 284 – 289). Fünf Jahre später sprach ich die gleiche Person nochmals an, um sie zu bitten, sich erneut befragen zu lassen. Für mich war interessant, ob in diesem geänderten Setting und mit zeitlicher Distanz zusätzliche Aspekte deutlich werden (vgl. S. 253).[43]

Im folgenden stelle ich die Grundberufe der von mir befragten Personen vor. Da einige KollegInnen mehrere Berufsabschlüsse haben, ist die Summe der rechten Spalte größer als 13.

Dipl. SozialarbeiterIn	**2 InterviewpartnerInnen**
Dipl. PsychologIn	**3 InterviewpartnerInnen**
DiplompädagogIn	**1 InterviewpartnerIn**
KünstlerIn/FilmemacherIn	**2 InterviewpartnerInnen**
HistorikerIn	**3 InterviewpartnerInnen**
LehrerIn	**1 InterviewpartnerIn**
Krankenschwester	**1 InterviewpartnerIn**
EthnologInnen	**2 InterviewpartnerInnen**
KulturpädagogIn	**1 InterviewpartnerIn**
Dipl. PolitologIn	**1 InterviewpartnerIn**
SlawistIn	**1 InterviewpartnerIn**

Arbeitskontexte der KollegInnen sind:
Gedenkstätte, Jugendbildungsstätte, Erzählcafé, psychosoziale Beratungsstelle, Forschungseinrichtung, Reiseanbieter, Kunstwerkstatt/öffentlicher Raum, psychotherapeutische Praxis (vgl. Kap. 6.2.3).

5.2.3. Aussagefähigkeit der Daten

Qualitative Forschung orientiert sich an der Analyse der Aussagen konkreter Personen in ihren besonderen Lebensvollzügen. „Im Zentrum qualitativer Interviews steht die Frage, was die befragten Personen für relevant erachten, wie sie ihre Welt beobachten und was ihre Lebenswelt charakterisiert.“ (Froschauer, Lueger 2003, S. 16) Dieses impliziert, dass die subjektiven Wirklichkeitskonstruktionen und -rekonstruktionen der interviewten Personen wesentlicher Bestandteil des auszuwertenden Datenmaterials sind. In der vorliegenden Untersuchung geben KollegInnen Auskunft über ihre persönliche Wahrnehmung der Arbeitsbelastung infolge der Konfrontation mit den Folgen politisch verursachter Gewalt. Sie nehmen subjektiv

[43] Darüber hinaus gab dieses Interview Hinweise für die Entwicklung des Interviewleitfadens (vgl. S. 110)

Stellung zu ihren Möglichkeiten und Formen des Umgangs mit Sekundärer Traumaexposition.

Entsprechend der Subjektivität der Äußerungen der InterviewpartnerInnen sind „objektive" Aussagen zum Forschungsgegenstand weder möglich noch das Ziel. Vielmehr geht es um die „Untersuchung der sinnhaften Strukturierung von Ausdrucksformen sozialer Prozesse. Es geht also darum zu verstehen, was Menschen in einem sozialen Kontext dazu bringt, in einer bestimmten Weise zu handeln, welche Dynamik dieses Handeln auslöst und wie diese auf die Handlungsweisen zurückwirkt. Im Zuge dessen fokussieren qualitative Analysen die gesellschaftliche Verankerung der Praxis menschlichen Handelns, sozialer Ereignisse und deren Entwicklungsdynamik (allgemein: die Strukturiertheit sozialer Prozesse) und versuchen diese einem theoretisierenden Verständnis zuzuführen." (Froschauer, Lueger 2003, S. 17)

Qualitative Verfahren erheben darüber hinaus auch keinen Anspruch auf Repräsentativität. Die Orientierung am Fall bedeutet in der Regel, dass die Anzahl der in die Untersuchung einbezogenen Personen gering ist. „Der begrenzte Umfang der Untersuchungsgruppe ermöglicht allerdings eine genaue Betrachtung des jeweiligen 'Falls' und darüber hinaus eine Identifizierung von zugrundeliegenden Mustern und Kategorien, die den Blick über den Fall hinaus gestatten." (Lenz 2005, S. 78)

5.3. Erhebungsmethoden

Bei der Auswahl der Erhebungsmethoden war für mich primär orientierend, dass sie folgende Bedingungen erfüllen:

- sie sollten als Erhebungsverfahren in der Lage sein, komplexe Systemdynamiken zu erfassen;
- sie sollten in der Lage sein, zeitliche Aspekte zu fokussieren, um somit die Prozesshaftigkeit sozio-politischer Traumatisierungen zu berücksichtigen;
- sie sollten das Erleben und die Erfahrungen der InterviewpartnerInnen in Bezug auf die Wirkung Sekundärer Traumaexposition ebenso explorieren können, wie den Umgang der KollegInnen damit;

Darüber hinaus waren mir zwei weitere Aspekte wichtig. Einer betrifft die Wirkungen der Datenerhebung auf die UntersuchungsteilnehmerInnen: Ich wollte mich für Verfahren entscheiden, die einerseits in der Lage sind, einen belastenden Bereich des Arbeitsalltags der interviewten KollegInnen zu erheben, und die zugleich vermeiden, dass die InterviewpartnerInnen in einer „Problemtrance" zurückbleiben (vgl. S. 125). Der zweite Aspekt betrifft das Anliegen, die Datenerhebung mit Hilfe von Interventionen, wie

sie aus dem Bereich systemischer Gesprächsführung bekannt sind, umzusetzen.
Um diesen Zielen möglichst nahe zu kommen, habe ich eine Form des qualitativen Interviews entwickelt, die ich im folgenden vorstelle.

5.3.1. Systemisches Interview als Methode der Informationsgewinnung

Das systemische Interview, so wie ich es in diesem Forschungszusammenhang umsetze, gliedert sich methodisch in drei Abschnitte:

Abschnitt 1 – Schwerpunkt bildet hier das **joining.** Es geht darum, die Voraussetzung für ein konstruktives und kooperatives Arbeitsbündnis für den Zeitrahmen des Interviews zu gestalten. Diese Phase beginnt bereits vor dem eigentlichen Interview. Thematisch steht in dieser Sequenz die Beschreibung des aktuellen beruflichen Kontextes und der Arbeitsschwerpunkte der KollegInnen im Fokus sowie die Frage nach dem Bezug des Berufsfeldes zum Themenbereich „Folgen des Nationalsozialismus“. Methodisch kommen verschiedene **Formen systemischer Fragen** (vgl. Kap. 5.3.3) zur Anwendung.

Abschnitt 2 – Die Inhalte des zweiten Interviewabschnittes betreffen die familienbiografische Ebene. Hier steht im Zentrum des Interesses, welche Rolle die Auseinandersetzung mit dem Nationalsozialismus in der Herkunftsfamilie der KollegInnen spielte und ob bzw. in welcher Form dieses Auswirkungen auf den Zugang der KollegInnen zum Themenkomplex hat. Methodisch unterscheidet sich dieser Abschnitt deutlich von dem vorausgegangenen. Zur Ebene verbaler Interaktion wird als Möglichkeit der Datenerhebung der Einsatz eines **symbolisch – metaphorischen** Verfahrens genutzt (vgl. Kap. 5.3.4).

Abschnitt 3 – Der sich nun anschließende dritte Teil des Interviews befasst sich mit den Auswirkungen der beruflichen Konfrontation mit den Folgen nationalsozialistischer Gewaltherrschaft auf die InterviewpartnerInnen. Methodischer Zugang ist hier wieder ein narrativer, welcher sich mithilfe unterschiedlicher Formen **systemischen Fragens** den interessierenden Themen zuwendet.

5.3.2. Themenkomplexe des Leitfadens

Inhaltliche Orientierung für die Gestaltung der Interviews gab ein Leitfaden, der als offener Rahmen Fragestellungen zu Themenkomplexen bündelte. Basis für die Entwicklung des Leitfadens war das theoretische Vorwissen, sowie die Ergebnisse der Auswertung eines früher geführten Interviews (vgl. S. 106). Im folgenden stelle ich die Leitthemen mit den dazugehörigen möglichen Fragestellungen vor.

Leitthemen:	***Mögliche dazugehörige Fragestellungen***
Zugangswege	Welches ist Ihr aktueller Arbeitskontext? In welchem Zusammenhang steht dieser zum Themenbereich Nationalsozialismus/ Verfolgung? Seit wann beschäftigen Sie sich mit dem Holocaust (beruflich und persönlich)? Welches war Ihr persönlicher Zugang zu dieser Thematik? Welche Rolle spielte die Auseinandersetzung mit dem Nationalsozialismus in Ihrer Familie als Sie Kind waren? Welche Auswirkungen hatte dies auf Ihren persönlichen Zugang zu Fragen der Verfolgung im Nationalsozialismus?
Die Wirkung der beruflichen Konfrontation mit dem Holocaust	Haben sich für Sie durch die Auseinandersetzung mit des Holocaust Veränderungen ergeben in Bezug auf: Überzeugungen, soziale Beziehungen, professionelle Beziehungen, Umgang mit dem Leben, Gesundheit ...
Ressourcen	Welche Ressourcen waren vorhanden, die die Auseinandersetzung mit dem Holocaust möglich machten? Welche Bedingungen wären nach Ihrer Meinung notwendig, um die Auseinandersetzung mit dem Holocaust über lange Zeit bewältigen zu können? (Skalierung) * soziales Netzwerk * professionelles Netzwerk * Verlässlichkeit des Arbeitsplatzes * Verlässlichkeit sozialer Beziehungen * Spiritualität * andere
Bewältigungsstrategien	Was brauchen Sie, um sich in dieser Arbeit gut unterstützt zu fühlen: von Freunden, von der Familie, von KollegInnen, von der Institution?
Supervision	Ist in Ihrem Arbeitskontext Supervision möglich? Falls Sie Supervision in Anspruch nehmen: wofür nutzen Sie diese? Falls Sie Supervision in Anspruch nehmen könnten: wofür würden Sie diese nutzen? welche Wünsche hätten sie daran?

5.3.3. Systemische Fragetechniken

Systemische Fragetechniken als mögliche Form der Informationsgewinnung sind insbesondere dort sinnvoll eingesetzt, wo Beziehungs- und Interaktionsaspekte in ihrer kontextuellen Bedingtheit exploriert werden sollen. Während im Rahmen von Beratung und Therapie systemische Fragen sowohl der Informationsgewinnung als auch der Initiierung von Veränderungsprozessen dienen, ist das vorrangige Ziel ihrer Anwendung im Forschungsinterview ihre Nutzung als Forschungsinstrument (vgl.Ochs, Schweitzer 2009, S. 164). Dabei geht es nicht darum, standardisierte Fragen mithilfe eines Repertoires standardisierter Fragetechniken zu stellen. Vielmehr ist es Ziel, durch Methoden systemischer Gesprächsführung im Forschungsinterview die Sicht auf eine möglichst breite Vielfalt der Perspektiven zu eröffnen, um diese in den Forschungsprozess einbeziehen zu können. In diesem Sinne werden systemische Fragen dem Gesprächsverlauf angepasst und sind dort Bestandteil des Interviews, wo sie weitere Denkprozesse anregen.

Im folgenden beschreibe ich Formen systemischer Fragetechniken, soweit sie für die Interviewführung bedeutsam waren, und gebe Beispiele ihrer Umsetzung aus den Interviews.

Zirkuläre Fragen

Zirkuläre Fragen gehören zu den zentralen Methoden systemischer Gesprächsführung. Sie sind in ihrer Zielsetzung darauf ausgerichtet, „Sachverhalte in ihrer Kontextabhängigkeit und damit Relativität erkennbar und erfahrbar zu machen.“ (Schiepek 1999, S. 81) Durch sie wird der Blick auf Beziehungen gerichtet, auf die wechselseitigen Reaktionen von Menschen, auf Zusammenhänge zwischen Menschen und Ereignissen.

Sie „untersuchen Wechselwirkungen im System, vor allem Wechselwirkungen zwischen dem Problem/Symptom und dem Kontext, in dem dieses sich vorfindet:

- die Beziehungen der Mitglieder des Systems und ihre Unterschiede,
- deren Sichtweisen und Vorstellungen über Vergangenheit, Gegenwart und Zukunft,
- Ereignisse in der Vergangenheit und Gegenwart,
- Reaktionen auf Ereignisse und Unterschiede in den Reaktionen.“ (Schwing, Fryszer 2009, S. 211)

Es geht nicht darum herauszufinden, wie etwas genau gewesen ist. Vielmehr stehen die Wahrnehmungen und Perspektiven der beteiligten Menschen im Mittelpunkt des Interesses. Ein zentrales Muster der Konstruktion zirkulärer Fragen ist, dass eine Person über die Sicht von anderen Personen befragt wird – nicht über sich selbst. Zwei Beispiele aus den Interviews sollen dieses veranschaulichen:

Beispiel 1 – Im Rahmen dieses Interviews wurde die zeitliche Dimension und das Weiterwirken familiärer Muster und Bindungen mithilfe zirkulärer Fragen exploriert. So stellte ich einer Kollegin im Rahmen der Auseinandersetzung mit ihrem familienbiografischen Hintergrund folgende Frage:

> „Und wie wäre das, wenn jetzt ... diese (Familienmitglieder, R. J.) hier, die hier so hingucken (zum symbolisierten Nationalsozialismus, R. J.), wenn die jetzt etwas zu Ihrem Beruf sagen würden, was würden die denn sagen?"

Diese Frage löste einen reflektierenden Prozess darüber aus, dass Muster der transgenerationalen Weitergabe familiärer Schweigegebote in ihrer Familie und in der Folge auch bei ihr wirksam waren.

Beispiel 2 – Eine andere Kollegin beschrieb, dass eine von ihr entwickelte größere Distanz zum beruflichen Schwerpunkt Folgen für ihre Beziehungen hatte. Die folgende von mir gestellte Frage forderte sie auf, ihre Vermutung darüber zu äußern, wie ihr Partner und Kollege den Zusammenhang von berufsbedingter Belastung und Belastbarkeit der persönlichen Beziehungen sehen würde.

> „Würde er es so beschreiben, dass Sie das Thema verlassen haben? Und mit dem Thema ihn?"

Ihre Antwort verdeutlichte, dass ihr Versuch, sich vor Sekundärer Traumaexposition zu schützen, bei ihrem Partner dazu führte, dass er sich verlassen fühlte und sich schließlich von ihr trennte.

Fragen zu Wirklichkeits- und Möglichkeitskonstruktionen

A. von Schlippe und *J. Schweitzer* orientieren sich in ihrer Darstellung systemischer Fragen an zwei großen Inhaltsbereichen. Ein Bereich betrifft Fragen zur Wirklichkeitskonstruktion, der andere hat Möglichkeitskonstruktionen zum Inhalt (Schlippe, Schweitzer 1998, S. 143ff).

Dort, wo ***Wirklichkeitskonstruktionen*** fokussiert werden, geht es um die Auseinandersetzung mit aktuellen oder vergangenen Kontexten, um Beziehungsmuster und Bedeutungszuschreibungen, welche in diesem Zusammenhang zur Wirkung kommen. Systemische Fragen zur Wirklichkeitskonstruktion der InterviewpartnerInnen in die Interviewführung zu integrieren bedeutete im Zusammenhang dieser Arbeit, die KollegInnen einzuladen,

Aspekte ihrer aktuellen beruflichen Situation, des gesellschaftlich – historischen Hintergrundes und des familienbiografischen Zugangs aus der eigenen Perspektive zu rekonstruieren und mit eigenen Bedeutungsgebungen zu verknüpfen. Auch hier soll ein Beispiel der Verdeutlichung dienen:

Eine Kollegin berichtete, dass ihre jüdische Tante als Kind den Nationalsozialismus im Versteck überlebte.

> „Und hat die Schwester von deinem[44] Vater irgendwie so eine Rolle in deiner Familie gespielt, dass - als du Kind warst - bei Euch über sie gesprochen wurde? Oder wurde deine Tante eher totgeschwiegen,....?"

Diese Frage regte die Kollegin an, sich mit ihrer Wahrnehmung eines Aspektes der Familiengeschichte und mit ihrer Sicht familiärer und subjektiver Musterbildungen im Zeitverlauf auseinander zu setzen.

Fragen zur Erfassung der ***Möglichkeitskonstruktionen*** erweitern durch hypothetische Vorwegnahme der Zukunft die Möglichkeit der Reflexion von Handlungsspielräumen oder -erwartungen. Im Rahmen der Interviews zum Themenbereich: „Sekundäre Traumaexposition im Schnittpunkt von Zeitgeschichte und Professionalität" waren Fragen dieses Spektrums insbesondere z.B. dort angebracht, wo es um die Relevanz von Supervision ging.

Eine Interviewpartnerin, die sich von ihren KollegInnen ein „offenes Ohr" wünschte, wurde in Bezug auf Erwartungen an Supervision gefragt:

> „Und wenn es so wäre, dass Sie wider Erwarten Supervision bekommen könnten, was müsste da passieren? Ginge es in erster Linie um das offene Ohr, oder was wäre für Sie ganz besonders wichtig?"

Ein anderer Kollege betonte, dass in der Institution, in der er arbeitet, der Rahmen für Supervision nicht vorhanden sei. Die entsprechende Frage war:

> „Wenn es so wäre, dass hier so ein Rahmen vorhanden wäre und irgendeine Form von Supervision möglich wäre, also entweder Team- oder Fallsupervision, oder ... Gruppen-Supervision, was hätten Sie da für Erwartungen daran, ...?"

Fragen nach Ausnahmen

Eine Möglichkeit, zu neuen Perspektiven und Sichtweisen einzuladen, stellen Fragen nach Ausnahmen dar. „Solche Fragen zielen auf die konstruktive Alltagsbewältigung jenseits der Probleme und rücken die dabei gezeig-

[44] Einige der InterviewpartnerInnen spreche ich mit Vornamen und „Du" an. Entweder waren mir diese aus Kontexten bekannt, in denen das „Du" üblich ist, oder der Kontakt wurde durch Personen aus entsprechenden Zusammenhängen vermittelt. Alle übrigen KollegInnen spreche ich mit „Sie" und Nachnamen an.

ten Kompetenzen und Ressourcen in den Vordergrund." (Ritscher 2002, S. 258)

Ein Interviewpartner, der sich damit auseinandersetzte, dass er mit KollegInnen in destruktive Konfliktdynamiken gerät, wenn es um aktuelle Machtausübung und Mitläufertum im beruflichen Kontext geht, antwortet auf meine Frage, ob auch andere Handlungsmöglichkeiten bestehen:

> „... ginge das nicht anders?" (R.. J.)
> „... ich denk schon mal, weil es gibt ja auch sehr gutwillige Menschen, die mich vielfach gewarnt haben. Die sagen dann: „Mensch, jetzt mach doch mal das ... mach das doch mal ein bisschen anders. Sei doch ... versuch mal ein bisschen ..." (...) manchmal folge ich dann auch diesem Rat und es ist tatsächlich so, dass das dann auch durchaus andere Ergebnisse zu Tage fördert."

Fragen, die Unterschiede verdeutlichen

Einige Phänomene interpersoneller Prozesse sind insbesondere dann der Reflexion zugänglich, wenn sie durch Fragen nach Unterschiedlichkeit oder Gemeinsamkeit voneinander abgrenzbar werden. Die folgenden Fragen stellen Beispiele vor, in denen der Fokus der Aufmerksamkeit auf das Ermöglichen von Differenzierung gerichtet ist.

> „Ist eigentlich eher die Arbeit mit den Gruppen anstrengend oder eher an diesem Ort zu arbeiten?"
> „Also, es hat eine Rolle auch für deinen Berufsalltag gespielt? Oder mehr allgemein für deinen Umgang mit dem Leben?"
> „Und wie ist das mit dem, ... Sie haben ja immer in befristeten Projekten gearbeitet... Ist das eher etwas Positives oder eher was Negatives?"

Fragen dieser Art können Suchprozesse auslösen. Die beiden Pole der jeweils vorgeschlagenen Unterscheidung können als Möglichkeit reflektiert oder auch als unpassend verworfen werden, um nach anderen passenderen Ideen zu suchen.

Skalierungsfragen

Auch Skalierungsfragen gehören zu dem Komplex von Fragetypen, die der Unterscheidungsbildung dienen. „Adressatinnen der Frage werden gebeten, auf einer Skala (mit fünf oder zehn Markierungen) eine Quantifizierung hinsichtlich der Intensität eines Verhaltens, Wunsches, Gefühls oder einer interpersonellen Beziehung vorzunehmen. Die ordnende Kategorie ist hier der Unterschied: Durch Skalierungsfragen werden Unterschiede in der Einschätzung von Beziehungen und Ereignissen, Unterschiede in der Bedeutungszuschreibung und Unterschiede in Zeit und Raum (vorher – nachher, hier – dort) herausgearbeitet.“ (Ritscher 2007, S. 94)

Einen besonderen Stellenwert hatten Skalierungsfragen in einem Teilbereich des dritten Abschnitts der von mir geführten Interviews. Die InterviewpartnerInnen wurden gebeten, auf einer Skala von 1 – 10 anzugeben, welche Bedeutung sie den folgenden Bereichen als mögliche Ressource oder als Halt gebendem Rahmen beimessen:

- soziales Netzwerk (gemeint ist hier ein reales, nicht aber ein virtuelles soziales Netzwerk!)
- professionelles Netzwerk
- Verlässlichkeit des Arbeitsplatzes
- Verlässlichkeit sozialer Beziehungen
- Spiritualität
- andere

Fragen zu diesen Themenkomplexen wurden so in den Interaktionsprozess des Interviews integriert, dass sie den antwortenden Personen Raum für Reflexion gaben. Ein Beispiel soll das Vorgehen veranschaulichen:

Eine KollegIn setzte sich damit auseinander, dass sie in ihrem beruflichen Engagement über einen langen Zeitraum die eigenen Grenzen der Belastbarkeit nicht wahrnahm. Die Entwicklung der folgenden Frage knüpfte an die Feststellung der KollegIn an, dass sich hier deutliche Veränderungsprozesse abzeichneten.

> „Also, das ist wirklich ganz anders. Es ist wesentlich mehr, dass du auch guckst, was dir bekommt. Und wenn du jetzt jemanden sehen würdest, der genauso massiv und intensiv in der Arbeit steckt und sich mit dem Grauen so auseinandersetzt, also mit dem Nationalsozialismus wie du das früher gemacht hast. Derjenige Mensch würde dich um Rat fragen, was man so beachten sollte. Was würdest du dem sagen? Ich habe jetzt hier mal so ein paar Punkte, also was wichtig wäre, um die Arbeit überhaupt so machen zu können. Was würdest du meinen, wie wichtig dafür ein soziales Netzwerk wäre? Wenn du das mal auf einer Skala siehst, so von eins bis zehn, wo würdest du das einsortieren.“

Neben dem Aspekt, die Bedeutsamkeit kontextueller Ressourcen in Form von Skalierungen zu erfassen, war wesentliches Ziel, KollegInnen durch öffnende Formulierungen zu umfassenderen Berichten einzuladen. Die Fragen folgten also keinem fest vorgegebenen Frage-Antwort-Schema, auf das nur eine Antwort – die entsprechende Zahl – möglich gewesen wäre.

So folgte auf die Frage nach der Bedeutung der Verlässlichkeit des Arbeitsplatzes eine Reflexion aber keine Skalierung:

„... Das kann ich zahlenmäßig ganz schwer sagen, weil da die Ambivalenz zuschlägt, dass ich nicht sicher bin, ob es gut ist, dass man die Garantie hat, in einem solchen Bereich lange Zeit arbeiten **zu müssen**. Also ich glaube, dass die Alternativen da sein müssten,...“ .

Mit skalierenden Fragen war die Erhebung eines persönlichen Ratings verbunden. Es wurde deutlich, welche Bedeutung die jeweilige InterviewpartnerIn dem abgefragten Bereich beimisst und wie sie diese Wertung in Relation zu den anderen interessierenden Kontexten setzt. Eine interpersonelle Vergleichbarkeit ist dabei auf interpretativer Ebene ebenfalls gegeben. So kann zum Beispiel ausgesagt werden, dass eine beschriebene Anzahl von KollegInnen einem stabilen sozialen Netzwerk eine hohe Bedeutung beimisst, während die Verlässlichkeit des Arbeitsplatzes in ihrer Bedeutung für die Arbeitsfähigkeit differierend eingeschätzt wird (vgl. S. 233). Eine quantitative Auswertung mit repräsentativer Aussagekraft ist damit allerdings nicht verbunden. Einerseits ist die Anzahl der befragten Personen hierfür zu gering, darüber hinaus ist die Bedeutung, die den jeweiligen Skalenwerten beigemessen wird, subjektiv unterschiedlich.

5.3.4. Skulptur als symbolisch-metaphorisches Verfahren

Die Konzipierung der Interviewstruktur berücksichtigte als deutlich unterscheidbaren Abschnitt der Informationsgewinnung die Entwicklung einer Symbolskulptur. Beabsichtigt war der Einsatz eines Erhebungsinstrumentes, das in der Lage ist, mögliche Zusammenhänge zu erfassen, die zwischen dem spezifischen familienbiografischen Hintergrund der KollegInnen und deren Zugang zum Themenschwerpunkt ihres Berufsfeldes wirken könnten. Bei der Entwicklung eines passenden Verfahrens der Datenerhebung orientierte ich mich an Autoren, welche die Arbeit mit Symbolskulpturen für deren Anwendung in Forschungskontexten weiterentwickelten. So gab die von *K. Ludewig* und *U. Wilken* vorgestellte Arbeit mit dem „Familienbrett“ (vgl.Ludewig, Wilken 2000), wie sie im Rahmen systemischer Forschung und Praxis mit Familien und in anderen Kontexten umgesetzt wird, Anregungen für die Nutzung der Symbolskulpturen als Kommunikationsmittel sowie als Möglichkeit, internalisierte Vorstellungen von Strukturen der Herkunftsfamilie abzubilden. *W. Neumann* verwendet das Familienbrett als Erhebungsmethode, um herauszuarbeiten, „in welcher Weise und in welchem Umfang der Transfer der familialen NS-Vergangenheit bzw. deren 'Verarbeitung' bei nachfolgenden Generationen stattfindet, mit welchen Schwerpunkten und mit welchen innerfamilialen und innerpsychischen Konsquenzen.“ (Neumann 1999, S. 13) Auch die von *K. von Sydow* auf dem Hintergrund systemischer Bindungsforschung entwickelte Familienskulpturtechnik „Fsplay“ (Sydow 2004), für die sie Playmobilfiguren nutzte, trug zur Konkretisierung des möglichen eigenen Vorgehens bei. Hintergrund waren zudem eigene Erfahrungen aus der Arbeit mit Symbolskulpturen in Therapie- und Supervisionsprozessen. Sie legten nahe, diese Methode dem Rahmen des Forschungssettings anzupassen und sie in das Interviewkonzept zu integrieren (vgl. Jegodtka 2008).

Die Arbeit mit Symbolskulpturen ist im Rahmen systemischer Beratungs- und Forschungskontexte ein etabliertes Verfahren, das auf die Methode der Familienskulptur zurückgeht, welche nicht mit Symbolen, sondern mit Menschen arbeitet. Zu deren Entwicklung trugen *F.* und *B. Duhl*, *D. Kantor, V. Satir* und *P. Papp* wesentlich bei (Duhl et al 1973, Satir 1977, Papp 1976). Für die Erarbeitung einer Skulptur wird ein Mitglied einer Gruppe, z. B. einer Familie, gebeten, die anderen Mitglieder der Gruppe „so zueinander aufzustellen, dass deren Abstände und deren Zueinanderstehen das Bild widerspiegelt, das dieses Familienmitglied über die derzeitige Beziehungssituation in sich trägt.“(Schweitzer et al 2007, S. 10) Der Zugang zu inneren Bildern mit Hilfe der Entwicklung von Skulpturen nutzt die Dimensionen Raum, Zeit und Energie. *M. Andolfi* beschreibt die Möglichkeiten, die das Arbeiten mit Skulpturen (hier Familienskulpturen) eröffnet:

> „Sie gestattet uns, die Analyse des familialen Systems mit der Vorgeschichte und den inneren Aspekten des Lebens des Individuums und der Familie zu verbinden. Dabei werden innerpsychische Zustände und emotionale Bindungen in symbolischer Weise neu geschaffen, und zwar durch die dreidimensionale Darstellung der Beziehungen unter den Familienmitgliedern, in die auch die Körper und ihre Bewegungen mit einbezogen sind.“ (Andolfi 1982, S. 130)

Anders als diese Form der Skulpturarbeit setzt die Nutzung von Symbolen, z.B. von Holzklötzen, Tierfiguren, Puppen oder anderen Gegenständen, ein Mehrpersonensetting nicht voraus und ist somit auch für Einzelinterviews geeignet. Die Entwicklung von Symbolskulpturen, wie sie auch von mir mit den InterviewpartnerInnen entwickelt wurden, bietet die Möglichkeit, Beziehungskonstellationen auf einem Brett darzustellen. Nähe und Distanz, emotionale Bindungen sowie Hierarchien werden symbolisiert erfasst. Anstelle des aktiven Einbezugs von Mitgliedern einer Gruppe stehen stellvertretend Gegenstände, die die gemeinten Personen symbolisieren.

Die entstehende symbolisch-metaphorische Skulptur ermöglicht es, individuelle innere Repräsentanzen von Systemen und Grenzregulation zwischen Personen rekonstruierend äußerlich sichtbar zu machen. Ebenso wie die oben beschriebene Skulptur bezieht die Symbolskulptur die Ebenen

Raum und Zeit ein. Dies macht es möglich, Beziehungen in ihrem historischen Gewordensein nachvollziehbar werden zu lassen. Im Unterschied zur Skulpturarbeit unter Einbeziehung konkreter Menschen als DarstellerInnen wird die Ebene Energie nur in abgeschwächter Form wirksam, da die Körper und ihre Bewegungen nicht aktiv an dem Prozess beteiligt sind. Während die „lebende Skulptur" einen assoziierten Zugang zu den inneren Bildern ermöglicht, stellt die Symbolskulptur einen Zugang dar, der durch Symbolisierung innerer Bilder diese mit mehr emotionalem Abstand reflexiv zugänglich gemacht. Sie erfüllt damit eine wesentliche Voraussetzung, die ich an die Interviewführung stellte: Für den forschenden Zugang war für mich wichtig, einen Weg zu finden, der einen Zugang zu inneren Bildern der familienbiografischen Ebene der KollegInnen ermöglicht und zugleich berücksichtigt, dass die InterviewpartnerInnen die für sie nötige Distanz halten können (vgl. Kap.3.4.1).

Weitere Anregungen für die Entwicklung des Verfahrens der Symbolskulptur, wie ich es im Rahmen der Interviewführung umsetze, fand ich in dem Konzept der Externalisierung (vgl. White, Epston 2002). „Mit externalisierenden Interventionen geben wir Problemen oder inneren Prozessen eine symbolische Form. Das kann sprachlich geschehen oder auch gegenständlich." (Schwing, Fryszer 2009, S. 283) Im Rahmen der Interviews wurden die InterviewpartnerInnen gebeten, ihr inneres Bild zur „Rolle des Nationalsozialismus im Kontext der Herkunftsfamilie" zu externalisieren, so wie es ihrer aktuellen Wahrnehmung der familiären Relevanz des Themas entsprach. Dem externalisierten inneren Bild wurde durch ein Symbol Gestalt gegeben. Die symbolisierte Externalisierung innerer Bilder eröffnet vielfältige Möglichkeiten der Reflexion. *M. White* und *D. Epston* schreiben dazu, dass diejenigen, die ein Thema externalisieren, durch Befragung aufgefordert werden, sich mit dessen Auswirkung auf das eigene Leben zu befassen. Die rekursive Verknüpfung des Themas mit Beziehungsstrukturen, Emotionen, Interaktionen mit anderen Menschen und deren Meinungen wird veranschaulichend zugänglich gemacht (White, Epston 2002, S. 60). Auf die Methodik der Interviewführung und Intentionen der Datenerhebung übertragen bedeutet dies: Die Externalisierung des inneren Bildes der Repräsentanz des Nationalsozialismus in der Herkunftsfamilie regte in der Folge einen kommunikativen Prozess an. Familiär bedeutsame Muster des Umgangs mit individueller und gesellschaftlicher NS-Vergangenheit, mit Strategien der Vergangenheitsbewältigung usw. konnten der Reflexion zugänglich gemacht und in Bezug auf deren eventuelle Bedeutsamkeit für das eigene Leben und für die professionelle Schwerpunktsetzung hinterfragt werden.

An dieser Stelle soll das Vorgehen konkret beschrieben werden:

Als Material wurde genutzt:

Ein Schachbrett

Dieses wurde als Familienbrett genutzt. Es gab den Rahmen vor, innerhalb dessen die Symbolskulptur entstand.

43 Playmobilfiguren

in verschiedenen Farben, drei Altersstufen: Erwachsene (Frauen und Männer), Kinder (Mädchen und Jungen), Babys. Weiter ein Hund, eine Katze und Klötze. Mithilfe der Playmobilfiguren entwickelten die InterviewteilnehmerInnen die Symbolskulptur. Die Klötze ermöglichten die Erhöhung der Symbolfiguren und somit die Andeutung von Hierarchien.

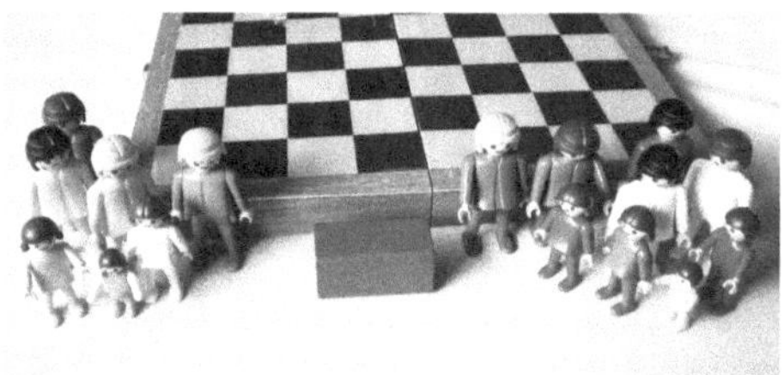

Schachfiguren

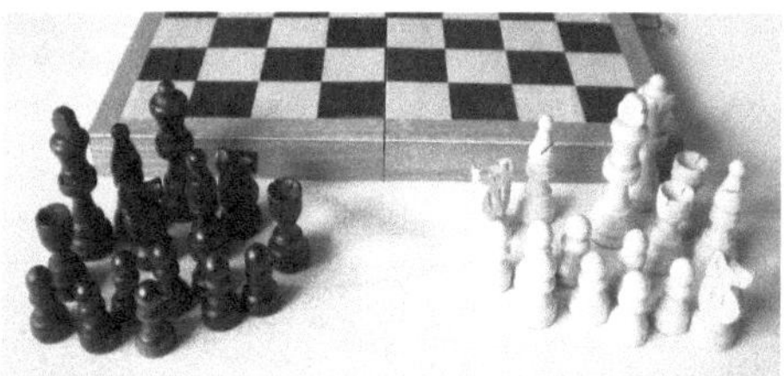

Aus ihnen konnte ein Symbol für das externalisierte Bild der „Rolle des Nationalsozialismus im Kontext der Herkunftsfamilie“ gewählt werden .

Die Instruktion:

Alle InterviewpartnerInnen wurden vorab darüber informiert, dass die Entwicklung einer Symbolskulptur Bestandteil des Interviews sein soll und zu welchem Zweck dieses Verfahren von mir umgesetzt wird.

Dieser Interviewabschnitt wurde durch die Bitte eingeleitet, auf dem Schachbrett ein Bild der Herkunftsfamilie darzustellen, zu einem Zeitpunkt als die InterviewpartnerIn Kind war – mit sich selbst beginnend. Der Einstieg in die Auswahl der Figuren und deren Platzierung auf dem Brett wurde in der Regel durch ein Gespräch begleitet, z. B. darüber, wie alt die KollegIn zu diesem Zeitpunkt war und ob für die Entwicklung der Skulptur dieses Alter den passenden Zeitrahmen darstellt. Dazu gruppiert wurden im

Anschluss alle Personen, die wichtig waren. Auch zum Zeitpunkt der Kindheit der InterviewpartnerInnen nicht mehr lebende Menschen konnten berücksichtigt werden, sofern diese von der KollegIn als bedeutsam für die familiäre Dynamik oder für das eigene damalige Empfinden eingeschätzt wurden. Die Gestaltung der Skulptur wurde durch systemische Fragen begleitet und erhielt so neue Impulse für deren Weiterentwicklung. Nach Entwicklung eines für die InterviewpartnerIn stimmigen Bildes wurde sie aufgefordert, aus den zur Verfügung stehenden Schachfiguren eine auszuwählen als Symbol für die „Rolle des Nationalsozialismus im Kontext ihrer Herkunftsfamilie“. Dieses Symbol wurde in die zuvor entstandene Symbolskulptur der Familie integriert.

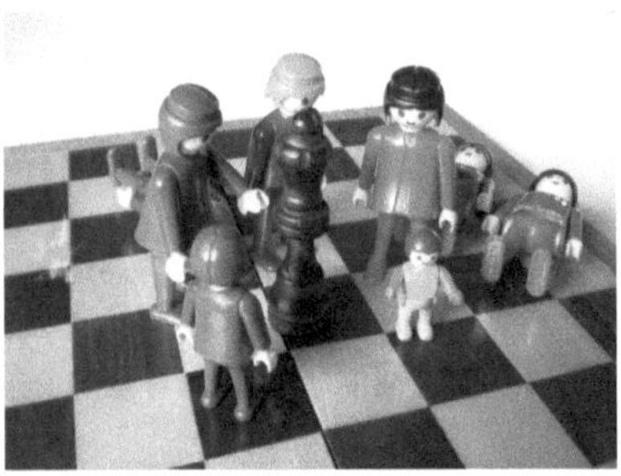

Die Dynamik:
Zwei Schritte der Entwicklung der Skulptur waren mit jeweils besonderer Dynamik verbunden:

Die **einleitende** Bitte, eine passende Figur für die eigene Person zum Zeitpunkt der Kindheit auszuwählen, löste zumeist einen Prozess aus, der einen individuell passenden Zugang zur Situation der Herkunftsfamilie bot. Zugleich wurde der Rahmen, dem die entstehende Skulptur zeitlich zuzuordnen war, eingegrenzt. Ein Beispiel soll dies veranschaulichen:

Nach der Aufforderung *„Könnten Sie mal eine Figur für sich selber aussuchen. Sie als Kind“ (R. J.)* rückversicherte sich eine InterviewpartnerIn *„Ich als Kind?“* und begann eine für sie passende Figur zu suchen. Nachdem sie diese fand und auf dem Brett platzierte, war meine Folgefrage: *„Wie alt waren Sie da?“ (R. J.)* Die KollegIn entschied sich für einen Zeitpunkt, zu dem sie zwölf Jahre alt war. Nachdem in der weiteren Entwicklung der Skulptur schnell deutlich wurde, dass diese Phase der Kindheit mit dem Tod einer nahen Angehörigen verbunden waren, erfolgte eine Rückversicherung meinerseits: *„Ah ja. Noch mal eine Rückfrage: Wäre es vielleicht dann ganz gut ein paar Jahre vorher zu nehmen, eine Zeit, als alles noch in Ordnung war?“ (R.J.)* In der darauf folgenden Reflexion bestätigte die KollegIn, dass in Bezug auf die Auseinandersetzung mit dem Nationalsozialismus der Zeitpunkt, zu dem sie 12 Jahre alt war, von ihr trotz belastender familiärer Ereignisse als passender Zeitrahmen gewertet wurde.

Nach der zeitlichen Rahmung erfolgte durch Platzierung der Playmobilfiguren auf dem Schachbrett der Entwurf eines Bildes der Herkunftsfamilie der InterviewpartnerIn. Eine deutliche **Veränderung** der Dynamik ergab sich in der Regel durch die Aufforderung, das innere Bild der familialen Bedeutung des Nationalsozialismus externalisierend durch ein Symbol darzustellen. Die Integration der gefundenen Symbolfigur in die Skulptur hatte in der Regel eine Veränderung der zuvor entwickelten Bilder der Herkunftsfamilien zur Folge. Zentral war jetzt für die InterviewpartnerInnen, das innere Bild des Bezuges einzelner Familienmitglieder sowie auch der eigenen Person zur NS-Vergangenheit wiederzugeben. Die Darstellungen von Nähe oder Distanz zum symbolisierten Nationalsozialismus bewirkte weitere Veränderungen z. B. in Bezug auf Blickrichtungen

Für drei Skulpturentwicklungen innerhalb der Interviewverläufe waren Abweichungen von der hier vorgestellten Dynamik kennzeichnend:

- Die erste von mir interviewte KollegIn suchte mehrere Symbole für die „Rolle des Nationalsozialismus im Kontext ihrer Herkunftsfamilie“ heraus und ordnete diese jeweils einem Familienmitglied zu. Dieses bewirkte das Sichtbarwerden der Betroffenheit einzelner Mitglieder der Familie. Die Darstellung der Dynamik des „Tanzes der Familie um das Thema“, die rekursive Verknüpfung des Themas mit familiären Beziehungsstrukturen, wurde nicht auf dem Familienbrett abgebildet. Auch die Erfassung von Nähe oder Distanz der InterviewpartnerInnen zum Thema blieb darauf angewiesen, diese im weiteren Verlauf durch einen narrativen Zugang zu explorieren. Um eine Visualisierung von Formen familiärer Gedächtniskulturen und ihrer spezifischen innerfamiliären Dynamik zu ermöglichen, beschloss ich während der folgenden Interviews für die Externalisierung die Auswahlmöglichkeit auf eine einzelne Symbolfigur zu beschränken.
- Ein Interviewpartner war auf die Entwicklung der Skulptur vorbereitet, auch daran interessiert, mochte sich dann aber während des Interviews doch nicht darauf einlassen, sodass die familienbiografischen Zugangswege dieses Kollegen im Forschungsgespräch erhoben, aber auf die Entwicklung einer Skulptur verzichtet wurde.
- In einem weiteren Interview wurde das entwickelte Bild der Herkunftsfamilie aus der Sicht des Interviewpartners als so stimmig erlebt, dass dieses nicht durch den symbolisierten Nationalsozialismus verändert werden sollte. Die Lösung war dann, zwei Symbole für den Nationalsozialismus zu wählen und diese den Personen zuzuordnen, die dem Thema am nächsten standen. Auch hier war die darge-

stellte Familienstruktur gleichbleibend. Die Nähe des Themas zum Interviewpartner wurde dennoch deutlich abgebildet und dem Diskurs zugänglich gemacht.

Die Darstellung

Die entstandenen Skulpturen wurden nach Beendigung des jeweiligen Gesamtinterviews fotografiert. Ziel war dabei, die entstandenen Fotos als visuelle Dokumentationen mit in die Analyse einbeziehen zu können. Verzichtet wurde auf das Fotografieren des entworfenen Bildes der Herkunftsfamilie vor Integration des symbolisierten Nationalsozialismus. Ein auch visuell nachvollziehbarer Vergleich wäre interessant gewesen, hätte aber die Interaktion unterbrochen und damit den weiteren Verlauf des Interviews gestört.

5.3.5. Interviewführung als Intervention

Forschungsinterviews als Form eines kommunikativen Prozesses sind immer auch Interventionen. Auf Seite 101 kündigte ich an, dass ich im Rahmen der Ausführungen zur Interviewführung auf mögliche gewünschte oder ungewünschte Auswirkungen forschungsimmanenter Interventionen auf die InterviewpartnerInnen eingehen werde. Konkreter Anlass, mich mit dieser Thematik auseinander zu setzen, war die Reflexion einer Sequenz des ersten von mir durchgeführten Interviews. Die befragte Kollegin beschrieb eine sie überfordernde Erfahrung der Wirkung Sekundärer Traumaexposition:

> „...und da wird mir jetzt auch schon schlecht, wenn ich jetzt nur davon erzähle. Und das sind so zusammengeschnittene Originalfilme und da kommt so eine Szene drin vor, ..."

An dieser Stelle geriet die Interviewpartnerin in eine Verfassung, die als dissoziiert (vgl. S. 49) beschrieben werden kann: der Erzählfluss brach ab, während sie gleichzeitig die Außenwelt kurzfristig nicht wahrzunehmen schien[45]. Die Wiederaufnahme des narrativen Fadens war stockend. Das, was für die Berichtende überwältigend war, wurde ausgelassen.

> „Nee... ich kann das nicht erzählen...äh...so..."

Im weiteren Verlauf wies sie auf sie belastendes ungewolltes Wiedererleben dieses nicht beschriebenen internalisierten Bildes hin:

---

[45] Dieses äußerlich sichtbare und mich beeindruckende „Weggehen" wurde unmittelbar nach Abschluss des Interviews von mir im Beobachtungsprotokoll festgehalten, um es einem späteren Reflexionsprozess zugänglich machen zu können. (vgl. S. 130)

„...und dann ist es so, das ist so etwas, das ist hängen geblieben. Ich habe diese Szene, und da komme ich nicht mehr von los (...) Die kommt immer wieder, nur wenn ich davon spreche, und das ist so grauenhaft."

Die Thematisierung der Wirkung Sekundärer Traumaexposition im Forschungsgespräch ebenso wie die Auseinandersetzung mit den familienbiografischen Hintergründen von InterviewteilnehmerInnen kann in hohem Maße emotionales Berührtsein bewirken. Die an dieser Stelle beschriebene Interviewsequenz verwies mich auf die Frage, wie verantwortlich mit Situationen umgegangen werden kann, in denen eine InterviewpartnerIn Reaktionen zeigt, die über solches Berührtsein hinausgehen.

In der Fachliteratur nimmt die Diskussion dieser Frage wenig Raum ein. *G. Rosenthal* vertritt die Position, dass im Rahmen narrativ-biographischer Interviews mit traumatisierten Menschen zurückliegende traumatisierende Lebenserfahrungen durch die ForscherIn fokussiert werden sollen. Sie geht davon aus, dass das Zur-Sprache-bringen von man-made-disaster für die InterviewteilnehmerInnen heilsame Wirkung hat. „Die Aufforderung zur Erzählung einzelner schwieriger oder gar traumatisierender Erlebnisse und Lebensphasen gibt nun den BiographInnen das Gefühl, von uns ZuhörerInnen in ihrem Leiden anerkannt zu werden. Des weiteren ist für sie erleichternd zu erleben, wie sich das offenbar Unaussprechbare entgegen ihrer Befürchtung doch in Sprache kleiden lässt und damit mitteilbar und vor allem *gleichsam real* wird."(Rosenthal 2002, S. 219) Ich halte dies für eine Möglichkeit mit eingeschränkter Gültigkeit:

- Die Fokussierung der extremen Erfahrung sozio-politischer Traumatisierung im Forschungsinterview kann eine intensiv und langfristig wirkende Intervention darstellen. In therapeutischen Kontexten wird davon ausgegangen, dass eine Konfrontation mit den extremen Erfahrungen zurückliegender Traumatisierung bei den Betroffenen Stabilität voraussetzt. Darüber, ob die InterviewpartnerInnen trotz erfahrener Gewalt über diese Voraussetzung verfügen, ob sie sicher im „Fluss des Lebens schwimmen" (vgl. S. 33), hat die ForscherIn vor Beginn der Datenerhebung zumeist keine Kenntnis.
- Traumaarbeit im Sinne von Heilung erfordert darüber hinaus die Bereitschaft, sich auf Prozesse einzulassen und für einen Sicherheit und Halt gebenden Rahmen zu sorgen. Forschungsinterviews umfassen in der Regel einen zeitlichen Rahmen, der eine weitere Begleitung des Prozesses nicht vorsieht.
- Dem Ziel, im Forschungsinterview zur Heilung beizutragen, liegt kein Auftrag seitens der Befragten zugrunde. Es geht nicht um eine Begegnung zwischen Menschen, die geheilt werden möchten, und

solchen, die hierzu einen Beitrag leisten können. Vielmehr steht im Mittelpunkt, dass die InterviewpartnerInnen spezifisches Erfahrungswissen zur Verfügung stellen, welches den ForscherInnen bis dahin nicht zugänglich ist. In der Begegnung zwischen InterviewpartnerIn und Fragenden besteht die Chance, dass Erfahrungswissen und wissenschaftliches Wissen sich in einer Weise berühren, die neue hilfreiche Erkenntnisse ermöglicht.

U. Loch beschreibt „eine wesentliche Differenz zwischen dem Forschungsinterview und therapeutischen Interventionen (...). Anders als in Therapien sollen in einem Forschungsinterview aus ethischen Gründen keine Erinnerungen vorsätzlich initiiert werden, die der therapeutischen Unterstützung bei der weiteren Bearbeitung bedürfen." (Loch 2008) Was folgere ich daraus? KollegInnen, die von mir interviewt wurden, sind ExpertInnen, die sich in ihrem Beruf aus unterschiedlicher Perspektive und mit unterschiedlicher Zielsetzung mit den Folgen nationalsozialistischer Gewaltherrschaft auseinandersetzen.

Fokussierung auf Belastung durch Sekundäre Traumaexposition sowie die Auseinandersetzung mit Aspekten der Familienbiographie war für die InterviewpartnerInnen angekündigter und dementsprechend auch erwarteter und sie interessierender Inhalt der Forschungskommunikation. Ich ging davon aus, dass durch Visualisierung (Skulptur) oder Erzählaufforderungen Situationen entstehen können, in denen bei den InterviewpartnerInnen ein unkontrolliertes Wiedererleben sie überfordernder Erfahrungen initiiert wird.

Dort, wo ich Anzeichen eines Hineingehens in überfordernde Erinnerungsbilder beobachtete, nutzte ich Techniken, die in der Traumaarbeit der Stabilisierung und der Unterbrechung situationsbedingter Dissoziation dienen (Sachsse 2004). Wesentliche Interventionen waren:

- Orientierung in der Gegenwart (hier und jetzt);
- Veränderung bzw. Unterbrechung der Interviewsituation (aufstehen, hin und her gehen, Pause...);
- Orientierung auf Ressourcen („wie haben Sie es geschafft., dass ..."");
- Nachfrage: was hilft sonst in ähnlichen Verfassungen.

Ein Interview wurde von mir vorzeitig beendet. Mehrfach wiesen Reaktionen des befragten Kollegen darauf hin, dass die Auseinandersetzung mit den Folgen Sekundärer Traumaexposition ihn überforderten. An dieses Interview schloss sich ein informeller Austausch im Rahmen eines Spaziergangs an. Dieser diente einerseits der Reorientierung und Stabilisierung, zudem auch der Abklärung von Unterstützungsbedarf und entsprechenden

Möglichkeiten im Umfeld des Kollegen. Darüber hinaus wurde ein nachfolgender Telefonkontakt vereinbart und später durchgeführt.

Wege aus der Problemtrance

Ein von mir auf Seite 108 formulierter Anspruch an die Interviewführung ist, dass die InterviewpartnerInnen nicht in einer „Problemtrance" zurückgelassen werden. Um diesem Anspruch nahezukommen, passte ich den Spannungsaufbau der Interviews dieser Zielsetzung an:

1. Der Beginn: Kontakt aufnehmen

Die einleitende Kommunikation rund um die Erzähleinladung: "Ich möchte Sie zunächst fragen, in welchem Arbeitskontext sie tätig sind." ermöglichte eine langsame Annäherung an die forschungsrelevanten Themen. In dieser Phase des joinings (vgl. S. 109) wurden belastende Aspekte aus der Familienbiographie oder die Wirkung Sekundärer Traumaexposition nicht forciert.

2. Mittelteil 1:Belastungen

Erst nach einer Phase des Aufeinandereinstellens und der Entwicklung einer kooperativen Gesprächsatmosphäre wurden Themen in den Mittelpunkt gestellt, die Problematisches erfassten und somit für die InterviewteilnehmerInnen als Belastung erlebt werden konnten.

3. Mittelteil 2: hilfreiche Erfahrungen

Der letzte Interviewabschnitt diente der Exploration hilfreicher Aspekte. Hiermit in Zusammenhang stehende Forschungsfragen stellten eine wesentliche Suchrichtung dar, die zugleich Möglichkeiten bot, dem „Sog", der sich in der Auseinandersetzung mit man-made-disaster auch im Forschungsinterview entfalten kann, etwas entgegen zu setzen. Fragen wie *„Was meinen Sie, was war hilfreich, um die Belastung irgendwie ein bisschen geringer zu halten?"* richteten den Blick auf Ressourcen. Auch die Auseinandersetzung mit Bewältigungsstrategien, die bisher von den InterviewpartnerInnen als hilfreich erfahren wurden, stellten in diesem Sinne hilfreiche Interventionen dar. *„Ich denke, dass das einfach gut tut, die Geschichten die man dann so erzählt bekommt, mitteilen zu können, so das teilen zu können."*

4. Zum Schluss: angesprochene Themen abschließen

Eine Überlegung will ich hier noch vorstellen: Mir war wichtig, den KollegInnen am Ende der gemeinsamen Interaktion keine Einladung in Reflexionsräume anzubieten, die im Rahmen des Interviews nicht mehr betreten werden konnten. Dies bedeutete, zum Ende öffnende Fragen zu vermeiden.

5.4. Aufbereitungsmethoden/Datenanalyse

In den Prozess der Auswertung der erhobenen Daten wurden Methoden der Grounded Theory einbezogen sowie Anregungen zur Auswertung metaphorischer Verfahren aufgenommen (Sydow 2004). Die Herausforderung bestand für mich im Finden einer Balance zwischen Orientierung an bewährten Analyseverfahren und dem Einbeziehen eigener Kreativität. An dieser Stelle gebe ich einen Einblick in die Analyseschritte und -methoden, die für das Entstehen dieser Arbeit relevant waren.

5.4.1. Auswertung der Interviews

Vom Hören zum Lesen

Nach Durchführung der Interviews wurden diese in der Regel innerhalb der darauf folgenden Woche transkribiert. Da ich das Forschungsvorhaben neben meiner Berufstätigkeit durchführte, entschied ich mich, mit der Verschriftlichung der Interviews eine Schreibkraft zu beauftragen. Die transkribierten Texte überprüfte ich nach Fertigstellung durch gleichzeitiges Lesen des Geschriebenen und Abhören der Aufnahmen. Die Entscheidung, das Transkribieren nicht selbst durchzuführen, berührte ethische Aspekte: Die „Stimme im Ohr“ der Schreiberin kann von Erfahrungen berichten, die der Hörenden ungeschützt nahegehen. In meiner Rolle als Supervisorin von ForscherInnen habe ich die Erfahrung gemacht, dass insbesondere das Abhören von Berichten über man-made-disaster eine Belastung darstellen kann. Auf diesem Hintergrund entschloss ich mich, durch das Angebot eines nachbereitenden Austausches mit der Schreibkraft dazu beizutragen, dass Distanzierung möglich wird.

Auf der formalen Ebene merke ich an: Da für die Auswertung der Interviews die inhaltlich-thematische Ebene im Vordergrund stand, erfolgte die Verschriftlichung der gesprochenen Sprache wörtlich, d.h. sie wurde, um sie besser lesbar zu machen, dem Schriftdeutsch angeglichen. Lautsprachliche Äußerungen und Füllwörter wurden weg gelassen. Dort wo nichtverbale Äußerungen (z.B. lachen oder weinen) bedeutsam waren, wurde dies in runden Klammern kenntlich gemacht. Pausen im Gesprächsfluss sind durch ... gekennzeichnet. Um die Anonymität der InterviewpartnerInnen sicher zu stellen, wurden Namen und Ortsbezeichnungen verändert. Aus gleichem Grund notwendige Auslassungen wurden durch (XXX) ersetzt. Textstellen, die Hinweise auf die Identität der Befragten geben könnten, wurden so verfremdet, dass direkte Rückschlüsse nicht mehr möglich sind.

Dort wo Zitate auf die Urheberin verweisen könnte, wurde deren Zustimmung eingeholt.

Das Analyseverfahren

H. Legewie schreibt zu einem Forschungsstil, der sich an den Vorschlägen der Grounded Theory orientiert: „Der Forscher beginnt nicht mit theoretisch abgeleiteten Hypothesen über seinen Gegenstand, sondern er nutzt seine Annahmen und Vorkenntnisse in Form *sensibilisierender Konzepte*, die ihm helfen sollen, seine Wahrnehmung zu strukturieren.“ (Legewie 2005, S. 15) Annahmen und Vorkenntnisse beziehen sich dabei einerseits auf persönliches Vorwissen: „Welche persönlichen Vorerfahrungen und Einstellungen habe ich in Bezug auf den Forschungsgegenstand? Welche Hypothesen habe ich? Welche Ergebnisse erwarte ich bei meiner Untersuchung?“ (Legewie 2005, S. 6) Darüber hinaus wird fachliches Vorwissen (Stand der Forschung) einbezogen: „Welche Modelle und Ergebnisse sind bereits zu dem zu untersuchenden Phänomen bekannt? Welche Relevanz haben sie für meine Studie?“ (a.a.O., S. 6) Der Prozess der Forschung „erfordert in allen Stadien ein Pendeln zwischen Induktion und Deduktion, Datenerhebung und Dateninterpretation, bis schließlich eine 'datenverankerte Theorie' Gestalt annimmt“ (a.a.O., S. 6).

Mit anderen Worten: Forschung in diesem Sinne findet als zirkulärer Prozess statt, in den persönliches und theoretisches Vorwissen ebenso eingehen wie die erhobenen Daten und deren Interpretation. Die von mir gegangenen Analyseschritte sollen dieses Vorgehen verdeutlichen

Praxiswissen, Stand der Forschung und Prozess des wissenschaftlichen Zugewinns

Die Auseinandersetzung mit der Wirkung Sekundärer Traumaexposition stellte im Rahmen meiner Praxis als Supervisorin einen relevanten Aspekt professioneller Reflexion dar. Ich verfügte somit zu Beginn des Forschungsprozesses über persönliches Praxiswissen. Um mich der Fragestellung anzunähern, setzte ich mich mit dem Stand der Forschung auseinander. Wesentlich war dabei für mich, einen systemtheoretisch begründeten Zugang zum Themenkomplex zu finden, sowie mich mit Theorien der Psychotraumatologie zu befassen. Dieses Praxiswissen sowie das theoretische Vorwissen gingen in die analytische Annäherung an die verschriftlichten Texte der ersten drei Interviews ein. Als „sensibilisierende Konzepte“ lenkten sie einerseits meine Aufmerksamkeit auf aussagekräftige Passagen der Interviews, andererseits machten die Aussagen der InterviewpartnerInnen deutlich, an welchen Stellen das Vorwissen keine passenden Antworten auf entscheidende Fragen enthielt.

Der Prozess des Kodierens

Das **offene Kodieren** der Interviews erlaubt, „dass kontinuierlich Vergleiche zwischen Phänomenen, Fällen, Begriffen etc. vorgenommen und Fragen an den Text gestellt" werden (Flick 2009, S. 168). Während des Prozesses des offenen Kodierens der ersten drei von mir durchgeführten Interviews wurde deutlich, dass alle bis dahin interviewten KollegInnen sich intensiv mit Fragen des „Sinns" auseinandersetzen. Dieses berücksichtigend bezog ich zusätzlich solche Forschungsliteratur ein, die ausdrücklich die Auseinandersetzung mit „Sinn" in den Fokus ihrer Aufmerksamkeit stellt. Die theoretische Sensibilität wurde für den weiteren Analyseverlauf erhöht, indem das Vorwissen durch das Konzept der Salutogenese erweitert wurde.

Für den weiteren Forschungsverlauf wurde das **axiale Kodieren** wesentlich. „Dabei wählt man diejenigen Kategorien aus, deren weitere Ausarbeitung besonders vielversprechend erscheint. Diese „Achsenkategorien" werden mit möglichst vielen Textstellen bzw. Belegen weiter angereichert." (Flick 2009, S. 169) Im weiteren werden Beziehungen zwischen den verschiedenen Kategorien herausgearbeitet. *A. Strauss* und *J. Corbin* schlagen vor, sich an einem sog. Kodierparadigma zu orientieren (Strauss, Corbin 1996, S. 74-93). Dieses fragt nach

1. dem Phänomen (Worum geht es?);
2. ursächlichen Bedingungen für das Phänomen;
3. kontextuellen Bedingungen des Phänomens;
4. intervenierenden Bedingungen (strukturelle Faktoren, die auf Handlungen einwirken und sich somit auf das Phänomen beziehen);
5. Handlungen und Interaktionen;
6. Konsequenzen (Welches sind die Folgen des Phänomens, der Bedingungen, des Handelns?).

Zuordnung der Achsenkategorien zu den Systemebenen

Auf Seite 19 benannte ich die Positionen des ökosystemischen Ansatzes als einen Orientierungsrahmen für die mich interessierenden Fragestellungen. Insbesondere das von *U. Bronfenbrenner* vorgeschlagene Mehrebenenmodell (Bronfenbrenner 1981) wurde von mir als Möglichkeit gewertet, die Verbindung makrostruktureller Bedingungen mit sozialen und kulturellen Faktoren des näheren Umfeldes, sowie mit subjektiven Einflussgrößen traumatischer Prozesse nachvollziehbar zu machen. Auf dem Hintergrund der Aussagen der InterviewpartnerInnen stellte ich folgende Ebenen in den Mittelpunkt:

- *Die gesellschaftlich-kulturelle Ebene:* Hier geht es mir um Aussagen der KollegInnen zu historischen, politischen, sozialen und kulturellen Dimensionen sozio-politischer Traumatisierungen.

- *Als Mikrosystem die berufsspezifische Ebene:* Zentral ist die Auseinandersetzung mit der Dynamik, die Sekundäre Traumaexposition in den beruflichen Kontexten der InterviewpartnerInnen entfaltet.
- *Als weiteres Mikrosystem die familienbiografische Ebene:* Im Fokus steht an dieser Stelle die Ebene des privaten sozialen Nahraums. Ich werde hinterfragen, ob familienbiografische Erfahrungen in Bezug auf den Nationalsozialismus und der individuelle Umgang mit Sekundärer Traumaexposition in Zusammenhang stehen.
- *Die Personebene:* Das Erleben der einzelnen Interviewpartnerinnen, ihre individuelle Sicht der Wirkung Sekundärer Traumaexposition wird in den Mittelpunkt gestellt.
- *Die Ebene des Chronosystems:* Sie wird als umfassender Rahmen auf allen Systemebenen berücksichtigt. Es geht z. B. um Äußerungen von KollegInnen zum Weiterwirken traumatischer Prozesse, um Auswirkungen Sekundärer Traumaexposition auf individuelle Entwicklungsverläufe.

Im Laufe des axialen Kodierens systematisierte ich die gefundenen Achsenkategorien, indem ich diese den von mir fokussierten Systemebenen zuordnete und aus der Perspektive der jeweiligen Ebene entsprechende Fragen an den Text stellte. Zur Veranschaulichung ein Beispiel: Das Phänomen „Schuldgefühle“ wurde als Kategorie in diesem Sinne gewertet. Die Frage nach den ursächlichen Bedingungen oder dem Weiterwirken von Schuldgefühlen führte auf der gesellschaftlich-kulturellen Ebene zu anderen Beschreibungen (vgl. S. 137, 138, 142) als auf der berufsspezifischen (vgl. S. 153), der familienbiografischen (vgl. S. 205, 205) oder auf der Personebene (vgl. S. 228, 262). Die Betrachtung des gleichen Phänomens aus den unterschiedlichen Perspektiven der jeweiligen Systemebenen erlaubte es, die Dynamik des Phänomens in verschiedenen Dimensionen zu erfassen. Zudem bot dieser Zugang die Möglichkeit einer Verknüpfung mit weiteren Systemebenen. Indem ich z.B. fragte, ob die Arbeit der InterviewpartnerInnen Auswirkungen auf ihre Beziehungen zu Familienangehörigen oder auf Freundschaften hat, richtete ich die Aufmerksamkeit auf die Wechselbeziehungen zwischen verschiedenen Lebensbereichen. Durch diesen Zugang fand also auch die Ebene der Mesosysteme Berücksichtigung. Sozio-politische Traumatisierungen setzen aktives Handeln auf der Ebene der Exosysteme voraus. Im beruflichen Kontext begegnen die von mir interviewten KollegInnen den Folgen von Entscheidungen, die auf dieser Ebene getroffen wurden. Im Rahmen des Kodierprozesses wurden Aussagen, die in diesem Zusammenhang relevant waren, aus der Perspektive der von mir oben benannten Systemebenen reflektiert. Das alle Ebenen umfassende Chronosystem wurde berücksichtigt, indem Trauma konzeptionell als Prozess gefasst wurde. Auf allen oben genannten Systemebenen wurden die gefundenen Kategorien in ihrer Prozesshaftigkeit betrachtet.

Aspekte der Salutogenese als Reflexionsrahmen

Der Prozess des selektiven Kodierens dient dem Herausarbeiten der zentralen Kategorie, „um die herum sich die anderen Kategorien gruppieren lassen und durch die sie integriert werden." (Flick 2009, S. 169) Dieses Vorgehen wurde von mir variiert. Auf allen Systemebenen bezog ich die gefundenen zentralen Aussagen der interviewten KollegInnen auf Aspekte der Salutogenese. Ziel war dabei nicht, das Kohärenzgefühl der InterviewpartnerInnen quantitativ zu erfassen. Mir ging es vielmehr darum, die Ressourcenperspektive und das Kohärenzgefühl als die zentralen Konstrukte des Konzeptes der Salutogenese für den Analyseprozess nutzbar zu machen. Dieser Zugang diente mir als Reflexionsrahmen, der es ermöglichte, neue Fragen an die gefundenen Kategorien zu stellen und die Ergebnisse zu begründeten Aussagen zu bündeln.

5.4.2. Auswertung der Beobachtungsprotokolle

Unmittelbar nach Durchführung der Interviews fertigte ich Beobachtungsprotokolle an. Diese systematisierte ich in Anlehnung an *B. Hildenbrand* (Hildenbrand 2005b, S. 24), d.h. ich nahm folgende Einteilung vor: Beobachtungsnotizen, theoretische Notizen und methodische Notizen. Diese Protokolle dienten sowohl der Hypothesenbildung als auch der Vorbereitung der folgenden Interviews (vgl. S. 122). Im Laufe der Textanalyse erwies sich das Vorhandensein der Beobachtungsprotokolle als hilfreich, insbesondere um Aussagen der KollegInnen, die unterschiedliche Interpretationen zuließen, mit den Protokollen zu vergleichen und so zu mehr Sicherheit bezüglich dessen, was gemeint war, zu gelangen.

5.4.3. Auswertung der Symbolskulpturen

Auf die Analyse der Symbolskulpturen wird an dieser Stelle nicht eingegangen. Die Arbeitsschritte sind in Kap. 6.3 ausführlich beschrieben.

6. Ergebnisse der empirischen Untersuchung

Im Mittelpunkt der folgenden Ausführungen steht die Präsentation der aus den Interviews resultierenden Ergebnisse. Die Darstellung erfolgt anhand der nachstehenden Systematik: Nach einer Einführung in Fragestellung und thematischer Fokussierung der Kategorien der jeweiligen Systemebene kommen die InterviewpartnerInnen zu Wort. Ihre Sicht der ins Zentrum gestellten Kategorie wird zitiert und kommentiert. Abschließend werden die zentralen Aussagen der KollegInnen unter salutogener Perspektive reflektiert. Auf jeder Systemebene wird der systemische Zusammenhang zwischen den jeweils fokussierten Kategorien und der Wirkung Sekundärer Traumaexposition beleuchtet.

6.1. Die gesellschaftlich-kulturelle Ebene

Während der Erhebung der Daten wurde mithilfe systemischer Interviews und der Entwicklung von Symbolskulpturen Erfahrungswissen exploriert. Fragen, welche das diskursive Bewusstsein (vgl. Giddens 1995) zur gesellschaftlich-kulturellen Ebene verdeutlicht hätten, wurden von mir im Rahmen der Interviews nicht ausdrücklich gestellt, wenngleich alle interviewten KollegInnen sich intensiv mit der Geschichte des Nationalsozialismus und aktuellen gesellschaftlichen Rezeptionen der NS-Vergangenheit befassen. Ich ging davon aus, dass Fragen, welche die differenzierten Wissensbestände der KollegInnen in den Mittelpunkt stellen, auf kognitiver Ebene zu einem interessanten Austausch und zu ko-kreativer Reflexion eingeladen hätten. Mir ging es aber nicht um die Erhebung von ExpertInnenwissen. Vielmehr war mir wichtig, das subjektive Erleben der KollegInnen zu rekonstruieren.

Dennoch enthalten die erhobenen Daten implizite Aussagen über die gesellschaftlich-kulturellen Rahmenbedingungen, innerhalb derer die Arbeit der InterviewpartnerInnen stattfindet, und dazu, wie sie als Fachkräfte diese subjektiv wahrnehmen. Die Stellungnahmen der KollegInnen zum gesellschaftlichen Kontext setze ich im folgenden zu Aussagen bereits vorliegender Forschungsliteratur in Bezug. Ziel ist dabei nicht, aus den erhobenen Daten neue historische oder politische Theorie zu generieren. Meine Absicht ist vielmehr, zu veranschaulichen, wie aus Sicht der befragten KollegInnen Prozesse auf gesellschaftlich-kultureller Ebene die professionelle Auseinandersetzung mit dem Nationalsozialismus beeinflussen. Ob dieser beeinflussende Kontext einen ressourcevollen Rahmen für die professionelle Beschäftigung mit den Folgen nationalsozialistischer Verfolgung bietet, werde ich aus Perspektive der Salutogenese reflektieren.

6.1.1. Aktueller gesellschaftlicher Diskurs der Verfolgung im Nationalsozialismus – kollektive Erinnerungen

Wir erinnern uns „stets 'unter dem Druck der Gesellschaft' (Halbwachs 1985, S. 159)... Diese sozialen Rahmen enthalten 'die Imperative der Gesellschaft der Gegenwart' (a.a.O., S. 158), in die die jeweils aktuellen Wahrnehmungsformen, Vorurteilsstrukturen und kollektiven Selbstbilder eingehen. Wir erinnern uns, so Halbwachs, „stets in der Gegenwart und unter dem Druck der Gesellschaft, was bedeutet, dass wir die Vergangenheit immer schon an unsere aktuellen Bedingungen und Wünsche anpassen.“ (Assmann 2005, S. 379)

Erinnerungsarbeit und Arbeit mit Menschen, die von Verfolgung geprägte Erinnerungen in sich tragen, findet in der Gegenwart statt. Sie ist eingebettet in die aktuellen „offiziellen“ und „inoffiziellen“ gesellschaftlichen Diskurse dessen, was war. Narrative, die der Erinnerung an nationalsozialistische Gewaltherrschaft Erinnerungsgestalt geben, unterscheiden sich je nach Perspektive/Betroffenheit der Individuen und Subsysteme, nach sozialer Zugehörigkeit und weltanschaulicher Orientierung. Die Arbeit der KollegInnen findet statt zwischen den Eckpunkten der Trias:

- Öffentliche Vergegenwärtigung des Vergangenen (Gedenkorte, Bildungseinrichtungen, mediale und in Schulen stattfindende Aufklärung, öffentliche Gedenkrituale) versus inoffizieller Umgang mit deutscher Geschichte (Verschleierung, Unzulängliche Aufarbeitung von Teilhabe am System nationalsozialistischer Gewaltherrschaft, Verzögerung von Unterstützung für Betroffene, wie z.B. ehemalige Zwangsarbeiter, aktueller Umgang mit Rechtsradikalen).
- Private oder informelle Gedächtniskultur der Mehrheitsgesellschaft in Deutschland (vgl.:Welzer 2005, S. 353 ff.). Deren Spannungsbogen reicht auch generationsübergreifend von aktiver Auseinandersetzung mit deutscher Geschichte, mit eventueller familiärer Verstrickung über Schweigen bis hin zu Verleugnung und der Forderung, einen Schlussstrich unter die nationalsozialistische Vergangenheit zu ziehen.
- Generationsübergreifende Erinnerungen der Menschen, deren familienbiografisches Gedächtnis durch Verfolgung im Nationalsozialismus geprägt ist (vgl.: Rosenthal 1999).

Die beschriebene Trias bildet den gesellschaftlichen Kontext, innerhalb dessen die Arbeit der KollegInnen ihre konkrete Ausgestaltung erfährt. Dieses findet einen deutlichen Ausdruck in den geführten Interviews.

Alle InterviewpartnerInnen berichten, dass sie mit unterschiedlichen Formen gesellschaftlichen Erinnerns konfrontiert sind und dass diese mit differierender Schwerpunktsetzung direkten Einfluss auf ihre Arbeit ausüben.

6.1.1.1. Das öffentliche Erinnern (Trias – Eckpunkt 1)

Der aktuelle gesellschaftliche Kontext, in dem KollegInnen professionell zu öffentlichem Erinnern und damit zu Formen gesellschaftlicher Traumabearbeitung beitragen, wird nur bedingt als aktiv unterstützend erfahren. Mehrere KollegInnen betonen, dass ihre Arbeit durch **fehlende oder zu geringe materielle und ideelle Unterstützung** belastet ist.

> „Ja! Ich habe da nicht locker gelassen. Aus welchen Gründen auch immer, das ist also etwas, was... wo ich mir selbst also schon viele Gedanken drüber gemacht habe, warum das so ist. Ich habe da wirklich mein Herzblut reingegeben (...) Jahrelang habe ich da immer wieder versucht Geld zu beantragen, das waren auch unterschiedliche Träger, wo ich dann gearbeitet habe (…). Und dann hatte auch das Krankenhaus mal selbst ein bisschen Geld gegeben, aber letztendlich haben die ganz viel gekriegt und haben minimal dafür bezahlt. Also das ist auch so was, was in keinem Verhältnis steht....“(IP 6[46])

> „Das ist auch so ein bisschen... wo ich immer mal wieder so ein bisschen bitter auch bin. Dass ich merke... Das war ja jetzt auch bei dieser Veranstaltung, ich bin sonst eher so ein ganz zurückhaltender Typ, aber da habe ich so die, da habe ich so richtig die Wut gekriegt, weil die sich immer auch damit so brüsten, also auch der Becker. Der war ja dann auch so, ja dass das eine gute Sache ist und es sind immer Lippenbekenntnisse“ (IP 6)

Darüber hinaus wird auch berichtet, dass Tätigkeiten von KollegInnen von öffentlicher Seite **aktiv behindert** wurden.

> „Die Steine sollten verlegt werden und dann hat der Herr Müller[47] mir so viele Stolpersteine in den Wege gekullert, dass ich eigentlich das Projekt aufgegeben hatte. (...) Und der Leiter des Museums ruft bei mir an: 'Geht das Projekt weiter?' und ich sage 'Ja, ich mache das gerne, aber ihr müsst erst mal die Genehmigung vom Tiefbauamt kriegen'. Der Jochen ruft beim Tiefbauamt an und bekommt eine sehr unwirsche Ablehnung.“(IP 3)

---

[46] IP steht für „InterviewpartnerIn“

[47] Name geändert

In weiten Bereichen der Erinnerungsarbeit sowie der Arbeit mit Menschen mit Erinnerungen ist **zeitlich befristete Projektarbeit** die Regel. Dies hat zur Folge, dass viel Energie gebunden wird durch die Mittelbeantragung und die Begründung der Bedeutung der beantragten Mittel.

> „...dass diese Träger der Arbeit, die das professionalisieren könnten, durch diese Projektförderungen von drei Jahren eigentlich immer wieder in den Stand versetzt werden, dass sie entweder sich massiv bemühen müssen und viel Energie aufwenden müssen ihre Stellen wieder zu legitimieren ...“(IP 4)

Dabei wird ein direkter Zusammenhang hergestellt zwischen Unterstützung der Gedenkarbeit und der **gesellschaftlichen Relevanz**, die dieser beigemessen wird.

> „...die Entscheider, die diese Mittel zur Verfügung stellen, sind nicht immer so firm in Bezug auf das, was es eigentlich bräuchte. Und wenn ich überlege, dass diese Gedenkstätten der Ausdruck dessen sind, was als Relevanz dem Thema beigemessen wird, und wenn ich erlebe wie hochgradig hochgeschraubt die Anforderungen an die Pädagogik zu dem Themenfeld sind, (...) dann möchte ich bei den Politikerreden immer schreien, wenn sie von den Pädagogen reden: 'Ja, hier sind wir. Und jetzt versetzt uns in die Lage!'“. (IP 4)

Demgegenüber stehen Programme, deren Inhalte und Schwerpunkte einerseits als unterstützend wahrgenommen und die darüber hinaus als der **gesellschaftlichen Relevanz des Themenkompexes angemessen gewertet** werden. Dieses sind insbesondere solche, die

- an die Kompetenz der KollegInnen anknüpfend einen Rahmen der Reflexion des eigenen professionellen Wirkens bieten;
- die Möglichkeit vorhalten, sich angemessen weiterzubilden;
- die Frage, was die KollegInnen brauchen, um diese Arbeit gut bewältigen zu können, als Grundlage für die Gestaltung von Projekten einbeziehen.

> „Es geht um die Begleitung und Fortbildung von Mitarbeiterinnen, freie und feste Mitarbeiterinnen ... im Projekt hat sich entwickelt, dass dieser Kreis von Kolleginnen den Eindruck hatte, es gibt eine Reihe von sehr grundsätzlichen Fragen miteinander zu besprechen, ... also, was erwarten wir eigentlich, was Kollegen in dem Feld an Kompetenzen entwickeln sollten oder im besten Falle mitbringen sollten oder dazu fortgebildet werden sollten. Aber auch, und das ist uns sehr wichtig dabei, was brauchen sie aber auch, um diese Arbeit gut tun zu können. Und was für eine Art von Begleitung brauchen sie, was für einen Rahmen muss die Institution ihnen stellen.“ (IP 11)

6.1.1.2. Die private oder informelle Gedächtniskultur der Mehrheitsgesellschaft (Trias – Eckpunkt 2)

Hier berichten die KollegInnen, dass sie verschiedenen Formen gesellschaftlicher Auseinandersetzung mit der nationalsozialistischen Vergangenheit begegnen. Einerseits wird das Angebot von Bildungseinrichtungen, Medien, Museen, Kunstaktionen u.a. **interessiert aufgenommen**:

> „Ich habe immer wieder Leute getroffen, die das fast bewundert hatten, dass ich zu dem Thema arbeite, die das sehr spannend fanden" (IP 2)

Daneben wird von Formen der Vergegenwärtigung deutscher Geschichte berichtet, deren retrospektiver Blick defokussierend ist. An Stelle einer historischen Auseinandersetzung, die durch Anerkennung dessen, was war, geprägt ist, tritt eher ein Beitrag, dessen Spannungsbogen von Nichtwissen über Verschleierung und Verschiebung bis zu offener oder verdeckter Abwehr reicht.

So berichten KollegInnen, die schwerpunktmäßig mit alten NS-Überlebenden arbeiten, dass in der Öffentlichkeit das **Wissen** darüber, dass diese überhaupt in Deutschland leben, **nicht vorhanden** ist.

> „Und dann haben wir sehr schnell gemerkt zu Projektbeginn, dass wir so weit nie kommen werden, weil fast keine Informationen bestehen in Deutschland zum Thema NS-Überlebende im Alter in Deutschland. Also das Bewusstsein dafür, dass viele in Deutschland leben war nicht da...."
> (IP 2)

> „...darum kann ich auch immer wieder viel Verständnis für all die Menschen haben, denen ich jetzt etwas über NS-Verfolgte erzähle, dann kann ich immer sagen, ich habe das vor 17 Jahren auch alles überhaupt nicht gewusst."(IP 1)

Nichtwissen stellt sich als eine Form von Ausblendung nationalsozialistischer Gewaltherrschaft und ihrer Folgen sowie der Möglichkeit eventueller familiärer Verstrickungen dar. Eine andere Form ist die des **„nicht wissen wollen"**:

> ...der... „findet ... alte Naziakten, die halb verbrannt waren. Und er hat sie genommen und hat sie in die Mülltonne geschmissen. Und dann hab ich gedacht, das geht doch nicht. 'Ach, die waren doch eh halb verbrannt!' Ich sag: 'So was gibt man in ein Archiv, da gibt es Leute, die sich damit beschäftigen, die irgendetwas rekonstruieren können. Vielleicht war das was Wichtiges, was gefehlt hat.' Hat er null Verständnis für gehabt..." (IP 2)

„Ich habe das am Anfang so erlebt, wenn ich etwas von der Arbeit erzählt habe, dass die Leute dann so, ... also ganz viel Abwehr 'bleib mir mit deinem grausamen Krempel weg!' " (IP 1)

Das „nicht wissen wollen" wird zum Teil generationenübergreifend vorwegnehmend unterstellt und als Anlass genommen, die Sinnhaftigkeit der Erinnerungsarbeit infrage zu stellen.

„Ich war erst von Lehrern gewarnt worden, die mir gesagt haben: „Bloß nicht thematisieren! Im Unterricht - das steht denen bis zum Hals, das kommt denen zu den Ohren raus das Thema."(IP 3)

Die in Deutschland weit verbreitete **Forderung, einen „Schlussstrich" unter die Debatte der nationalsozialistischen Vergangenheit zu ziehen,** wurde durch eine repräsentative Studie bestätigt. Danach stimmten 59 Prozent der Befragten zu, während 33 Prozent gegenteiliger Ansicht waren. 9 Prozent äußerten sich nicht (Vgl.Allbus 2006).

Mit dieser Debatte sehen sich auch die von mir interviewten KollegInnen konfrontiert. Einige berichten von offen erfahrener **Ablehnung**, verbunden mit der Forderung, so lange nach Kriegsende die Auseinandersetzung mit dem Nationalsozialismus nun zu beenden.

„ Es waren Bedenken, nur ich hatte da schon die Erfahrung, dass, und du kannst sagen 80 bis 90 Prozent der Hausbesitzer Gedenktafeln an ihren Häusern verweigern, es sei denn, Albert Einstein hat dort übernachtet, dann kann die Tafel einen Quadratmeter groß sein."(IP 3)

„Ich hätte niemals geglaubt, dass dieses Projekt ... so viele Menschen in Bewegung bringen würde. Mit in Bewegung meine ich beide Richtungen. Eben auch Gegner, die dann mich auf der Straße anschreien und sagen: "Ja was soll das denn, nach 60 Jahren! Das interessiert doch keinen mehr!" "
(IP 3)

Das gesellschaftlich geteilte Gedächtnis erfährt in den letzten Jahren im öffentlichen Diskurs einen Perspektivwechsel, der seinen Ausdruck auch im Privaten findet (vgl. Assmann 2006). Über lange Zeit unterlag der Blick auf die durch den Nationalsozialismus verursachten sozio-politischen Traumatisierungsprozesse gesellschaftlicher Tabuisierung. Aktuell rückt die Traumatisierung großer Teile der Bevölkerung durch Bombardierung, Flucht und Vertreibung stärker ins Zentrum des kollektiven und des individuellen Rückblickes. Damit verbunden ist eine Gleichsetzung der traumatisierenden Kriegserfahrungen der deutschen Zivilbevölkerung mit den Traumatisierungen durch politisch und rassistisch begründete Verfolgung. In der konkreten Arbeit der InterviewpartnerInnen wird von ihnen als Auswirkung dieser Entwicklung beobachtet, dass die Gleichsetzung aller Deutschen als durch den Krieg traumatisiert zur impliziten Nivellierung des extremen Traumas der Überlebenden von NS-Verfolgung beiträgt. Die **Parallelisierung der Betroffenheit von Opfern von Verfolgung und Opfern von Kriegsereignissen** lässt die Frage nach familiären Verstrickungen, Schuld und Täterschaft in den Hintergrund treten. Zudem wird sie **Anlass, die besondere Betroffenheit von ehemals Verfolgten infrage zu stellen.**

> „und er hat so eine Haltung, die mir beim Menschen in seiner Generation ganz, ganz vertraut ist, dass er sagt: 'Ich müsste eigentlich auch eine Entschädigung bekommen'."(IP 1)

> „Ja, also eigentlich überall, wo wir hin kamen, haben wir erst mal mit Widerstand dann schon gerechnet, so dass uns gesagt wurde: „Ja aber die sind doch alle traumatisiert die alten Leute und meiner Großmutter geht's doch auch schlecht und meine Großeltern sind vertrieben worden und die haben alles verloren" usw., ..."(IP 2)

> „Ambulante Pflege heißt, man fährt von einem Kriegsschauplatz zum nächsten. Im 20-Minuten-Takt hört man wieder neue schreckliche Flucht-, Vertreibungs- und Sonst-was-Geschichten - aber keine Verfolgungsgeschichten."(IP 2)

6.1.1.3. Private Erinnerungskultur der Überlebenden und ihrer Familien (Trias – Eckpunkt 3)

Dem dargestellten öffentlichen Umgang mit der Repräsentation familiärer Gedächtnisstrukturen steht die Erinnerungskultur ehemals Verfolgter und ihrer Familien gegenüber. Die Erfahrung der Entwürdigung, Ausgrenzung, Gefährdung, Gewalt, Verlust von Angehörigen und Freunden bildet hier die Grundlage für transgenerational weitergegebene Erinnerungsinhalte und Bewältigungsstrategien. Alle befragten KollegInnen haben in ihrem Arbeitsbereich Kontakte zu inzwischen alt gewordenen Menschen, denen im Nationalsozialismus die Zugehörigkeit zur Menschheit abgesprochen wurde, oder/und zu Menschen, die bzw. deren Familienmitglieder aus anderen Gründen (z.B. politischer Widerstand) nationalsozialistischer Verfolgung ausgesetzt waren. Im direkten Kontakt, in Zeitzeugengesprächen, in Interviews, bei Führungen an historischen Orten der Verfolgung, in Beratungs- und Begegnungskontexten, in der Pflege und bei anderen Anlässen werden Muster des Weiterwirkens der Verfolgungserfahrung konkret.

Dem Schweigen oder Verschweigen als kollektivem Ausdruck des Umgangs großer Teile der deutschen Bevölkerung mit der NS-Vergangenheit stehen die durch extreme Traumatisierung geprägten Erinnerungsnarrative der von Verfolgung betroffenen Familien gegenüber. Das mit der Nichtfassbarkeit des Erlebten verbundene Phänomen der **Sprachlosigkeit** findet seinen Ausdruck im transgenerationalen Dialog. So berichten die von mir interviewten KollegInnen von ihrer Erfahrung, dass Kinder von Überlebenden häufig nur wenig über das Schicksal ihrer Familien und das konkrete Erleben ihrer Eltern wissen.

> „...wo dann die Kinder plötzlich signalisiert haben, mit denen meistens ja gar nicht über das Thema geredet worden war, die auch oft nichts von der Verfolgungsgeschichte wussten oder nur rudimentär was wussten..." (IP 2)

Eng verbunden mit der Sprachlosigkeit sind die in der Fachliteratur ausführlich beschriebenen Muster der Verarbeitung der Verfolgungserfahrungen (vgl. Rosenthal 1999). Sie sind gekennzeichnet durch **Schuld- und Schamgefühle** und häufig auch durch generelles **Vermeiden nicht ertragbarer Erinnerungen** auf Seiten der Überlebenden:

> „die Leute haben solche... die sind teilweise und haben ja auch so Schamgefühle und Schuldgefühle und so, weil sie sich schuldig fühlen, dass die Angehörigen da umgekommen sind." (IP 6)

> „Aber er hat sich ein Leben lang darin probiert, nichts mit diesem Trauma zu tun zu haben, aber ich glaube, es war immer seine Begleiterscheinung." (IP 10)

Ein Versuch, mit der Vergangenheit umzugehen, kann darin bestehen, konkrete Situationen, die zur Erinnerung beitragen, zu vermeiden. So kann für ehemals Verfolgte ein Aufenthalt oder das **Leben in Deutschland generell mit Vorbehalten bis Ablehnung verbunden** sein.

> „... ich denke, dass diese ....dass diese Spaltung , ja, diese psychische Spaltung für die Leute, hierher nach dem Krieg zu kommen, zum Land der Täter, war nicht einfach.. Und ich denke, dass ist immer noch so .... Also, da haben sie sich nie damit abgefunden. ...Deswegen sind sie oft alleine hier, kommt gar keine Familie. Das ist noch ein zusätzliches Problem." (IP 7)

> „...es gibt durchaus immer wieder Irritationen: 'Wir möchten das nicht und wir möchten auch überhaupt nicht mehr an Deutschland erinnert werden'." (IP 3)

Sprachlosigkeit, Angst, Schuld- und Schamgefühle hatten und haben bei einigen Betroffenen zur Folge, dass wesentliche Bereiche ihres biographischen Erfahrungshintergrundes anderen Menschen gegenüber als nicht veröffentlichbar gewertet werden. Dieses Muster, das als ein **Leben im inneren Versteck** beschrieben werden kann, ist – transgenerational weitergegeben – auch bei den Kindern ehemals Verfolgter, also in der zweiten Generation zu beobachten. So bestätigt eine von mir interviewte Therapeutin, deren eigene Familie im Nationalsozialismus verfolgt wurde, das Weiterwirken entsprechender Muster aus eigenem Erleben.

> „ Wir waren im Speisewagen, da saß schon ein älteres Ehepaar da am Tisch und wir sind dann bei ihnen dazu gestoßen. Haben uns sehr nett unterhalten. Und dann hat mein Mann, der nicht jüdisch ist und der mich jetzt fast 30 Jahre kennt, als der Wein serviert wurde, gesagt: 'Lechaim'! („Prost“, R. J.) Mit seinem Weinglas, ganz selbstverständlich. Und dann bin ich verstummt. Und bis diese netten deutschen, älteren Leute gegangen sind, habe ich kein Wort mehr gesagt....Ich habe mich sehr bedroht und entlarvt gefühlt. ... Und er, der mich sehr beschützt im Leben, hat das in dem Moment nicht realisiert, wie er mich ans Messer liefert, wenn er so was sagt. Also, in meiner Phantasie....“ (IP 10)

Das Vermeiden der Veröffentlichung der Verfolgungserfahrung wird als kennzeichnend nicht nur für jüdische Überlebende, sondern für alle Verfolgtengruppen beschrieben.

> „... also man merkte schon, ich fand immer, dass jüdisch Verfolgte, wo oft die ganzen Familien vernichtet wurden, oder die dann auch re-emigriert sind irgendwann wieder nach Deutschland, dass das schon noch mal ein härteres Schicksal ist, und die noch mehr im Verborgenen leben und auf der anderen Seite aber auch, - wenn man so die sogenannten Asozialen (als Verfolgtengruppe, R. J.) dann betrachtet - also das Leiden an sich war eigentlich genau gleich groß, nur die Einen konnten es gesellschaftlich noch mehr verbergen als die Anderen.“ (IP 2)

Über eine Familie, in der ein Familienmitglied Opfer der nationalsozialistischen Euthanasie-Morde wurde, wird berichtet:

> „Und ich wollte mich mit der Tochter unterhalten darüber. Und dann ist diese Tochter, die ... hat gesagt, was das wäre, dass ich diese Unterlagen hätte und oah, das weiß ich noch, da habe ich so einen Schrecken gekriegt (...) Die war total empört, weil das offensichtlich so war, dass die das in ihrer Familie einfach weggebuddelt hatten und da nicht mehr ranwollten. Und jetzt kommt da auf einmal jemand von außen...“ (IP 6).

Die bis hierher beschriebenen Verarbeitungsmuster, die das familienbiografische Gedächtnis von Überlebenden nationalsozialistischer Verfolgung prägen, und das oben beschriebene Muster des Verschweigens als ein Bestandteil familiärer Gedächtniskultur der Mehrheitsgesellschaft greifen ineinander. Sie finden im Schweigen einen Ausdruck, der oberflächlich gesehen gleich erscheint, bei näherer Betrachtung jedoch auf gänzlich unterschiedliche Wirkzusammenhänge verweist. Im öffentlichen Diskurs erscheint die Sprachlosigkeit der Verfolgten auf der einen Seite und das Verschweigen eigener Verwicklungen auf der anderen Seite hingegen als eine identische Manifestation der Ausblendung der Folgen nationalsozialistischer Gewaltherrschaft.

Eine gegenteilige Form des Erinnerns der Verfolgungserfahrung wird von den KollegInnen ebenfalls dargestellt.

> „Okay, sie hat da immer ... darüber gesprochen. Das ist nicht so, dass sie nicht ... Sie war von denen, die erzählt hat. Es gibt welche, die nicht erzählt haben, sie hat sehr viel auch über ihre Familie erzählt, über ihren Vater erzählt. Über (...) Über ihre Geschwister, die umgekommen sind, welche sind ...., welche waren im Ghetto..." (IP 7)

Der Wunsch einiger Überlebender, z. B. als **Zeitzeugen** zur **Vergegenwärtigung des Vergangenen** beizutragen, ebenso wie der Versuch von Angehörigen ehemals Verfolgter, dem familienbiografischen Gedächtnis öffentlichen Ausdruck zu verleihen und damit dem **Vergessen entgegen zu wirken**, wird gesellschaftlich insbesondere in den Kontexten umgesetzt, in denen die von mir interviewten Professionellen tätig sind. Diese KollegInnen arbeiten also in einem Feld, in dem der Berufsalltag die beständige Konfrontation mit einem grundlegenden gesellschaftlichen Konflikt beinhaltet: Hier stoßen zwei **gegensätzliche Interessen** aufeinander. Auf der einen Seite steht die Forderung danach, nicht so genau hinzusehen und einen Schlussstrich unter die deutsche Geschichte zu ziehen. Auf der anderen Seite dient die Fokussierung dessen, was die Verfolgung im Nationalsozialismus für die Betroffenen bedeutete, sowohl der Warnung vor einer Wiederholung, als auch dem Versuch, dem Vergessen durch Veröffentlichen entgegen zu wirken.

> „Aber dann die Ambivalenz darin zu erkennen, was bedeutet es für jemanden der Auschwitz überlebt hat, dann einem blonden, blauäugigen, jungen Mann gegenüber zu sitzen und dem zu erzählen: 'Meinen Kindern mochte ich darüber nie erzählen.' Oder: 'Ich habe mir von einem Psychiater in den USA erklären lassen, ich soll meinen Kindern davon nichts erzählen.' Und dann erzählt er mir. Und erzählt Details, wo man auch davon ausgehen kann, es ist

> auch ein Stückchen Aggression und Zurückgeben von Aggressionen darin.“ (IP 4)

6.1.2. Unterschiedliche Geschichtsrezeption Ostdeutschland / Westdeutschland

KollegInnen, die in Ostdeutschland arbeiten, schildern im Rahmen der Interviews, dass die **unterschiedlichen Geschichtsrezeptionen der BRD und der DDR** aktuell konkrete Auswirkungen auf die historisch-politische Bildungsarbeit insbesondere der Gedenkstätten hat. Insbesondere LehrerInnen als BegleiterInnen von jugendlichen BesucherInnen der Gedenkstätten werden als verunsichert wahrgenommen. Es wird beschrieben, dass einige LehrerInnen die Erwartung haben, dass die Gedenkkultur und Geschichtsrezeption der DDR durch die GedenkstättenmitarbeiterInnen aufrechterhalten wird.

> „Wir haben schon auch die Besonderheit, dass etwa 80% aus der ehemaligen DDR kommen, wo es eine sehr stark vorformatierte Tradition des Gedenkstättenbesuches zumindest für viele Lehrerinnen und Lehrer gibt und wir wahrnehmen, dass der Erwartungsdruck, mit dem die Jugendlichen konfrontiert sind, doch sehr stark ist. Gerade auch vielleicht aus der Erfahrung von Wende-Verunsicherung bei den Lehrerinnen und Lehrern, wo die sich häufig dann nachwendig gesellschaftlich nicht zeigen wollen und uns dann die Aufgabe zuschreiben, wir mögen etwas von dem stark ritualisierten und Sicherheit bietenden Gedenken der DDR, von dem Antifaschismus da aufrechterhalten...“ (IP 4)

Diese auf sie projizierten Erwartungen werden von den KollegInnen kritisch reflektiert. Als Hintergrund der Verunsicherung und damit verbundener Erwartungen wird benannt, dass sich die **aktuelle Gedenkstättenarbeit** in ihrer Aufgabe gegenüber der **politischen Funktion, die sie in der DDR hatte, unterscheidet.**

> „Also das, was mir deutlich wird, dass die Gedenkstätten im Gebiet der ehemaligen DDR eben ihre Skandalgeschichte häufig haben um die eindeutige Instrumentalisierung, die politische Funktion, dass das Orte der Ideologieproduktion und –bestätigung gewesen sind. Dabei sind bestimmte Opfergruppen rausgefallen.“ (IP 4)

6.1.3. Fremdenfeindlichkeit und Antisemitismus

Das Äußern antisemitischer und fremdenfeindlicher Ansichten gehört aktuell in privaten Gesprächen und in der Öffentlichkeit zunehmend zur gesellschaftlichen Realität. **Antisemitismus** erhält so eine neue Akzeptanz und

eine scheinbare Normalität. Mehrere KollegInnen berichten, dass diese Entwicklung in ihrem Arbeitskontext deutlich spürbar wird.

> „Ich habe vor zwei Jahren eine Tagung organisiert in einer Kleinstadt zum Jahrestag der Pogromnacht und da tauchte das dann beispielsweise auf, dass an einer Häuserwand der von uns eingeladene Bürgermeister der Stadt, und der Pfarrer, der sich für Flüchtlinge einsetzte, als Feinde Deutschlands markiert waren." (IP 4)

Eine jüdische Kollegin berichtet über ihre eigene Betroffenheit.

> „Und die haben mir ein Taxi bestellt zum Hauptbahnhof zurück. ... Und dann habe ich gesagt, ich möchte ihn bitten, (den Taxifahrer, R. J.) von diesem Thema jetzt abzusehen, weil ich selber jüdisch bin. Es ist mir unangenehm, dass er so spricht mit mir. Und dann ist er wirklich wie per Knopfdruck in irgendeiner Überhöhung … ich weiß nicht genau, was bei ihm los war, aber er war sehr aggressiv und hat immer mehr gesprochen und sehr … ich hab ihn gebeten aufzuhören, er wollte das nicht. Er hat immer weiter, immer weiter …. aber er hat mich trotzdem zum Bahnhof gebracht. Und mich erst dort raus gelassen. Ich wollte zuerst schon aussteigen, aber das wollte er nicht und dann hat er mir mein … also ich wollte bezahlen und er hat mein Geld mir auf den Boden geschmissen und hat gesagt, mein jüdisches Geld nehme er nicht. ….Das war ziemlich aggressiv. Und ich war ganz zitterig dann danach, als ich zum Zug ging." (IP 10)

Mehrere KollegInnen berichten von der Erfahrung, dass die Auseinandersetzung mit dem Holocaust, mit Fragen von Schuld und Täterschaft, mit politischer Verantwortung etc., mit dem **Verweis auf die Politik Israels umgangen wird.**

> „Ich habe mehrere Diskussionen erlebt, wo es rund um Thema Schuld also plötzlich … also, bei Leuten, wo ich es überhaupt nicht erwartet hätte, da Sachen kamen ….Also, Verteidigen von … oder Verständnis, sagen wir Verständnis für Täter. …wo ich eher einen Vortrag gehalten hab, wo es darum ging, um die fortdauernden Leiden der Verfolgten und ihrer Nachkommen. Und plötzlich kommt von jemanden, wo ich es überhaupt nicht erwartet hab: Ja, was ich denn jetzt über die Politik Israels denken würde im Jahre 19soundsoviel? Ich sag: Das ist jetzt hier… nicht das Thema. Und wo das überhaupt nicht bei der Gegenseite ankommt. Und nochmal. Und ich bin doch hier Fachmann!" (IP 12)

Eine weitere Kollegin berichtet ebenfalls von ihrer Erfahrung, dass das Ziel, sich mit eigenen Themen in Bezug auf die Shoah auseinanderzusetzen, durch den Wunsch, über Israel zu sprechen, überlagert wird.

„Und was interessant war in dieser Gruppe, dass von deutscher Seite immer wieder der Wunsch gekommen ist , über Israel zu sprechen und nicht über sich. Und die Idee von der Gruppe war, Eigenes zu reflektieren und das 'über Israel zu sprechen' hab ich immer wieder abblocken müssen. Und dann kam ich in eine sehr undankbare Situation hinein, dass ich quasi als dominant und als … irgendwie nicht auf die Bedürfnisse der Gruppe eingehende Co-Leitung gesehen worden bin... .Aber ich hab kein schlechtes Gewissen über meine Rolle da. Ich finde es war korrekt. Ich spreche sehr gerne über Israel, aber ich fand das nicht passend an dem Wochenende.“ (IP 10)

In einigen der Arbeitskontexte sehen sich die KollegInnen mit der Erwartung konfrontiert, die **Verantwortung für die öffentliche Auseinandersetzung** mit Fremdenfeindlichkeit, Rassismus und Antisemitismus insbesondere bei Jugendlichen **stellvertretend übernehmen** zu sollen. So führt eine IP aus, dass der Gedenkstättenbesuch

„ ... als Ersatz dienen (soll, R. J.) für einen Geschichtsunterricht. Häufig nicht in Ergänzung, sondern wirklich als Ersatz oder als erlebnispädagogische Variante, die dann das gedenkstättenpädagogische 'Marienerlebnis' schaffen soll, dass dann im Zweifel aus kurzhaarigen Fremdenfeinden gute Demokraten werden durch zweieinhalb Stunden Besuch bei uns.“ (IP 4)

Diese Erwartung wird als pädagogisch problematisch zurückgewiesen:

„...diese Vorstellung, die vor allem von politischer Seite her oft an die Gedenkstätten herangetragen wird, Gedenkstätten könnten durch ihre Arbeit etwas zu einer Immunisierung gegen rechtes Gedankengut beitragen.... Sie hören vielleicht schon an meiner Stimme, wie ich das sage, dass eine große Skepsis durch klingt... und wir das für … also, pädagogisch für hoch problematisch halten.“ (IP 11)

6.1.4. Die gesellschaftlich-kulturelle Ebene, Sekundäre Traumaexposition und Salutogenese

Die von den InterviewpartnerInnen genannten Rahmenbedingungen der gesellschaftlich-kulturellen Systemebene sollen nun zu Aspekten der Salutogenese in Bezug gesetzt und aus dieser Perspektive kommentiert werden (vgl. S. 130).

Meine Zielsetzung ist es herauszuarbeiten, unter welchen Bedingungen beständige Sekundäre Traumaexposition in den genannten beruflichen Kontexten zu Sekundärer Traumatisierung führen kann bzw. welche Faktoren dazu beizutragen, dass sich Professionelle in einem belastenden Arbeitsfeld auf den positiven Pol des Gesundheits-Krankheits-Kontinuum hin bewegen können. In Kap. 2.3 führte ich aus, dass die Möglichkeit, belastende Situationen zu bewältigen, maßgeblich dadurch beeinflusst wird, ob

1. genügend Ressourcen[48] zur Verfügung stehen und
2. individuelle Voraussetzungen gegeben sind, auf vorhandene Ressourcen zuzugreifen und diese nutzbringend einzusetzen.

A. Antonovsky fokussiert in dem Modell der Salutogenese also die individuellen Möglichkeiten mit belastenden Situationen produktiv umgehen zu können. Darüber hinaus „bezieht (er) sich in einem konzeptuellen Prozessverständnis auf Krankheit und Gesundheit und bettet die Belastungs-Bewältigungsprozesse von Individuen systematisch in gesellschaftliche Rahmenfaktoren ein" (Höfer 2010, S. 2). Damit erhält die salutogenetische Herangehensweise zugleich „einen gesellschaftlichen Bezug, (...) der den Ressourcenansätzen eine sozialwissenschaftliche Fundierung gibt." (a.a.O., S. 2)

Das Konzept der Salutogenese geht davon aus, dass Ressourcen auf unterschiedlichen Systemebenen angesiedelt sind. Auf der gesellschaftlich-kulturellen Ebene werden Widerstandsressourcen u.a. unterstützt, indem die individuelle Erfahrung durch Anerkennung und die Möglichkeit der Partizipation an sinnvoller Tätigkeit geprägt ist, indem genügend Sicherheit vorhanden ist (keine Gewalt, kein Krieg), und indem das Leben auch materiell abgesichert ist (vgl. Kap.2.3.2.3). Mit sinnvoller Tätigkeit eng verbunden ist die kulturell gerahmte Wertorientierung.

An dieser Stelle werde ich die Frage reflektieren, ob der gesellschaftliche Kontext in diesem Sinne Ressourcen zur Verfügung stellt, die dazu beitragen, dass Belastungen, die mit Sekundärer Traumaexposition verbunden sind, handhabbar bleiben oder werden.[49]

Die im vorausgehenden Kapitel zitierten Äußerungen der von mir interviewten KollegInnen stellen sich in diesem Aspekt als ambivalent dar: Auf der einen Seite ist ihre Arbeit auf gesellschaftlicher Ebene durch hohe Anerkennung gekennzeichnet. Andererseits erfährt die soziale und politische Akzeptanz ihrer Tätigkeit eine deutliche Relativierung, indem die notwendige materielle und ideelle Unterstützung oft nur unzureichend zur Verfügung gestellt wird.

Dort, wo KollegInnen während der Interviews das private oder informelle Gedächtnis der Mehrheitsgesellschaft thematisieren, wird darauf hin-

[48] in der Terminologie des Konzeptes der Salutogenese: „generalisierte Widerstandsressourcen"

[49] Das Gelingen des individuellen Zugriffs auf vorhandene Ressourcen wird in den Kapiteln 6.4.3.1 und 6.4.3.2 exemplarisch aus der Perspektive zweier KollegInnen reflektiert.

gewiesen, dass die Kommunikation häufig durch Abwehr, Verschweigen, Nichtwissen usw. geprägt ist (vgl. Kap. 6.1.1.2). Auf diesem Hintergrund verstärkt sich die Ambivalenz, welche entsteht, wenn unterschiedliche Konstruktionen der Erinnerung eine Polarität bilden: Die gesellschaftliche Anerkennung des berufsspezifischen Auftrages, in pädagogischer, versorgender, beratender, wissenschaftlicher oder anderer Aktivität zur nachträglichen Rezeption nationalsozialistischer Gewaltherrschaft beizutragen, und die Ablehnung des beruflichen Engagements der KollegInnen, stehen sich komplementär gegenüber.

Die berufliche Auseinandersetzung mit den Folgen nationalsozialistischer Gewalt findet also in einem Spannungsfeld statt, das durch die Bereitstellung unterstützender Ressourcen, aber auch durch bedeutsame Widerstandsdefizite geprägt ist.

Eine weitere Einflussgröße für die Arbeit der InterviewpartnerInnen ist die Auseinandersetzung mit gesellschaftlich geteilten Normen.

Die professionelle Beschäftigung mit der im Nationalsozialismus politisch gewollten und realisierten Ausgrenzung, Verfolgung und Vernichtung von Menschen bedeutet zugleich die Konfrontation mit einem Bruch bezüglich gesellschaftlich-normativer Bezugspunkte und gesellschaftlich anerkannter Grundlagen sozialen Handelns. In der Reflexion von Fragen, die SchülerInnen an einen Kollegen richteten, kommt dieses zum Ausdruck:

> „...die wollten einfach wissen, wie konnte so etwas im Land der Dichter und Denker oder Richter und Henker, wie konnte so etwas passieren und wie war es möglich?"(IP 3)

Der Historiker *D. Diner* prägte in diesem Zusammenhang den Begriff des „Zivilisationsbruchs" und beschreibt dessen Folgen: „indem Menschen der bloßen Vernichtung wegen vernichtet werden konnten, wurden auch im Bewusstsein verankerte Grundfesten unserer Zivilisation tiefgreifend erschüttert – ja gleichsam dementiert." (vgl. Diner 1988b, S. 8) Somit stellt schon der Anlass der berufsspezifischen Aktivitäten der KollegInnen einen Bruch dar, welcher Grundannahmen anthropologischen Verstehens infrage stellt.

Das Konzept der Salutogenese betont, dass individuelle Verstehensprozesse in engem Zusammenhang zur Erfahrung von Kontinuität stehen, während Brüche eine erschwerende Situation bedeuten (vgl. Kap. 2.3.2.2). Diese Perspektive legt nahe, Brüche der historischen und sozio-politischen Kontinuität sowie gesellschaftlich-normativer Grundlagen sozialen Handelns als generalisierte Widerstandsdefizite zu werten. Entsprechende Reflexionen stellt die im folgenden zitierte KollegIn an. Sie stellt den eigenen professionellen Beitrag zur Auseinandersetzung mit dem Nationalsozialismus infrage, indem sie auf fortwährende weitere gesellschaftliche Brüche und man-made-disaster im Kontext sozio-politischer Traumatisierungen hinweist.

> „Als wir dann an dem Film ‚Das Lager' gearbeitet haben, Ende der 80er Jahre, waren die Giftgasangriffe auf Kurdistan im Nordirak und dann habe ich zu Michael (Regisseur)[50] gesagt: ‚Weißt du, wir sind wie Don Quichotte. Wozu sollen wir einen Dokumentarfilm machen über ‚Das Lager' und 5000 Tote, wenn es so zugeht in der Welt', ... und das nimmt kein Ende, das wird eher schlimmer." (IP 9 a)

Die Entwicklung und Umsetzung von Konzepten, welche gesellschaftliche Formen des Erinnerns ermöglichen, unterstützen oder einfordern, stellen einen Gegenpol im Sinne von Widerstandsressourcen dar, indem sie den Faden unterbrochener gesellschaftlicher Kontinuität wieder aufgreifen.

> „ Also, ich bin halt so jemand, der gerne, ja, also aufklären möchte, der gerne was bewegen möchte (...) oder die Geschichte, gerne ans Licht zieht, um damit arbeiten zu können." (IP 8)

6.2. Die berufsspezifische Ebene

Die Analyse des Wirkens traumatischer Prozesse setzt das Einbeziehen mehrerer Systemebenen voraus. An dieser Stelle werden nun die Kategorien fokussiert, die der berufsspezifischen Ebene zugeordnet sind. Es geht um die konkreten beruflichen Bedingungen, im Rahmen derer die KollegInnen ihre Professionalität umsetzen. Diese stellen eine Konkretisierung gegenüber den vorausgehenden Kategorien dar und berücksichtigen darüber hinaus die rekursive Verknüpfung sozio-politischer Bedingungen mit dem spezifischem beruflichen Kontext und dem professionellen Handeln.

6.2.1. Individueller Zugang zum inhaltlichen Schwerpunkt des Berufsfeldes

Die Motivation, die ursprünglich zur beruflichen Auseinandersetzung der Interviewpartnerinnen mit dem Nationalsozialismus beitrug, ist unterschiedlich. Mehrere KollegInnen betonen, dass für sie **die politischen Entwicklungen der Zeit um 1968** Anlass für eigene politische Reflexion gesellschaftlicher Verhältnisse und insbesondere Ausgangspunkt für die bis

[50] Name und Titel des Films geändert

heute im professionellen Kontext weitergeführte Auseinandersetzung mit dem Nationalsozialismus war.

> „Das (Thema) ist zu mir gekommen! Ja, wobei ich sagen muss, so als Spät-Achtundsechzigerin oder Früh -..., wie man es nennen will, war da ja erst dreizehn, 1968.“ (IP 1)

> „Ich kann sagen, ich bin wirklich ein 68er geworden.“ (IP 3)

> „Ich würde sagen, ganz direkt war es wirklich 68 und Vietnam. Die ganzen Fotos, die dann eben doch rüber gekommen sind, vielleicht auch so etwas wichtiges, ich weiß nicht.... und auch über Vietnam, ich meine, dass die Deutschen gelogen haben war sowieso klar. Aber ich meine, dass auch über Vietnam eigentlich Lügen verbreitet wurden ....“ (IP 3)

> „Geschichte wollte ich deshalb studieren, um schlicht diese Frage: 'wie war das möglich' zu beantworten. Du kannst mich fragen, warum mich diese Frage bewegt hat, das finde ich, ist ziemlich schwierig zu sagen. Das ist eine Frage, die, glaube ich, viele in meiner Generation bewegt hat. Und war auch eine der klassischen Fragen der 68er überhaupt. Und ich war ... ja, ich war seit 1967 im unabhängigen sozialistischen Schülerbund. Also ich gehöre auf diese Seite und das hat sicherlich mich auch mit beeinflusst. Und ich hab das dann auch gemacht. Ich hab Faschismus-Theorien erstmal studiert und dann kam auf, gerade wo Du stehst sozusagen: Spurensuche vor Ort.“ (IP 9b)

Als mit der Sensibilisierung für politische Fragestellungen verbunden, wird der Wunsch beschrieben, zu **Aufklärung und gesellschaftlicher Veränderung** beizutragen.

> „Also, ich denke, dass ich hier jetzt dann so gelandet bin, ist.... also, was ich stark habe, ist so ein ... sind so aufklärerische Momente. Ich hab jetzt ... also, ich bin eigentlich nicht so jemand, der, ja jetzt vielleicht platt ausgedrückt, über so ein sehr starkes Maß an Empathie zu den Opfern zu der Arbeit gekommen bin, sondern eigentlich so der Wunsch in der Gesellschaft, was zu verändern. .... . Also, ich bin halt so jemand, der gerne, ja, also aufklären möchte, der gerne was bewegen möchte und der halt dann aufzeigen möchte, oder auch so nach vorne schreiten möchte. Und von daher so, ja so dunkle Ecken oder so in der Arbeit, oder die Geschichte, gerne ans Licht zieht.“ (IP 8)

Andere KollegInnen sehen als für sie bedeutsames Kriterium, dass ihr Arbeitsbereich ihnen die Möglichkeit zu **sozialem Engagement** bietet.

> „Und dann auf der anderen Seite, aber das ist genau das Thema, was gegen das Leid in der Welt zu tun. Aber das ist so das Thema, was sich bei mir

> schon immer durchgezogen hat, seit ich Krankenschwester geworden bin.“ (IP 2)

Eine weitere Perspektive betonen die KollegInnen, indem sie den **Einfluss der Schule,** die sie besuchten, reflektieren. Die Beschreibungen sind dabei differierend. Es werden Erfahrungen beschrieben, dass im Unterricht der Nationalsozialismus tabuisiert war.

> „Ja, in dem Geschichtsunterricht, den ich hatte, ist nicht viel bei rüber gekommen zu dem Thema und es war eine ganz große Abwehr gegenüber dem Thema festzustellen.“ (IP 2)

> „Also ich muss sagen, ich hatte eigentlich so, was meinen Geschichtsunterricht betrifft, keine tollen Lehrer. Es war eigentlich mit der Weimarer Republik zu Ende. Was von 33 bis 45 geschehen ist, das habe ich nie erfahren.“ (IP 3)

> „... weil ich habe im Geschichtsunterricht - da ging es um Kriege, der siebenjährige Krieg, der 30-jährige Krieg, das war eigentlich unser Geschichtsunterricht. Aber, dass man etwas über Frieden schließen gelernt hat, das war eigentlich... Habe ich auch erst später irgendwann begriffen.“ (IP 3)

Die gegenteilige Erfahrung machten andere Professionelle, die betonen, dass der von ihnen erlebte schulische Unterricht für sie ein Anstoß war, sich weiter mit dieser Fragestellung zu beschäftigen.

> „Das Thema ist zu mir sehr früh gekommen. Also ausgelöst denke ich, ja wir haben in der Schule einen Filmklub gegründet, das war eine der wenigen Dinge die Jungs und Mädchen zusammen gemacht haben und wir hatten damals eine einzige junge Lehrerin, eine Referendarin, mit der haben wir auch Religionsphilosophie gemacht und die hat uns auf den Film "Nacht und Nebel" hingewiesen. Den haben wir dann gesehen, da muss ich in der 11. Klasse gewesen sein. Und von da, also ab da habe ich gedacht, die lügen alle, die verschweigen etwas. Also ich war sozusagen fertig mit den Erwachsenen. Ich weiß nur, dass seitdem die Bilder mir klar vor Augen waren. Das war das erste Mal, dass ich die gesehen hatte. Ja und seitdem ich kann nur sagen dass ich unbedingt Geschichte studieren wollte oder Politik wegen dieser Frage: 'Wie war das möglich'. ... Das war, was mich bewegt hat.“ (IP 9 a)

> „Ich habe 1980 das erste Mal an einem Schülerwettbewerb zu dem Thema ‚Alltag im Nationalsozialismus’ teilgenommen und habe damals die Geschichte der jüdischen Gemeinde in meinem Heimatort ... erforscht. Anfangs aus den Täterquellen, später dann im Schneeballsystem im Kontakt mit Überlebenden.“ (IP 4)

Hier wird also die Bedeutung gesellschaftspolitischer Entwicklungen einerseits und die Wirkung öffentlicher Bildung und Erziehung andererseits hinsichtlich des eigenen Zugangs zum Berufsfeld reflektiert. Einen anderen Zugang benennen die InterviewpartnerInnen, die die Auseinandersetzung mit dem Nationalsozialismus als innerfamiliär relevantes Thema benennen.

> „Aber das Thema ist bei uns in der Familie immer präsent gewesen." (IP 4)

> „Also es (das Thema, R. J.) ist immer da gewesen… es ist eigentlich auch immer in den Blick genommen worden." (IP 4)

Auch KollegInnen, deren eigene **Herkunftsfamilie von Verfolgung betroffen** war, berichten, dass diese Erfahrungen und ihre Entscheidung in diesem Berufsfeld zu arbeiten, in Zusammenhang stehen. So wird in einem Fall auf die Frage nach dem ursächlichen Bezug zur beruflichen Auseinandersetzung mit dem Nationalsozialismus der Zusammenhang wie folgt dargestellt:

> „Also, dass ich irgendwann mal zufällig erfahren habe, dass was mein Vater, mein Onkel und meine Tante getan haben, dass das ja Zwangsarbeit war. Dass sie Zwangsarbeiter waren.... wo ein Freund von mir sagte: 'Wie dein Vater ist 42 nach Deutschland? Hat in der Landwirtschaft gearbeitet? Ja dann war der doch Zwangsarbeiter!' Und ich so plötzlich: 'Ja natürlich!' Also, man sieht vor lauter Bäumen den Wald nicht." (IP 2)

> „... ich habe immer gewusst, das Thema ist da. Das Thema ist unbehandelt mehrheitlich da und ich hab gedacht, wie kann man sich überhaupt einer Shoahüberlebenden gegenüber zeigen. ... die Familie ist mein Hintergrund, aber ich habe es nie als solches verstanden." (IP 10)

Nur zwei KollegInnen betonen, dass ihr Zugang zur Thematik ihres Berufsfeldes eher dem **Zufall** zuzuschreiben ist. Sie beschreiben, dass sich für sie erst in der Arbeit eine vertiefte Auseinandersetzung mit der Tragweite der Folgen der Verfolgung ergeben hat.

> „Das war ein… das war eher ein Zufall und das war eher der wirtschaftlich schlechten Situation in unserem Land geschuldet. Also ich hätte auch einen anderen Job gemacht. Ich habe mir den nicht ausgesucht. Ich habe mich dafür nicht beworben. ...Der Job kam zu mir. Mich hat jemand gefragt, ob ich da mitarbeiten will und ich habe gedacht… ich war eh arbeitslos, dann mache ich das. Hat sonst alles auch gut gepasst. Fand ich auch interessant. … Also ich bin Jahrgang ´69 und hatte das natürlich in der Schule wie wir alle und… aber was das für Leute bedeutet, die familiär ganz anders da drin sind, war mir überhaupt nicht klar." (IP 5)

„Ich hatte mit Nationalsozialismus... nee, ich hatte da nichts mit zu tun, ich habe mich da nicht mit beschäftigt. Ich habe mich auch nicht mit Euthanasie, ich glaube ich wusste bis dahin gar nicht, dass es das gab, oder nur so irgendwie, wie man das so weiß. Nichts genaues. ... Aber genaues habe ich erst rausgekriegt als ich da in ... angefangen bin. Und dann hat mich das gepackt und dann wollte ich, dann habe ich dann auch nicht mehr aufgehört.“ (IP 6)

6.2.2. Schwerpunkte der Arbeit

Wenngleich die Arbeitsbereiche in ihrer vorgegebenen oder selbstgewählten Schwerpunktsetzung teilweise deutliche Unterschiede aufweisen, gibt es zugleich wesentliche Gemeinsamkeiten. Als Datenquelle dienen hier zusätzlich zu den Interviews die von mir im Anschluss an die Interviews angefertigten Protokolle sowie Veröffentlichungen der KollegInnen.

- Gemeinsam ist allen KollegInnen, dass sie sich in ihrem Berufsalltag mit dem konkreten **Weiterwirken menschenverachtender Gewaltherrschaft** im direkten Kontakt mit den Betroffenen befassen.
- Alle KollegInnen arbeiten mit **Angehörigen** von Verfolgten.
- Alle setzen sich mit **Dokumenten wie Akten, Originalfilmen und -fotos** auseinander.
- Alle KollegInnen sind im Bereich der **Öffentlichkeitsarbeit** aktiv, sind VeranstalterIn oder MitveranstalterIn von Tagungen, Weiterbildungen und anderen Veranstaltungen.
- Alle tragen z.B. durch Veröffentlichungen in Zeitschriften und/oder Büchern, durch **Forschung, durch Filmproduktion oder andere Kunst** zum öffentlichen Diskurs bei.
- Alle setzen sich mit Aufklärung und **Bewusstseinsbildung** auseinander und haben Kontakte zu Menschen, deren Familien im Nationalsozialismus nicht zu den Gruppen der Verfolgten gehörten.

Neben den gemeinsamen Arbeitsschwerpunkten gibt es auch deutliche Unterschiede:

Acht KollegInnen berichten, dass sie sich an alle **Verfolgtengruppen** wenden.

„Das sind jüdische Verfolgte, jüdische Kontingentflüchtlinge, also aus der ehemaligen Sowjetunion, Sinti und Roma, politisch Verfolgte als Kommunisten, Homosexuelle, Edelweißpiraten, ehemalige Zwangsarbeiterinnen und Zwangsarbeiter, Deserteure, ja und dann die als asozial Verfolgten. Also, das ist so das ganze Spektrum der ehemaligen NS-Verfolgten.“ (IP 1)

Drei KollegInnen sind dagegen in Bereichen aktiv, deren Angebot ausschließlich oder überwiegend jüdischen Verfolgten und ihren (z.T. nicht jüdischen) Angehörigen vorbehalten ist.

> „Also, im Grunde genommen, grundsätzlich kommen nur jüdische Überlebende, aber kommen auch die Ehepartner mit und oft ist es so, wenn der jüdische Überlebende gestorben ist, und der Ehepartner, der nicht jüdisch war, bleibt bei uns oder kommt auch.“ (IP 7)

Eine Kollegin arbeitet in einem Bereich, der seinen Schwerpunkt in der Auseinandersetzung mit der **Rolle der Medizin** im Nationalsozialismus, insbesondere der Psychiatrie hat. Sie wendet sich entsprechend überwiegend an Menschen, deren Angehörige in diesem Kontext verfolgt waren, sowie an Menschen, die sich mit dieser Thematik befassen.

> „Ich habe da Hunderte von Akten durchgeguckt. In Hadamar (Euthanasieklinik, R. J.) bin ich gewesen und die Akten aus (andere Euthanasieklinik) , die sind ja alle in... hier. ... Und dann habe ich mich da durchgearbeitet. ...“ (IP 6)

Für InterviewpartnerInnen, die im Bereich der Gedenkstätten und Jugendbildungsstätten arbeiten, steht der pädagogische Auftrag „Aus der Geschichte lernen“ im Vordergrund. Von der Aufgabenstellung her bewegen sich die InterviewpartnerInnen hier also in einem Spannungsfeld zwischen Vergangenheit, Gegenwart und Zukunft.

> „...wir versuchen bei der pädagogischen Arbeit selber sehr stark auf aktive Zugänge, aktivierende Zugänge zu setzen, wo dann auch kreative Formen, Medienarbeit, Ähnliches mit dabei ist, wo die Jugendlichen dann selber auch den Eindruck vermittelt bekommen, dass sie mit der Geschichte selber umzugehen im Stande sind, dass sie nicht nur in die Situation kommen, die Geschichte nahe gebracht zu bekommen, sondern dass sie selber am Ende vielleicht auch ein Produkt haben.“ (IP 4)

Ein Kollege berichtet, dass in seinem Arbeitszusammenhang **politische Verfolgung** im Nationalsozialismus wesentliches Thema ist.

> „Weil es hier in ... ein Konzentrationslager für politische Gegner gab, das 1933 schon eingerichtet wurde und im 2. Weltkrieg ein sogenanntes Arbeitserziehungslager wurde für Zwangsarbeiter und Deutsche, die hier aus unterschiedlichen Gründen eingesperrt waren. ... dazu kamen dann Menschen, die eine andere politische Meinung hatten in der NS-Zeit. Also, vor allem Kommunisten, also aus politischen Gründen und/oder die als Zwangsarbeiter nicht schnell genug gearbeitet haben oder sich gegen ihre Zwangsarbeit gewehrt/gewandt hatten“. (IP 8)

Für diejenigen, die im **Bereich psychosozialer Beratung und Therapie** ihren Arbeitsschwerpunkt haben, steht das konkrete Unterstützungsangebot für Überlebende und ihre Familien im Mittelpunkt.

> „Die Beratung, die ist sehr vielschichtig, also da geht es vor allen Dingen jetzt seit der so genannten Reformierung des SGB 12, also des Sozialhilfe Paragraphen, sehr stark um Notlagen, darum Gelder bei Stiftungen zu beantragen, es geht um kaputte Waschmaschinen, es geht um Pflegedienste, es geht um Einstufungen, es geht um eine neue Wohnung, es geht um altersgerechte Wohnungen, es geht um Alternativen: 'ich will nicht ins Heim, was kann ich machen', so - dieses ganze Spektrum ist das, ..." (IP 1)

> „...wir nennen uns Sozialzentrum, weil wir auch den Bereich Shoah-Überlebende mit einbeziehen und da liegt … also, in all den Bereichen, in denen ich arbeite, da liegt eigentlich immer mein inhaltlicher Schwerpunkt." (IP13)

> „Wir haben das (…) vor zwölf Jahren ohne Auftrag gegründet. Wir haben uns selber einfach einen Auftrag gegeben und jetzt sind wir zu zweit im Team. Und mein Arbeitskontext dort ist, dass ich einerseits Therapien mache, vor allem mit der zweiten Generation … ." (IP 10)

Zwei KollegInnen arbeiten in einem Kontext, der die **Versorgungsbedürfnisse** alter und eventuell pflegebedürftiger Überlebende fokussiert.

> „...der Ursprungsgedanke war, dass man Kompetenz-Zentren errichtet, die sich speziell an NS-Verfolgte, also Überlebende und ihre Angehörigen wenden, um ihnen die Altenhilfe näher zu bringen und die adäquaten Angebote zu finden bzw. auch neue Angebote zu schaffen. Vielleicht auch neue Begegnungsstätten für Überlebende zu errichten oder Pflegedienste zu spezialisieren und Heime evtl. auch, um Retraumatisierung im Alter durch diese ganzen Prozesse, die da ablaufen, zu verhindern." (IP 2)

6.2.3. Formen Sekundärer Traumaexposition im Kontext der berufsspezifischen Ebene

Die Arbeit aller InterviewpartnerInnen beinhaltet die Konfrontation mit dem Weiterwirken traumatisierender Erfahrungen von Menschen und mit struktureller Gewalt, ausgeübt von und in gesellschaftlich anerkannten Institutionen. Als eine Form Sekundärer Traumaexposition wird von allen der **Kontakt zu Überlebenden** genannt.

> „... wo man dann so Details erfahren hat, was wer so erlebt hat, wo ich dachte: 'Das halte ich gar nicht aus.'" (IP 2)

„ Das war jetzt eine ganz andere Konfrontation, weil wir dann gedreht haben, und ich habe die Vorgespräche schon geführt mit Überlebenden.“
(IP 9 a)

Eine andere Herausforderung stellt die **Arbeit mit Angehörigen** dar. Prozesse transgenerationaler Weitergabe von Traumatisierungen, wie sie in der Holocaustforschung ausführlich beschrieben sind (Rosenthal 1999), gehören in unterschiedlicher Form zum Berufsalltag der InterviewpartnerInnen.

„ Das sind wirklich die Momente, wo es hoch kommt, und dann natürlich auch die Momente mit den Angehörigen beim Verlegen.“ (IP 3)

Dort, wo mit überlebenden Angehörigen ehemals verfolgter Menschen gearbeitet wird, sind die InterviewpartnerInnen mit deren Berichten und Formen des Ausdrucks von Trauer, Scham und Schuldgefühlen konfrontiert.

„Also dass man eben nicht, wie bei den jüdischen Verfolgten, da offensiv mit umgehen kann, weil die Leute haben solche... die sind so traumatisiert teilweise und haben ja auch so Schamgefühle und Schuldgefühle und so, weil sie sich schuldig fühlen, dass die Angehörigen da umgekommen sind.“ (IP 6)

Die **Bearbeitung von Akten und anderen Dokumenten**, die Aufschluss über das konkrete Erleben der Verfolgung geben, kann eine Form medial vermittelter Sekundärer Traumaexposition darstellen (vgl. S. 78).

„Ich habe eine Woche hinter mir, wo ich jeden Tag zwei bis drei Texte geschrieben habe. Zusammenfassung aus Entschädigungsakten, Lebensgeschichten, Biographien der Opfer...wir versuchen das zu recherchieren und in sechzig bis siebzig Prozent der Fälle können wir Akten aus dem Archiv auswerten.“ (IP 9 b)

Eine besonders eindrückliche Art der Traumaexposition stellt die Auseinandersetzung mit **visuell nachvollziehbaren Dokumenten wie Filmen und Fotos** dar.

„Das war irgendwie so ... dass ich gemerkt habe, das hat was mit dem Holocaust zu tun, dass ich sehr früh verstanden habe, ...dass es Bilder sind, ... die unser Bewusstsein darüber prägen und geprägt haben und nicht Text. Und das hat mich immer beschäftigt und fasziniert, was eigentlich eher über den Sehapparat unserer Augen in uns einsickert. Manchmal auch unsere Ohren, ...“ (IP 9 b)

„und das ist ein Film … und da wird mir jetzt auch schon schlecht, wenn ich jetzt nur davon erzähle. Und das sind so zusammengeschnittene Originalfilme und da kommt so eine Szene drin vor, ...“ (IP 1)

Für die KollegInnen, die an **historisch belasteten Orten arbeiten**, an Orten also, die Zentrum real ausgeübter Gewalt und Vernichtung waren, kann dieser Ort selbst Sekundäre Traumaexposition bedeuten.

> „Und mir ist hier deutlich geworden, der ich mich vorher mit den Themen auch auseinandergesetzt habe, dass das noch mal eine andere Qualität hat, das an einem solchen historischen Ort, wie überformt der auch immer sein mag, zu tun." (IP 4)

> „ ... es macht natürlich einen Unterschied, ob ich eine rein Demokratie-pädagogische Übung, an einem Ort 'ehemaliges Konzentrationslager' mache, oder ob ich die in einem Seminarraum XY in der Bildungsstätte XY, an einem sozusagen neutralen Ort mache. Und es **bekommt sofort eine Aufladung**, wenn ich das an einem ... diesem Ort mache. (...) aber warum mache ich das hier und was passiert dann mit der Gruppe und mit mir und dem, was wir da besprechen?" (IP 11)

Im folgenden gebe ich einen Überblick über die Kontexte, in denen die KollegInnen tätig sind, und über die Art damit verbundener möglicher Sekundärer Traumaexposition (s. Tabelle nächste Seite).

Da der Arbeitsbereich einiger KollegInnen mehrere Aufgabenbereiche umfasst, sind Mehrfachnennungen in die Übersicht einbezogen.

Arbeitskontext	Arbeitsschwerpunkt	Zielgruppen	Art der Sekundären Traumaexposition
Gedenkstättenarbeit/ Jugendbildungsstätte 3 KollegInnen	Öffentliches Gedenken, Jugendbildungsarbeit, Forschung, konzeptionelle Arbeit, Menschenrechte	Überlebende verschiedener Verfolgtengruppen, Familienangehörige,allgemeine Bevölkerung, MultiplikatorInnen, Lehrer, Schüler	Kontakt zu Überlebenden, Hören von Lebensgeschichten, Dokumente, Filme... Arbeit an historisch belasteten Orten
Gedenkstätte/ Schwerpunkt: Psychiatrie im Nationalsozialismus 1 Kollegin	Öffentlichkeitsarbeit, Forschung, Recherchieren von Lebensgeschichten, Angehörigenarbeit	Angehörige von Euthanasieopfern, Zwangssterilisierte, Lehrer, Schüler, Öffentlichkeit, MultiplikatorInnen	Kontakt zu Überlebenden, Lebensgeschichten, Dokumente, Filme... Arbeit an historisch belasteten Orten

Arbeitskontext	Arbeitsschwerpunkt	Zielgruppen	Art der Sekundären Traumaexposition
Film/Kunst 2 KollegInnen	Kunst, Visualisierung von Menschenrechtsverletzungen durch Nationalsozialismus, Begegnung mit Überlebenden und Angehörigen	Überlebende, Angehörige,Öffentlichkeit	Kontakt zu Überlebenden, Lebensgeschichten, Dokumente, Filme
Erzählcafé 4 KollegInnen	Begleitung von Überlebenden und ihren Familien, Öffentlichkeitsarbeit	Überlebende und ihre Familien	Kontakt zu Überlebenden, Lebensgeschichten, Dokumente
Psychosoziale und rechtliche Beratung 4 KollegInnen	Begleitung von Überlebenden und ihren Familien, Öffentlichkeitsarbeit	Überlebende und ihre Familien	Kontakt zu Überlebenden, Lebensgeschichten, Dokumente
Therapie 3 KollegInnen	Begleitung von Überlebenden und ihren Familien, Öffentlichkeitsarbeit	Überlebende und ihre Familien	Kontakt zu Überlebenden, Lebensgeschichten, Dokumente
Reisen 1 Kollegin	Begleitung von Überlebenden und ihren Familien, Begleitung von Interessierten	Überlebende und ihre Familien, Menschen, die sich aus anderen Gründen mit dem Nationalsozialismus auseinandersetzen	Kontakt zu Überlebenden, Lebensgeschichten, Dokumente, Arbeit an historisch belasteten Orten

6.2.4. Spezifische Problemstellungen und Themen der Arbeitskontexte

Sozio-politische Traumatisierungen entwickeln ihre Dynamik im Zeitkontinuum Vergangenheit – Gegenwart – Zukunft (vgl. Kap. 3.4.5, 3.4.6). Damit verbunden sind spezifische Problemstellungen und Themen, mit welchen sich die hier tätigen Professionellen in ihrer alltäglichen Berufspraxis befassen. Im folgenden werden diese Themenbereiche dargestellt.
An erster Stelle wird von allen KollegInnen benannt, dass sie sich in theoretischer Reflexion, sowie im direkten Kontakt mit Überlebenden und de-

ren Familienangehörigen mit konkreten Formen der Gewalt auseinandersetzen. Exemplarisch wird hier die Aussage eines Kollegen zitiert.

> „Also zu nachtschlafender Zeit, obwohl – alle haben es mitbekommen –. Es wurde ihnen hier sogar noch gesagt, 'Ihr werdet umgesiedelt und um den Umzug braucht ihr euch nicht zu kümmern, weil, eure Möbel werden euch nachgeliefert.' Das war eine zynische Lüge. Sie wurden mit den Lkws in den Innenhof der Messe gebracht, da eben erstmal zusammen gesammelt und gegenüber war die Bahnstation. Von dort hat die Deutsche Reichsbahn die Menschen, man kann sagen, in den Tod befördert." (IP 3)

Der Kontakt mit Überlebenden bedeutet zugleich, dass dieses ein beständiger Kontakt mit traumatisierten Menschen ist, deren Traumatisierungen in unterschiedlichem Alter und in unterschiedlichen Entwicklungsphasen stattfand.

> „Die jüngsten, guck mal das sind jetzt 64 Jahre nach dem Krieg. Die jüngsten sind siebzig, so ein paar sind siebzig bis 73 so... die als Kinder überlebt haben. Die haben wir auch. Und die Ältesten, sind über neunzig Jahre. Ja, da sind so ein paar, die über neunzig sind." (IP 7)

Dies bedeutet auch, dass aktuell unterschiedliche Themen des traumatischen Prozesses von den KollegInnen zu fokussieren sind: für die jüngsten der ehemaligen childsurvivor könnte der noch nicht lange zurückliegende Abschied von der Berufstätigkeit mit dem Verlust eines halt- und sinngebenden Rahmens verbunden sein und somit alte Erfahrungen anderer Verluste reaktivieren. Für ältere, z.B. 90jährige Überlebende könnte die alterstypische Rückschau und Bilanzierung des Lebens retraumatisierend wirken. Kenntnisse von Traumatisierungsfolgen sind also notwendig.
Darüber hinaus erfordert der Arbeitsauftrag von denjenigen, die im Bereich Versorgung arbeiten, dass sie über spezifische Kenntnisse der Bedürfnisse von pflegebedürftigen alternden Überlebenden verfügen.

> „ ... und da hatten wir dann bald festgestellt, dass, je jünger die Überlebenden sind, (...) bis sagen wir mal Mitte 70, dass sie dem Thema noch sehr offen gegenüberstehen und aber vor allem die Älteren oder ab 80jährigen, der Älteste müsste jetzt 93 sein oder so, dass die wirklich mit dem Thema nichts zu tun haben wollten, es total abgelehnt haben, zu drastischen Antworten gegriffen haben wie: 'Dann nehme ich Zyankali. Ich habe die Kapseln schon bereit liegen, wenn es nicht mehr geht.' So und einfach wirklich so große Angst vorm Alt werden.... wenn man da so nachgebohrt hat, hat man schon gemerkt, dass ist so die Angst vor diesem Autonomieverlust." (IP 2)

In Kontexten mit psychosozialem Auftrag, ebenso wie in Aufgabenfeldern mit pädagogischem Auftrag, ist mehrgenerationales Arbeiten, d.h. der Einbezug der Familien der Überlebenden in die Arbeit sinnvoll und gängige Praxis.

> „...wo dann die Kinder plötzlich signalisiert haben, mit denen meistens ja gar nicht über das Thema geredet worden war, die auch oft nichts von der Verfolgungsgeschichte wussten oder nur rudimentär was wussten....dass die dann so teilweise ihre Eltern sehr behüten wollten und jetzt nicht jemanden von Außen wollten. Vielleicht war da auch so'ne Art von Eifersucht dabei, dass man mehr wusste über die Geschichte der Eltern, als die Kinder selbst. Ich kann es mir auch vorstellen. Aber, dass sie schon so die Experten für ihre Eltern waren und eigentlich so Hilfsangebote oder Beratungsangebote nicht unbedingt annehmen wollten." (IP 2)

Mehrgenerationales Arbeiten konfrontiert zugleich mit Formen der transgenerationalen Weitergabe von Traumatisierungen.

> „Also es war sehr schwierig mit denen. Da würde ich gern noch mal so'n Focus drauflegen 'Arbeit mit Angehörigen' auch hinsichtlich der transgenerationalen Weitergabe von Traumatisierungen und so." (IP 2)

Ein weiterer Themenbereich, der als relevant beschrieben wird, ist die Auseinandersetzung mit den Folgen von Emigration und Remigration, von Verschleppung und Abschiebung und damit verbundener Entwurzelung.

> „Es gibt auch Deportationstage, die weniger bekannt sind. Zum Beispiel 28.10.1938, frühe Deportationen, Abschiebung der Polen..." (IP 9 b)

> „Vielleicht ..., ich glaube, vielleicht in Israel ist es einfacher, weil da haben die wirklich ein neues Leben angefangen und hier in Deutschland, ... "(IP 7)

> „...einer von denen ist noch nach England geschickt worden, Kindertransport. ... wo ja die Eltern versucht haben, ihre Kinder über England zu retten. Und ich glaube, die meisten haben gewusst: wir werden uns nie wieder sehen. Und es ist ein Sohn gekommen aus England." (IP 3)

Als weiterer Problembereich wird die Auseinandersetzung mit den rechtlichen Ansprüchen der ehemals Verfolgten genannt. Dies setzt aktuelle **rechtliche Kenntnisse** der KollegInnen voraus.

> „... da ging es in der Hauptsache um Entschädigungszahlungen. Das heißt, ich habe die Mandanten begleitet von ihrer ersten Anfrage: 'Kann ich vielleicht eine Entschädigung bekommen', bis hin zu: entweder Ablehnung oder Zahlung." (IP 1)

Zudem bedeutet dies eine Auseinandersetzung mit **normativen Grundlagen und Werten**, die den rechtlichen Regelungen zugrunde liegen.

„Genau. Und ich war da immer so ganz stark involviert und zankte mich dort mit den Entschädigungsbehörden herum..." (IP 1)

„Was das wirklich bedeutet (…), der ermordete Vater ist eben gar nichts wert. Wenn er überlebt hat, dann hat er einen Schaden an Freiheit finanziert bekommen von 5,-- DM pro Tag im KZ. Und ich sag dann immer, was ist ein ermordeter Vater wert? Gar nichts! Da denke ich, das ist so ein Thema für ein Symposium oder so,..." (IP 9 b)

Die bisher benannten Themenbereiche sind immanent verbunden mit der Perspektive der Verfolgten. Ein anderer Fokus ist die **Perspektive der TäterInnen**, die in unterschiedlicher Form die fachliche Auseinandersetzung mitbestimmt, zum Beispiel dort, wo die Arbeit an historischen Orten der Gewalt stattfindet.

„Die übernachten bei uns in den historischen Häusern ..., was dann auch immer zu gewissen kognitiven Dissonanzen führt. Also aktuell in früheren TäterInnenhäusern zu sein."(IP 4)

6.2.5. Traumatische Prozesse in traumadeterminierten Institutionen

Traumatisierung als Folge politisch motivierter Gewalt und Verfolgung wirkt prozesshaft weiter auch in den Bereichen, in denen die KollegInnen tätig sind. Die Konfrontation mit dem Konkreten der Gewaltherrschaft im Nationalsozialismus bezieht die Professionellen ein, sodass sie selbst Teil des traumatischen Prozesses werden (vgl. Kap. 4.4.3).
In Kap. 3.4.6.3 formulierte ich die Hypothese, dass die professionelle Auseinandersetzung mit man-made-disaster und ihren Folgen **berufliche Kontexte zu traumadeterminierten Systemen** werden lässt. Diese Aussage greife ich hier wieder auf. Ausgangspunkt für die Arbeit der von mir interviewten KollegInnen ist die gesellschaftliche und individuelle Erfahrung sozio-politischer Traumatisierung. Diese beeinflusst strukturierend die Interaktion und Kommunikation in den jeweiligen Arbeitskontexten.

Von den InterviewpartnerInnen wurde diese Dynamik anschaulich beschrieben. Mehrere KollegInnen äußern, dass **Aggression unter den MitarbeiterInnen** deren Arbeitsalltag prägt.

„Und das macht die Arbeit zum Teil noch mal so schwer, das meiner Ansicht nach die ganzen geballten Aggressionspotenziale, dieses Ganze: Gewalt und Macht und Missbrauch und Terror..." (IP1)

Diese als konflikthaft beschriebene Dynamik wird als Ausdruck des Weiterwirkens deutscher Geschichte verstanden.

„Aber ich funktioniere da oft eher wie so eine Maschine, und wenn ich da morgens merke, ich habe keine Lust aufzustehen, dann liegt das an diesen (...) Konflikten und Bedingungen, die existieren, und die haben durchaus auch was mit dieser Erbschaft der Shoah zu tun, weil ich meine, dass ... klar, meine Erbschaft hier ist mehr als deutlich, aber die Erbschaft meiner nicht jüdisch deutschen Umgebung ist eben auch gegeben und ...“ (IP 13)

Zum Teil wird die Auseinandersetzung in einer Form geführt, die als **Mobbing** beschrieben wird. Die zitierte KollegIn sieht diese Form der Konfrontation ebenfalls als Ausdruck des inhaltlichen Schwerpunktes der Arbeit.

„Dass wir (...) gelegentlich feststellen, dass es ein bestimmtes Mobbing-Potenzial in Gedenkstätten offenbar gibt, das zur Ablenkung vom historischen Anlass-Geschehen beiträgt.“ (IP 4)

Hier wird die aktuell ausgeübte Aggression von MitarbeiterInnen gegenüber ihren KollegInnen damit in Verbindung gebracht, dass diese von der Auseinandersetzung mit der zurückliegenden nationalsozialistischen Gewalt ablenkt. „Mobbing“ wird in diesem Fall als eine (wenngleich destruktive) Bewältigungsstrategie für die („Mobbing-“) TäterInnen gewertet.

Gleichzeitig scheint gerade dort, wo die Kommunikation als sehr konflikthaft geschildert wird, **wenig Vertrauen** darin zu bestehen, dass Teamdynamiken durch **Supervision oder Organisationsberatung** moderiert werden können

„Und da traue ich auch kaum Supervisoren zu, diese Dynamik so mitzuentwickeln, dass dieser Ort nicht auseinander fliegt.“ (IP 4)

In diesem Fall wird eine konstruktive Form des Konfliktmanagements nicht in Erwägung gezogen, sondern auf Änderung der Situation durch Zeitablauf gehofft.

„Es gibt Leute, die so eine Routine darin haben bösartig und destruktiv zu sein (...) Also da hoffen alle letztlich auf eine, offen gesagt, biologische Lösung, dass die Leute das Rentenalter erreichen und dann vielleicht dann mal Ruhe einkehrt.“ (IP 4)

Ähnliche Formen der Auseinandersetzung werden in der Fachliteratur auch für andere Arbeitskontexte[51] beschrieben, in denen sich Professionelle mit den Folgen von Trauma und Gewalt konfrontieren (vgl. Kap. 4.4.2). *C. Pross* nimmt als wesentliche Ursache für destruktive Prozesse in traumadeterminierten Systemen strukturelle Faktoren an. Die von ihm beschriebenen Phänomene wie unsichere finanzielle Absicherung von Projekten, Strukturlosigkeit, sich bekämpfende Fraktionen in Teams usw. finden sich in ähnlicher Form auch in den Arbeitskontexten der KollegInnen, die ich in-

[51] Zum Beispiel die Arbeit in Zentren, die traumatisierte Flüchtlinge betreuen.

terviewt habe. *C. Pross* geht davon aus, dass in „einer professionell gut geführten Einrichtung mit einer klaren Struktur [berufsbedingte Belastungen] im erträglichen Rahmen gehalten werden können." (Pross 2009, S. 271) Als einen Hauptverursacher unklarer Strukturen und der Entwicklung von Belastungsreaktionen macht der Autor basisdemokratische Modelle des Arbeitens aus.

Diese Vorstellung eines linearen Ursache - Wirkungszusammenhangs kann für die von mir interviewten KollegInnen nicht bestätigt werden. Um mich mit deren Arbeitsbedingungen vertraut zu mache, setzte ich mich vor Durchführung der Interviews mit Veröffentlichungen über die jeweiligen Arbeitskontexte, sowie mit deren eigenen Veröffentlichungen auseinander. Die Ergebnisse dieser Sichtung setzte ich später in Bezug zu den Aussagen der Befragten und zu meinen Beobachtungen während der Interviews. Nur einige der KollegInnen arbeiten in Einrichtungen, die aktuell oder in der Geschichte der Organisation nach basisdemokratischen Idealen geführt werden oder wurden. Das Auftreten struktureller Probleme war in Einrichtungen mit basisdemokratischer Tradition ebenso zu finden, wie in anders geführten Organisationen. Auch für die Entwicklung von Symptomen infolge fortgesetzter Überforderung durch Sekundäre Traumaexposition war der Zusammenhang nicht kausal: selbst dort, wo die Menschen in kleinsten Teams oder allein, nicht in Einrichtungen sondern selbständig arbeiten, wurde berichtet, dass Sekundäre Traumaexposition zu Überlastungsreaktionen führen kann. So beschreibt ein Kollege, der in keine Organisation eingebunden ist:

> „Ich kann nicht jedes (Schicksal) im Einzelnen nachvollziehen. Ich merke nur, es ist manchmal,... und das könnte dir auch der Manfred bestätigten, du hast die Schicksale im Computer und das ist schon hart genug. Aber in dem Moment, wo du die in das Blech schlägst, wo wirklich Buchstabe für Buchstabe, und du kannst nicht mehr korrigieren. Im Computer kannst du noch korrigieren, aber wenn du Buchstabe für Buchstabe, Schlag auf Schlag... Das sind wirklich die Momente, wo es hoch kommt und dann natürlich auch die Momente mit den Angehörigen beim Verlegen." (IP 3)

Die Aussagen der von mir interviewten Menschen weisen eher darauf hin, dass strukturelle Probleme, Entwicklung von Symptomen und Sekundäre Traumaexposition als zirkulärer Prozess beschrieben werden können. Diese Dynamik kann in verschiedener Form überall dort geschehen, wo die Kommunikation durch zurückliegende gewaltvolle Erfahrungen geprägt ist. Auf die Frage, welche Bedingungen die KollegInnen für hilfreich halten, um in traumadeterminierten Organisationen den professionellen Rahmen zufriedenstellend zu gestalten, werde ich in 6.4.2. eingehen.

6.2.6. Bedeutung von Supervision

Die Etablierung eines **kollegialen und professionellen Unterstützungssystems** ist in den Bereichen, in denen die von mir interviewten KollegInnen arbeiten, bisher **nicht selbstverständlich.** Von den dreizehn angesprochenen MitarbeiterInnen hatten nur drei die Möglichkeit, im Rahmen ihres Arbeitsauftrages Supervision wahrzunehmen. Zwei von ihnen betonen allerdings, dass der Umfang gering ist.

> „Supervision. Also, das fehlt uns, wir haben ein bisschen, aber nicht viel und ich denke, es ist gut, wenn man sich …., wenn man nicht damit alleine bleibt..“ (IP 7)

> „Ja. Aber wir gehen nicht so regelmäßig. Wir gehen immer weniger häufig in Fallsupervision. “ (IP 10)

Während in dem ersten Fall die niedrige Frequenz als Mangel empfunden wird, sieht die an zweiter Stelle zitierte KollegIn die seltener werdende Inanspruchnahme in geringer werdendem Bedarf begründet.

> „Ich denk, weil unsere Arbeit sehr viel inhaltlich mit dem Hier und Jetzt, nicht so sehr mit dem Geschichtlichen zu tun hat, ist es dadurch nicht so belastend und vielleicht nicht so, so wichtig, dass wir so ein intensiveren Rhythmus haben für die Supervision“ (IP 10).

Diese Aussage weist darauf hin, dass Gegenwartsorientierung in einer Arbeit, die sich mit historischen Gewaltprozessen und deren Folgen befasst, als individuelle und professionelle Ressource gewertet werden kann. In Kap. 6.4.3.2 werde ich hierauf zurückkommen (vgl. S. 261).
Die dritte KollegIn beschreibt, dass sie Supervision im Rahmen ihres Arbeitskontextes wahrnehmen kann, diese sich aber nicht auf die Auseinandersetzung mit den Folgen des Nationalsozialismus bezieht.

> „Zu dem Thema direkt nicht. Ich hab viel Austausch dann gehabt mit Kolleginnen und Kollegen. Supervision zu den normalen Themen hier … immer speziell einen intensiven Austausch bei Tagungen, bei sonst was …“ (IP 12)

Zwei dieser KollegInnen arbeiten als TherapeutInnen, eine als Sozialarbeiterin in einer Beratungsstelle.
Für alle anderen war **Supervision keine „offiziell“ angebotene Möglichkeit**, wurde aber von den meisten für wünschenswert und auch notwendig gehalten. Mehrfach wurde geäußert, dass die Aufforderung, einen entsprechenden Reflexionsrahmen zu schaffen, abgelehnt wurde.

> „Und hab schon immer gefordert, zumindest im ersten Projekt noch, als ich noch Hoffnung hatte, dass sich in dem Verband auch mal etwas bewegt, dass man doch zu mindestens mal Supervision haben sollte. Und das wurde ja dann immer abgelehnt von der Geschäftsführung." (IP 2)

Die gleiche Erfahrung beschreibt der folgende Kollege.

> „Ich muss jetzt wieder was Böses sagen. Ich hab an verschiedenen Punkten … - aber, das ist ein bisschen was anderes vielleicht noch - ich hab institutionelle Supervision geradezu verlangt. Ich habe mehrfach gesagt: Ich denke, dass es wichtig ist, das gerade jemand von außen sich das anschaut. Und darauf hat sich aber … war man nicht bereit sich einzulassen." (IP 13)

Die erfahrene **Ablehnung der Etablierung von Supervision bezieht sich insbesondere auf eine professionell begleitete Auseinandersetzung mit Teamdynamiken,** wie die folgende Aussage deutlich macht.

> „Hier massakriert man sich seit 17 Jahren gegenseitig, bis dahin, dass wirklich der Verband nicht mehr lange existiert, aber diese Einsicht zu haben, dass das was mit dem Thema zu tun hat, ist nicht da. Sogar der Psychiater Paul M., also das ist mir unbegreiflich, der ist Traumatherapeut und zweite Generation und alles und hat den Verband mit aufgebaut und sieht den Verband jetzt den Bach mit runtergehen und sagt trotzdem: 'Nee, Supervision, brauchen wir nicht!' ich fasse es nicht! Und das müsste nicht sein!!! Und ich bin es jetzt auch müde." (IP 1)

Aber auch für die **Auseinandersetzung mit den eigenen Reaktionen auf Sekundäre Traumaexposition wird kein Raum gewährt.**

> „Und niemand sieht, dass es für sie auch eine enorme psychische Belastung ist. Und wir haben in der Vorbereitung und in der Begleitung für das Café einen runden Tisch gemacht. Und wenn sie konnte, ist sie dahin gekommen. Und sie hat jedes Mal gesagt: 'Das tut mir so gut'. Niemand käme auf die Idee, dass diese Frau Supervision bekäme oder dass die eine Gruppe bräuchte mit anderen. Ich glaube, in der Situation sind ganz viele Menschen, die in dem Bereich arbeiten." (IP 1)

Aus anderer (Leitungs-)Perspektive wird die Situation von einer KollegIn ähnlich beschrieben, aber anders gewertet (vgl. Kap. 6.2.5). Hier wird eine Intensivierung **vorhandener struktureller Probleme durch Supervision** befürchtet.

> Supervision „...ist nicht vorgesehen und es ist das Problem unserer Struktur in der Einrichtung. Diese Struktur hat so viele Klippen und Hürden, dass da eigentlich keiner drin rühren will." (IP 4)

Die gleiche KollegIn geht davon aus, dass **Supervision insbesondere dort hilfreich** sein kann, wo Menschen noch nicht „begreifen, was sie tun", oder **wo KollegInnen „bildungsfern"** sind.

> „Also ich glaube, dass es für die Zivis beispielsweise, wir haben jetzt immer nur einen in letzter Zeit, also Gruppen-Supervision fiele da raus, aber dass es denen vielleicht auch helfen könnte mehr zu begreifen, vor welchen Herausforderungen sie da eigentlich stehen. (...) Prinzipiell halte ich das für absolut hilfreich. Ich merke, dass beispielsweise die Kollegen, die etwas bildungsferner bei uns arbeiten, (...) die in der Besucherinformation, auch im Buchverkauf tätig sind, (...) und dass würde ich mir wünschen, dass das insgesamt für das Personal, auch für das technische Personal, dann noch mal bearbeitbar würde, was sie an Dynamik da eigentlich erleben. Und ihnen da die Möglichkeit zu geben auch zu begreifen, dass vieles, was an Aggressionen bei Besucherinnen und Besuchern da ist, eben mit ihnen weniger zusammenhängt." (IP 4)

Für sich selbst zieht sie andere Möglichkeiten vor. Als alternative Möglichkeit wird vorgeschlagen, **Supervision in privater Initiative** zu nutzen, oder einen **professionellen Austausch im Rahmen passender privater Kontakte** zu suchen.

> „Also wir haben im Konkreten in der Einrichtung dafür nicht die Rahmung bisher. Und eine meiner Kolleginnen nimmt Supervision in Anspruch, privat. Und ich habe meine privaten Lösungen sozusagen,(...) dadurch, dass ich einen da auch professionellen Freundeskreis habe (...) So dass die Freunde und Kollegen, mit denen ich da über Dinge mich austausche, einerseits über die Professionalität, andererseits auch über das Reflexionsvermögen verfügen, das mit einzubeziehen." (IP 4)

Eine KollegIn kommentiert diese Zurückhaltung gegenüber professioneller Auseinandersetzung mit Organisationskultur, Reflexion von Reaktionen auf Arbeitsbelastungen. Sie beschreibt, dass sich **MitarbeiterInnen in diesem Bereich häufig als isoliert Agierende** erfahren.

> „Es sind viele ... viele beschreiben sich als Einzelkämpfer in diesem Feld und Kämpferinnen. (...) Also es ist nicht nur der (...) der mangelnde Rahmen von den Institutionen. Sondern, da sind auch meinem Eindruck nach viele Kolleginnen unterwegs, die auch mit diesem Eigenanspruch da beschäftigt sind, das von sich zu erwarten und auch sich nicht so genau in die Karten gucken zu lassen und auch, wenn sie ... wenn es schwierige Situationen mit Gruppen gibt, dass nicht unbedingt sofort mit Kolleginnen auch besprechen zu wollen." (IP 11)

Als eine Ursache vermutet sie **Konkurrenz,** die sich insbesondere **durch** die oft **prekären Arbeitsverhältnisse** ergibt.

„Es gibt auch Konkurrenz. Das hat natürlich was mit der institutionellen Form, die zurzeit möglich oder Realität ist zu tun, weil es sehr viele freie Mitarbeiter gibt, die eben gar keine Aussicht auf Stellen haben und die wenigen Stellen ... es große Konkurrenz darum gibt.“ (IP 11)

Wie es die KollegInnen dennoch schaffen, in einem belastenden Arbeitsfeld für sich zu sorgen, welche Rahmenbedingungen sie für hilfreich halten, um die individuellen privaten und professionellen Ressourcen nutzen zu können, soll in Kapitel 6.4.2 thematisiert werden.

6.2.7. Reaktionen der Umwelt auf Professionelle, die sich mit den Folgen schwerer Menschenrechtsverletzungen im Nationalsozialismus befassen

Der unter 6.1.1 beschriebene gesellschaftliche Diskurs der Verfolgung im Nationalsozialismus findet im professionellen Rahmen der Erinnerungsarbeit einem Brennglas gleich eine Entsprechung. So berichten alle KollegInnen, dass sie im direkten Kontakt mit Betroffenen, Angehörigen u.a. ein hohes Maß an **Anerkennung** erfahren.

„Aber inzwischen weiß ich, dass die Zustimmung groß ist ...“ (IP 3)

„Ich hatte jetzt gerade in Ravensburg eine Verlegung, wo dann eine Tochter, die nie wieder nach Deutschland kommen wollte, aber als sie dann gehört hat, da liegen Stolpersteine, ist sie gekommen. Und hat sich gefreut...“ (IP 3)

„Und es hat irgendwie schon etwas wie, vielleicht nicht Bewunderung, aber schon Achtung dafür, dass ich diese Arbeit mache. Das spüre ich schon.“ (IP 10)

„Also, auf jeden Fall, die fanden und finden das immer noch sehr beeindruckend, die Arbeit, ich mache.“ (IP 9 a)

Auch fachliche Anerkennung wird wahrgenommen, insbesondere dort, wo Gedenken zum Beispiel an offiziellen Gedenkanlässen ritualisiert stattfindet, oder im Rahmen von Öffentlichkeitsarbeit.

„ Und da ist eine Ausstellung dann entstanden. Und seit dem ist es so, ... ja, dass man davon ausgeht, dass ich gut Bescheid weiß.“ (IP 9 b)

Demgegenüber stehen **Anfeindungen und Bedrohungen,** denen einige KollegInnen ausgesetzt sind.

„Als das Buch rausgekommen ist, da ist mir richtig, da hat mir der K. hier, der Sohn von dem Dr. K., der hat mir ja einen Rechtsanwalt auf den... auf den Hals gehetzt! ... er (hat) gesagt ... , mir ginge es nur darum, die Familie zu denunzieren....Dann haben morgens, als dieser Artikel in der Zeitung stand, hier Leute angerufen und haben mich beschimpft. Das war eine Höllen-Situation. Und dann - abends war ein Vortrag in der Gedenkstätte, den ich gehalten habe - und dann kam dieser K., da so mit einem roten Kopf und einer aufgerollten Zeitung und wollte da auf mich losgehen. Also das war (...) Und da waren natürlich dann Leute, die ihn dann da zurückgehalten haben. Aber das war... Jaa, und das hat mich natürlich, da habe ich richtig gekämpft." (IP 6)

„... in Würzburg ein Passant, ein bisschen älter als ich, 'Macht doch mal was für Deutsche' und ich musste ihn dann zur Verlegestelle dirigieren. Ich habe ihn geholt. Ich sage: 'Moment, das war ein deutsches Ehepaar mosaischen Glaubens. Der Mann hat im ersten Weltkrieg das EK gehabt.' Es kam kein Kommentar." (IP 3)

Diese ablehnende Haltung ist zum Teil mit offenen **Bedrohungen** verbunden, welche so weitreichend sind, dass sie Sicherheitsmaßnahmen erforderlich machen.

„Es waren dann auch Situationen, wo dann gelegentlich beispielsweise Gefährdungselemente rein kamen. (…) Es gab konkret Drohungen. Und da war dann eigentlich ihre (Mutter des IP, R. J.) Empfehlung, und noch stärker die Empfehlung meines Vaters, von dem Thema Abstand zu nehmen und sich in eine Scheinnormalität jenseits des Themas zurück zu bewegen. (…) Es gab Drohbriefe und es gab Drohanrufe." (IP 4)

„Da kam noch mal richtige Drohungen dazu, also telefonische und briefliche… Und als das dann bei uns Thema war, habe ich dann beispielsweise mit vielen Leuten darüber gesprochen, auch mit der Staatsanwaltschaft, von denen ich Ermittlungsakten bekommen hatte, oder im Staatsarchiv und mit der jüdischen Gemeinde bei uns. Und diejenigen, die das am besten verstanden und am aufgeregtesten waren, waren die Leute aus der jüdischen Gemeinde. Was ich dann auch faszinierend fand, weil da fast schon eine Routine eingesetzt hat im Umgang mit solchen Dingen, aber es dann auch ernst zu nehmen. Das fand ich dann sehr hilfreich, dort diese Wahrnehmung zu haben, dass die sich auch Gedanken darum machen. Während andere mir geraten haben, ich sollte es nicht ernst nehmen, aber ich sollte vielleicht nicht alleine rausgehen." (IP 4)

Formen offen aggressiver Ablehnung, von denen KollegInnen berichten, reichen von verbalen Angriffen über den Erhalt von Schmäh- und Drohbriefen bzw. -mails, bis hin zu Morddrohungen (zwei KollegInnen), die auch in den Medien benannt wurden.

„Wir haben Hunderte von Morddrohungen bekommen mit Drohungen unserem Sohn etwas anzutun. Also, das hätte ich mir im Leben nicht vorstellen können, dass das … dass das sein kann. (…) Dass man dann aufgefordert wird, auszuwandern und (...) Irgendjemand hat auch irgendwas geschrieben und persönlich bei uns in den Briefkasten geworfen. Irgendwie so einen Drohbrief ...“ (IP 13)

6.2.8. Sekundäre Traumaexposition und das Team-Kohärenzgefühl

Vor Beginn der Präsentation der Untersuchungsergebnisse wies ich darauf hin, dass ich auf jeder der vorgestellten Systemebenen die zentralen Aussagen der InterviewpartnerInnen zu Aspekten der Salutogenese in Bezug setzen werde (vgl. S. 130). In Kapitel 6.1.4 lag der Schwerpunkt dabei auf der Frage, ob der gesellschaftliche Kontext Ressourcen zur Verfügung stellt, die dazu beitragen können, dass Belastungen, die mit Sekundärer Traumaexposition verbunden sind, handhabbar bleiben oder werden. In der Reflexion der Aussagen der interviewten KollegInnen zur berufsspezifischen Ebene steht das Konzept des Kohärenzgefühls im Fokus. Dabei beschäftigt mich die Frage, ob dieses auch für die Arbeitskontexte der InterviewpartnerInnen gewinnbringend Anwendung finden kann.

A. Antonovsky beschrieb das Gefühl von Zusammenhang und Stimmigkeit (Kohärenzgefühl) als eine zentrale gesundheitsunterstützende Voraussetzung für die Bewältigung zurückliegender traumatisierender Lebenssituationen (Antonovsky 1997). Über die Erforschung der individuellen Dimension des Kohärenzgefühls hinaus stellte er in seinen Veröffentlichungen dar, dass es sinnvoll ist, das Konstrukt des Kohärenzgefühls auch auf Gruppen zu übertragen. Als Voraussetzung dafür, dass nicht nur einzelne Gruppenmitglieder, sondern eine Gruppe als Kollektiv ein starkes Kohärenzgefühl entwickelt, benennt er, dass „deren einzelne Mitglieder dazu tendieren, die Gemeinschaft als eine zu sehen, die die Welt als verstehbar, handhabbar und bedeutsam ansieht *und* zwischen denen ein hohes Ausmaß an Übereinstimmung bezüglich dieser Wahrnehmung besteht.“ (Antonovsky 1997, S. 158) Es geht also um folgende Frage: „Kann ein Kollektiv als solches so charakterisiert werden, dass es eine gemeinsame Sicht der Welt hat?“ (Antonovsky 1997, S. 155) Die individuelle Sicht der Welt und das Kohärenzgefühl einer Gruppe werden als Variablen verstanden, die sich gegenseitig beeinflussen, aber nicht identisch sein müssen. Das Konzept des Gruppen-Kohärenzgefühls stellt also die Betrachtung rekursiver Prozesse zwischen Individuen, der Gruppe und Stressoren in den Mittelpunkt des Interesses. Als wesentliche Bedingung dafür, dass sich ein Gruppen-Kohärenzgefühl entwickeln kann, kennzeichnet *A. Antonovsky* „...das Gefühl eines Gruppenbewusstseins bei den Gruppenmitgliedern (subjektiv identifizierbare Gemeinschaft) sowie eine zeitliche Stabilität der sozialen Beziehungen in der Gruppe. Kriterien, die von Primärgruppen, wie Kollegen- oder Freundeskreis, kleinen lokalen Gemeinden oder der Familie erfüllt werden." (Vossler 2003, S. 67)

R. Retzlaff beschreibt die Bedeutung des Gruppen-Kohärenzgefühls wie folgt: „Viele der bekannten Stressoren betreffen Menschen kollektiv, zum Beispiel die Arbeitslosigkeit eines Familienmitglieds, eine Frühberentung, der Zusammenbruch eines Gesellschaftssystems oder die Geburt eines behinderten Kindes. Solche Stressoren können im Kollektiv effektiv bewältigt werden." (Retzlaff 2010, S. 121)

Für die Reflexion der Aussagen der InterviewpartnerInnen zur berufsspezifischen Ebene ist insbesondere interessant, ob zwischen der Ausprägung des Gruppen-Kohärenzgefühls und der Bewältigung von Belastungen durch Sekundäre Traumaexposition ein Zusammenhang bestehen kann. Das von *A. Antonovsky* entwickelte Konzept weist in diese Richtung: Als erster bedeutsamer Aspekt wird benannt, dass das Gruppen-SOC[52] modifizierend Einfluss auf das individuelle Kohärenzgefühl nehmen kann. „Die Gruppe mit einem starken SOC wird wahrscheinlicher Situationen strukturieren, die mit der Zeit das SOC ihrer Mitglieder verbessern." (Antonovsky 1997, S. 160) Als weiterer und noch bedeutsamerer Aspekt wird benannt, dass das Gruppen-Kohärenzgefühl direkten Einfluss darauf haben kann, wie die Erfahrungen belastender Situationen integriert werden können. „Der zweite Grund für die Bedeutung des Gruppen-SOC ist sogar noch wichtiger als der erste, insofern er mit der direkten Beziehung zwischen dem Gruppen-SOC und dem Umgang mit Stressoren zu tun hat." (a.a.O., S. 160) Dort, wo es um Stress geht, der die ganze Gruppe betrifft, „ist das SOC des Individuums für die Auflösung von Spannungen erheblich weniger wichtig als das Gruppen-SOC. Sicher, ersteres ist für die Regulierung von Emotionen relevant und daher wichtig. Aber bei der direkten Bewältigung des kollektiven Stressors kommt es darauf an, was die Gruppe tut." (a.a.O., S. 160) *A. Antonovsky* fasst zusammen: „angesichts kollektiver Stressoren ist die Stärke des Gruppen-SOC bei der Handhabung von Spannung entscheidender als das des Individuums." (a.a.O., S. 161)

W. Schmidt geht davon aus, dass ein Gruppen-Kohärenzgefühl sich in ko-evolutionären Prozessen entwickelt. „Es erwächst aus einem kollektiven Verhalten der Gruppenmitglieder, das in den Mythen, den Ritualen, dem Humor, der Sprache und den Zeremonien der Gruppe seinen Ausdruck findet. In einem Ko-evolutionsprozess der gemeinsamen, einander angenäherten Entwicklung stimmen die Gruppenmitglieder ihre Vorstellungen von Verstehbarkeit, Handhabbarkeit und Bedeutsamkeit von Konflikten, die sie gemeinsam durchleben, ab." (Schmidt 2009, S. 264)

[52] Zur Definition des „SOC" (Sense Of Coherence) vgl. S. 35

Eine von mir interviewte KollegIn beschreibt entsprechende verbindende Muster:

> „Also ich glaube, dass was bei uns in der Pädagogik gelegentlich auftaucht, das ist weniger Zynismus als manchmal Sarkasmus. Also wenn der Zynismus das ganz Destruktive hat, der Sarkasmus dann immer auch so ein bisschen Notwehrelement ist. Und ich glaube, dass es sarkastische Elemente gibt, die aber letztlich dem Guten zugewandt sind und häufig dann auch so eine Verletzungsreaktion sind. Und wir armieren uns häufig durch einen recht flotten Ton" (IP 4).

Hier haben die Mitglieder eines Teams, welches sich mit den Folgen des Holocaust befasst, Formen der Kommunikation entwickelt, die durch Sarkasmus Möglichkeiten der Abgrenzung schafft. Ein gemeinsam gepflegter „flotter Ton" scheint hier das Gefühl von Gruppenzusammenhang zu stärken und zugleich zu mehr Handlungsfähigkeit beizutragen.

Bisher vorliegende Studien, die das Gruppen-Kohärenzgefühl als kollektives Konstrukt berücksichtigen, stellen überwiegend die familiären Bewältigungsmöglichkeiten schwieriger Lebenslagen ins Zentrum des Untersuchungsinteresses (Vossler 2003, Retzlaff 2010) und sprechen in diesem Zusammenhang vom Familien-Kohärenzgefühl. Ich werde nun auf das Gruppen-Kohärenzgefühl von KollegInnen eingehen, die sich in ihrem Beruf mit dem Weiterwirken nationalsozialistischer Gewalt befassen. Analog dem Konstrukt der Familien-Kohärenz habe ich als passenden Begriff „Team-Kohärenz" bzw. „Team-Kohärenzgefühl" gewählt.

Die von mir befragten Menschen sind in traumadeterminierte (vgl. Kap. 3.4.6.3) Kontexte eingebunden, deren Mitglieder in unterschiedlicher Form Sekundärer Traumaexposition ausgesetzt sind. Sie reagieren also nicht isoliert auf zurückliegendes Leid, sondern konfrontieren sich u.a. im Rahmen ihrer beruflichen sozialen Bezüge mit dem, was war. Wird im Anschluss an die Definition *A. Antonovskys* davon ausgegangen, dass Sekundäre Traumaexposition in den beruflichen Kontexten der KollegInnen als kollektiver Stressor zu verstehen ist, entsteht die Frage, in welcher prozesshaften Dynamik sich Team-Kohärenzgefühl, individuelles Kohärenzgefühl und Sekundäre Traumaexposition begegnen können. Es geht mir also nicht darum, die Ausprägung des Team-Kohärenzgefühls quantitativ zu erfassen. Vielmehr möchte ich das **Konstrukt nutzen, um rekursive Prozesse zu reflektieren,** die sich infolge von man-made-disaster in Teams entwickeln können.

Werden die Aussagen der Kolleginnen zur berufsspezifischen Ebene unter dieser Perspektive betrachtet, fällt folgendes auf:

Einerseits bringen alle KollegInnen ausdrücklich oder implizit zum Ausdruck, dass ihre Arbeit auf der individuellen Ebene eine **hohe Bedeutsamkeit** für sie hat.

> „Weil ich mach das doch, weil das, das hält mich am Leben! Das ist für mich eine der wichtigsten Motoren überhaupt in meinem Leben, diese Arbeit zu machen. Und eben auch eine Arbeit, die ich machen will." (IP 6)

> „Ja. Und ich brauche ja immer ein Thema, indem ich arbeite, wo ich mich mit identifizieren kann." (IP 2)

Diese Relevanz der Tätigkeit wird ihnen auch von anderen Menschen bestätigt.

> „Da hat ein befreundeter Kollege mir gesagt: 'Mensch, ich finde es so wichtig, dass das (Buch, R.J.) noch raus kommt. Die sind wirklich so, so bedeutsam und eindrucksvoll.'" (IP 11)

Schon der Zugang zum Berufsfeld ist in den meisten Fällen dadurch gekennzeichnet, dass diese Arbeit für sinnvoll gehalten wird. Dabei ist das **Sinngebende** individuell verschieden. Von den InterviewpartnerInnen wird, wie deren zitierte Aussagen in Kapitel 6.2.1 deutlich machen, auf die Möglichkeit verwiesen, zu Aufklärung beizutragen oder sich politisch und sozial zu engagieren.

Demgegenüber steht, dass in Arbeitskontexten, die sich mit Trauma und Gewalt befassen, traumaspezifische Dynamiken wirken: Wie in Kapitel 3. beschrieben, wirkt Extremtraumatisierung als langfristiger Prozess und strukturzerstörend. Dies bezieht auch die Ebene der aktuellen beruflichen Kontexte der KollegInnen ein. Sozio-politische Gewalt „zerstückelt – 'fragmentiert' – Gesellschaften und soziale Beziehungen. Lässt Menschen ohnmächtig und handlungsunfähig werden. Zerstört Konflikt- und Kooperationsfähigkeiten und erhöht das Gewaltrisiko." (vgl. Kap. 3.4.6.2; Medico 2005, S.193/194) **Fragmentierung (Zersplitterung) und Kohärenz (Zusammenhang) stellen die entgegengesetzten Pole des Prozesses** dar. Spaltungen und Aggression in Teams, wie sie von den KollegInnen beschrieben werden (vgl. Kap. 6.2.5.), können Ausdruck dieser Dynamik sein. Im Extremfall führen sie dazu, dass die Existenz ganzer Organisationen bedroht ist.

> „Das ist ein ganz wichtiger Punkt. Das sage ich Ihnen! Daran geht gerade dieser Verband kaputt. Und meine Idee ist, also ich kenne ihn jetzt ja in so vielen verschiedenen Konstellationen mit so vielen völlig unterschiedlichen Menschen und

ich erlebe, dass das immer die gleichen Konflikte sind. Und die sind wirklich nicht von Pappe!“ (IP 1)

Auf der individuellen Ebene kann diese Dynamik in Vereinzelung und Gefühlen von Einsamkeit wahrgenommen werden.

„Ich war auch hier innerhalb der Kollegen sehr einsam geworden. Keiner wollte etwas von meiner Beratung wissen.“ (IP 1)

Auf die Gruppenkonstellation „Familie“ bezogen schreibt *A. Vossler*, dass Vereinzelung im Zusammenhang mit schweren Belastungen dazu führt, „dass die Familienmitglieder ihre emotionalen Erlebnisinhalte wenig miteinander teilen und gewissermaßen in getrennten Erfahrungswelten“ leben. Diese Reaktion von Familien „in Stresssituationen [werden] als Indikator für einen schwachen Familien-Kohärenzsinn gewertet.“ (Vossler 2003, S. 236)

Eine Übertragung dieser Aussage auf berufliche Kontexte legt die folgende Schlussfolgerung nahe:

Einerseits: Sekundäre Traumaexposition in Organisationen, welche sich mit den Auswirkungen von Verfolgung und Gewalt befassen, stellt **einen kollektiven Stressor für ganze Teams** dar. In diesem Zusammenhang besteht die Gefahr, dass **destruktive „Aufschaukelungsprozesse“ die Entwicklung eines starken Team-Kohärenzgefühls beeinträchtigen.** Diese Dynamik kann bewirken, dass sich Teammitglieder zurückziehen, ihre Erlebnisinhalte nicht miteinander teilen, sodass der **Zusammenhang innerhalb des Teams verloren geht.**

Andererseits: Werden destruktive Teamdynamiken in traumadeterminierten beruflichen Kontexten als ein möglicher Ausdruck traumatischer Prozesse verstanden, kann dieses Wissen genutzt werden, um eine **„Traumasensible Organisationskultur“** zu entwickeln.

Was ist darunter zu verstehen? Damit ein **Team als Kollektiv ein starkes Kohärenzgefühl entwickelt**, ist es (wie oben beschrieben) notwendig, dass die KollegInnen das, was zu ihrem Arbeitsbereich gehört, als verstehbar, handhabbar und bedeutsam erfahren **und** dass zwischen ihnen „ein hohes Ausmaß an Übereinstimmung bezüglich dieser Wahrnehmung besteht“ (Antonovsky 1997, S. 158) Das Arbeiten an einem Fundament für diese gemeinsame Wahrnehmung kann ein Baustein sein, der dazu beiträgt, dass **Belastungen durch Sekundäre Traumaexposition handhabbar werden**.

Dazu kann gehören

- Wissensvermittlung über traumatische Prozesse und ihre Folgen (Verstehbarkeit)

- Gemeinsame Reflexion der Traumadynamik in Teams und in der Gesamtorganisation, um Eskalationsdynamiken in ihrem Zusammenhang zu verstehen und wieder handlungsfähig zu werden (Handhabbarkeit)
- Ermöglichen von kollegialer Beratung, Supervision und Coaching, um destruktive Prozesse zu bearbeiten und Ressourcen der Teams zu unterstützen (Handhabbarkeit)
- Anerkennung der Arbeit der KollegInnen und Ermöglichung von Partizipation an wesentlichen Inhalten und Entscheidungen, welche die Arbeit betreffen. (Sinnhaftigkeit)

Was aus individueller Sicht von den InterviewpartnerInnen in diesem Zusammenhang für notwendig gehalten wird, werde ich in Kapitel 6.4.2 vorstellen.

6.3. Die familienbiografische Ebene

In der bisherigen Darstellung der Untersuchungsergebnisse stand im Mittelpunkt, in welcher Weise Faktoren, die außerhalb des Privaten angesiedelt sind, traumatische Prozesse und den professionellen Umgang mit Sekundärer Traumaexposition mitgestalten. Die Kategorien des jetzt folgenden Kapitels stellen mit dem Bezug auf die Herkunftsfamilien der InterviewpartnerInnen die Systemebene des privaten sozialen Nahraums ins Zentrum. Ob innerfamiliäre Narrative in Bezug auf den Nationalsozialismus und der Umgang mit Sekundärer Traumaexposition miteinander in Zusammenhang stehen, wird hier hinterfragt.

Die im Rahmen der Interviews entwickelten Symbolskulpturen ermöglichten einen sehr persönlichen Zugang zu den familienbiogaphischen Kontexten der InterviewpartnerInnen. Die KollegInnen externalisierten ihr individuelles Bild darüber, welche Rolle dem Nationalsozialismus in ihrer Herkunftsfamilie zukam. Es entstanden Skulpturen – dreidimensionale „Bilder". „Ein Bild sagt mehr als tausend Worte, so der Volksmund. Aber ein Bild sagt nichts, ein Bild zeigt etwas.Um zu verstehen, was das Bild zeigt, müssen wir lernen, es zu decodieren, es zu 'lesen'." (Gring 2009)

Was zeigen nun die Skulpturen? Um sie „lesen" zu können, gehe ich folgende Schritte:

- Zunächst werden Fotos der entstandenen dreidimensionalen Bilder „ausgestellt". Ich gehe darauf ein, wie die InterviewpartnerInnen sich selbst, ihre Familienmitglieder sowie das Symbol für den Nationalsozialismus auf dem Familienbrett positionierten. Um die Darstellung der Skulpturen „lebendig" werden zu lassen, habe ich mich entschieden, den interviewten KollegInnen, auf diesen Abschnitt der Ausführungen begrenzt, einen Namen zu geben.[53]

- Daran anschließend beschreibe ich, was ich sehe, d.h. ich gehe auf die Blickrichtung der dargestellten Familienmitglieder ein, auf ihre Nähe zum symbolisierten Nationalsozialismus, auf anwesende bzw. abwesende Generationen, auf Nähe bzw. Distanz der (symbolisierten) Familienmitglieder zum NS-Symbol, auf angedeutete Hierarchien, sowie auf Größe und Farbe des NS-Symbols (vgl. Sydow 2004).
- Im weiteren Verlauf werde ich Gesehenes und Gehörtes zueinander in Bezug setzen. Innerfamiliär relevante Themen, die während der Gestaltung der Skulptur benannt wurden, bilden hier den Schwerpunkt.
- Schließlich reflektiere ich, ob Gesehenes und Gehörtes Aussagen bezüglich des familiären Kohärenzgefühls nahelegen. In diesem Zusammenhang geht es um zirkuläre Prozesse zwischen familienspezifischen NS-Themen, Familienkohärenz und dem Umgang der InterviewpartnerInnen mit Belastungen durch Sekundäre Traumaexposition.

6.3.1. Symbolische Repräsentanz des Nationalsozialismus auf dem Familienbrett

6.3.1.1. Die Ausstellung der Skulpturen

Frau Keller (IP 1):
„...der war viele Jahre im KZ und muss da so schwer geschädigt worden sein, dass er ein Jahr später, also 1946 schon gestorben ist."

Die erste von mir interviewte Kollegin setzte den Vorschlag der Entwicklung einer Skulptur spontan um. Für die Darstellung ihres internalisiertes Bildes der innerfamiliären Relevanz des Nationalsozialismus wählte sie vier Symbole (vgl. S. 121). Sie ließ ein Bild ihrer Familie entstehen, welches durch eine deutliche **innerfamiliäre Trennlinie** beeindruckt:

Auf der einen Seite stehen Familienmitglieder, die von Frau Keller als Opfer nationalsozialistischer Verfolgung beschrieben werden.

> „ Die Oma kam aus Wilhelmshaven aus Ostfriesland[54] aus einer alten Bauernfamilie. Die waren traditionell immer Sozialdemokraten gewesen und die

[53] Um die Anonymität zu wahren, wurden alle Namen geändert.

[54] Um die Anonymität zu wahren, wurden Ortsangaben verändert.

> hatte einen Bruder, der war viele Jahre im KZ und muss da so schwer geschädigt worden sein, dass er ein Jahr später, also 1946 schon gestorben ist."

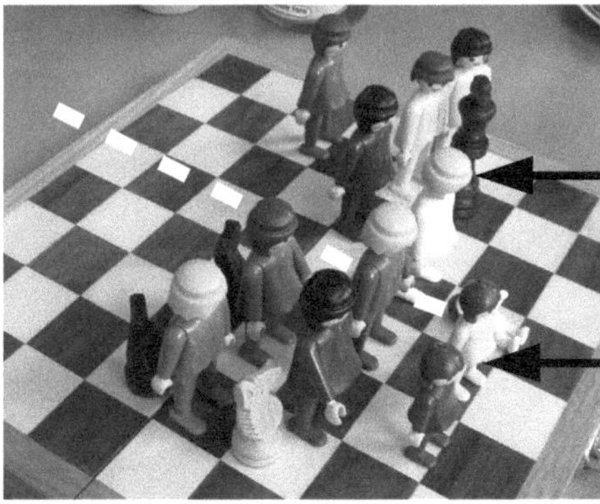

Die drei Figuren, welche ausgewählt wurden, um die Verfolgung zu symbolisieren (Pferde), stehen dicht hinter den dargestellten betroffenen Personen. Es entsteht so der Eindruck, als säße ihnen das Thema der Bedrohung und Verfolgung als etwas nicht Sichtbares wohl aber zu Fühlendes „im Nacken". Auch der dargestellten nachfolgenden Generation bleibt der Blick auf diesen Aspekt innerfamiliärer Geschichte verwehrt.

Demgegenüber stehen auf der anderen Seite der Trennlinie Angehörige, die in irgendeiner Form in den Nationalsozialismus verwickelt waren. Das dazugehörige Symbol (4. Figur - schwarzer König) ist für diese Familienmitglieder deutlich sichtbar.

> „Also der Opa war meines Wissens nach in die NSDAP eingetreten, weil er als Beamter keine Möglichkeit gesehen hat, das nicht zu tun. So. Den habe ich nicht gut gekannt."

Während die betroffene Generation das Symbol für den Nationalsozialismus deutlich vor Augen hat, bleibt dieses für die dargestellte **nachfolgende zweite Generation,** zu der auch Frau Keller gehört, **schwer erkennbar.**

Frau Podolski (IP 2): „Und ich bin diejenige, die diese Gedenkkerze ist, die anderen wollen es eigentlich nicht hören."

Nachdem im Prozess der Entwicklung der ersten Skulptur die innerfamiliäre Repräsentanz des Nationalsozialismus durch vier Figuren dargestellt wurde, entschied ich mich für ein verändertes Vorgehen: Die Symbolisierung der familiären Bedeutung des Nationalsozialismus sollte in den fol-

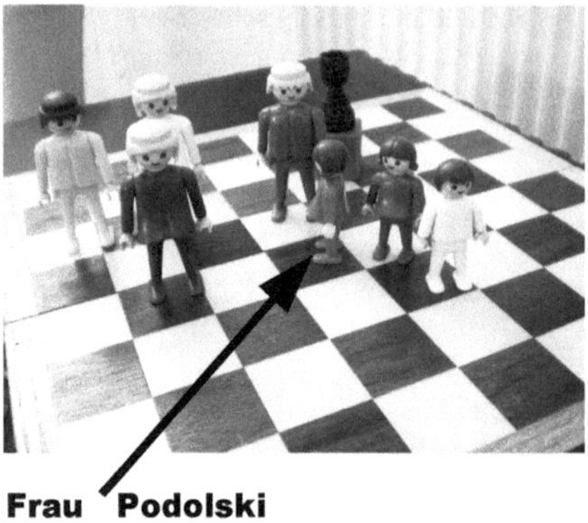

genden Interviews mit Hilfe nur einer Symbolfigur erfolgen.[55] Die nun an zweiter Stelle vorgestellte Kollegin versammelte ihre Eltern, Großeltern mütterlicherseits, einen Bruder, eine Schwester und sich selbst spontan zu einer Figurengruppe auf dem Familienbrett. Begleitet wurde dieser Prozess durch Informationen über einzelne Personen dieses Familiensystems. Hingewiesen wurde dabei auf innerfamiliär relevante Themen.

- Der Vater und die Tante von Frau Podolski waren ZwangsarbeiterInnen und kamen als solche aus einem osteuropäischen Land.
- Ihre Schwester hat eine erbliche Erkrankung, die in ihrem Fall mit körperlichen und geistigen Einschränkungen verbunden ist.

Als Symbol für den Nationalsozialismus wurde ein „dunkler Turm" gewählt und auf einem „Sockel" (Baustein, siehe Foto) stehend in die Familiengruppe integriert. In dieser Phase des Entstehens der Skulptur brachte ich folgende Beobachtung zum Ausdruck :

> „... wie sie es jetzt hingestellt haben so: da gucken alle da drauf. Ist das eigentlich passend?" (R. J.)

Diese Nachfrage bewirkte, dass Standorte und Blickrichtung der Figuren verändert wurden: Der symbolisierte Nationalsozialismus stand nun hinter den Figuren, welche die Familienmitglieder darstellten. Ihre eigene Figur platzierte Frau Podolski so, dass sie sowohl den „dunklen Turm" sehen, als auch den Blick nach vorn – in die Zukunft - lenken konnte. Ihr begleitender Kommentar:

> „Nee, also die gucken eher alle weg und ich bin eher so diejenige, die hin und her guckt. Also ich würde eher hier stehen, so auch an der Seite der Großeltern und **irgendetwas, was so in der Familie virulent ist, aber alle gucken weg.**"

Dieses „virulente", aber von der Familie nicht in den Blick genommene Thema steht erhöht hinter dem symbolisierten Vater der Interviewpartnerin.

[55] Den Hintergrund der Veränderung meiner Instruktion reflektierte ich in Kap.5.3.4, vgl. S. 121

Für ihre eigene Rolle in Bezug auf die familiäre Auseinandersetzung mit dem Nationalsozialismus äußert die Kollegin:

> „Und **ich bin diejenige, die diese Gedenkkerze** ist, die anderen wollen es eigentlich nicht hören"

In der hier zum Ausdruck kommenden Selbstwahrnehmung bezieht sich die Interviewpartnerin auf einen Begriff, der von *D. Wardi* in ihrem Buch „Siegel der Erinnerung" geprägt wurde (Wardi 1997). Als „Gedenkkerze" benennt *D. Wardi* Kinder von Holocaustüberlebenden, die sich im Vergleich zu ihren Geschwistern intensiver darum bemühen, die unterbrochene Kontinuität zwischen denen, die vor dem Holocaust lebten, den Eltern und sich selbst wieder herzustellen, die sich mit der Verfolgungsvergangenheit der Familie konfrontieren oder sich mit dieser identifizieren. (Wardi 1997, S. 57ff) In der hier besprochenen Skulptur zeigte sich ein Bild, in dem die Interviewpartnerin die Einzige ist, die das Symbol des Nationalsozialismus in Augenschein nehmen kann, während alle anderen eine abgewandte Haltung einnehmen.

Herr Becker (IP 3): „...das ist zu kompliziert ... Das ist wirklich, ... dieses Ganze, dieses Großwerden ..."

Das dritte von mir geführte Interview kann an dieser Stelle der Auswertung nicht mit berücksichtigt werden. Wie auf S. 121 beschrieben, unterschied es sich dadurch von den anderen, dass keine Skulptur entwickelt wurde. Die relevanten narrativ erhobenen Aussagen werden in den später folgenden Auswertungsschritten berücksichtigt.

Herr Hillmer (IP 4):
„Das ist immer im Hintergrund da gewesen... durch meine Eltern"

Für den Kollegen, der sich mit mir für das 4. Interview zusammensetzte, war die Entwicklung der Skulptur eine aufregende Erfahrung .

> „Die sind auch alle irgendwie wichtig, ja. Die müsste ich dann also irgendwie dahinter stellen. Soll ich das mal? (...) Das ist dann so ... mein Gott ist das aufregend! (lachen von beiden)"

Die Integration der Figur, welche das innere Bild des Nationalsozialismus verkörperte, veranlasste Herrn Hillmer zu folgendem begleitenden Kommentar:

„Das ist immer im Hintergrund da gewesen… durch meine Eltern (…) Also es ist immer da gewesen … es ist eigentlich auch immer in den Blick genommen worden. Also es wäre die Frage, ob die Blickausrichtung …“

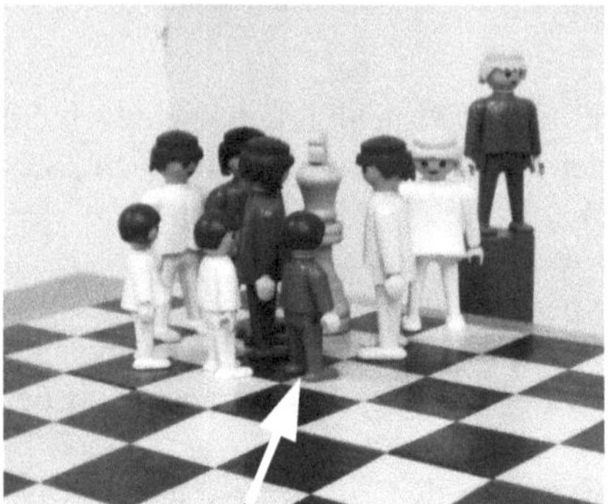

Nach Experimentieren mit einer passend empfundenen Zuordnung der Familienmitglieder und der Ausrichtung der Sichtmöglichkeit ergab sich folgendes Bild: **Alle erwachsenen Personen des Familiensystems blicken auf das Symbol** des Nationalsozialismus, der verstorbene Großvater des Interviewpartners steht erhöht außerhalb der Skulptur. *„Er war schon zu meinen Kinderzeiten lange tot, aber idealisiert.“* Den Geschwistern Herrn Hillmers ist die Sicht auf das Thema Nationalsozialismus in dieser Darstellung nicht möglich, während er selbst, zwischen seinen Eltern stehend, als **einziger seiner Generation dem Symbol direkt so gegenüber steht, dass er es leicht in Augenschein nehmen** kann.

Meine Frage „Wie ist das mit den Kindern? (auf die dargestellten Geschwister zeigend) Für die ist das ja jetzt, – so wie die da stehen, so, dass die das Thema nicht so genau sehen?“ wird von Herrn Hillmer insbesondere in Bezug auf seinen Bruder dahingehend beantwortet:

„…das es für ihn nicht so zentral geworden ist, wie das dann für mich als Lebensthema, als berufliches Lebensthema geworden ist.“

Frau Hartwig (IP 5): „Also ich meine, es war nicht so, dass niemand darüber geredet hätte oder so. Es war jetzt nicht irgendwie, dass das eine besondere Bedeutung in meinem Leben hatte.“

Der Prozess der an dieser Stelle vorgestellten Entwicklung einer Symbolskulptur unterschied sich von der Mehrzahl der durchgeführten Arbeiten dadurch, dass die Interviewpartnerin sich skeptisch bis ablehnend zeigte. Wenngleich das Verfahren vorab besprochen und die Erlaubnis zur Durchführung eingeholt wurde, entstand für mich im „praktischen Tun“ der Eindruck, dass sich Frau Hartwig vor weitergehenden Fragen schützen wollte. Da ich davon ausging, dass hierfür Gründe vorliegen, die mir nicht bekannt, für die Interviewpartnerin aber bedeutungsvoll sind, achtete ich die-

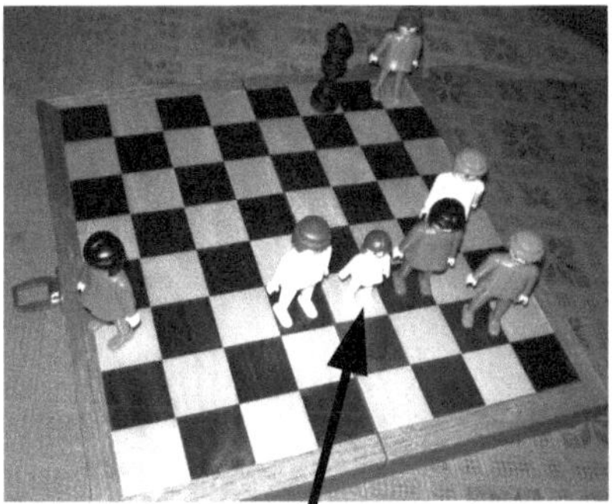

se zum Ausdruck gebrachte Haltung und passte meine Interventionen dieser Voraussetzung an: Die Nachfragen zur familiären Situation waren in dieser Phase der Arbeit an der Skulptur zurückhaltender und auf einen kurzen Zeitraum begrenzt.[56] Unter dieser Voraussetzung ergab sich folgende visualisierte Konstellation: Frau Hartwig sah sich selbst im Rückblick zwischen ihren Eltern stehend. Nahe der symbolisierten Mutter stehen deren Eltern. Ebenso wie die Interviewpartnerin blickten die ihr wichtigen erwachsenen Bezugspersonen nach vorn. Eine Ausnahme bildete die Großmutter väterlicherseits. Sie stand abgewandt weit entfernt von der übrigen Familie. Frau Hartwig begründete die Distanz:

> „Die war ziemlich alt und die war nicht so spannend. Die wohnte weiter weg und die fand Kinder bescheuert"

Die Integration des Symbols für den Nationalsozialismus begleitete die Kollegin mit Kommentaren, die zum Ausdruck brachten, dass aus ihrer Perspektive **das Thema in der Familie kaum Raum einnahm.**

> „Ja, ich würde das irgendwie so dahinten ansiedeln"

Spontan nahm sie die für die Darstellung ihres Großvaters väterlicherseits gewählte weibliche Figur, die bisher neben der abseits positionierten Großmutter stand, und verrückte „den Großvater" neben das NS-Symbol.

> „Ja, weil denke irgendwie Männer im Krieg, also wenn ich jetzt noch mal so explizit gefragt werde, darüber nachdenke, denk ich an den Großvater, der im Krieg war, da würde ich sagen, vielleicht eher noch so ein bisschen in die Richtung schieben, als eine Großmutter."

Frau Hartwig fasste zusammen, dass in ihrer Kindheit das Thema Nationalsozialismus im Rahmen ihres Familiensystems wenig Relevanz zukam:

> „Also ich meine, es war nicht so, dass niemand darüber geredet hätte oder so. Es war jetzt nicht irgendwie, dass das eine besondere Bedeutung in meinem Leben hatte."

[56] Vgl. hierzu auch Kap. 6.3.5.

Eine Veränderung dieser Perspektive deutete sich an, als nach Abschluss des Interviews Frau Hartwig sich nochmals den Figuren zu wandte. Sie integrierte nun eine weitere Figur in die Skulptur: In dieser Phase wurde deutlich, dass die vorher dargestellten Eltern ihre Adoptiveltern waren. Die nun hinzugefügte leibliche Mutter wurde nahe dem Symbol des Nationalsozialismus platziert.

> ***Frau Jansen (IP 6): „Nee, es war nicht Thema, aber es ist merkwürdig ... der soll bei der Deportation von Juden dabei gewesen sein und auch mit in einem polnischen Lager. Ich weiß das nicht genau, ich weiß es nicht genau...“***

Frau Jansen entwickelte als sechste Interviewpartnerin eine Skulptur ihres Familiensystems. Sie versammelte ihre Eltern, die Großeltern, eine ihr wichtige Tante und einen Cousin auf dem Familienbrett. Als Symbol für den Nationalsozialismus wählte sie die schwarze Dame.

> „...nehmen wir diese hier! Die ist gut. Groß sollte die sein...“

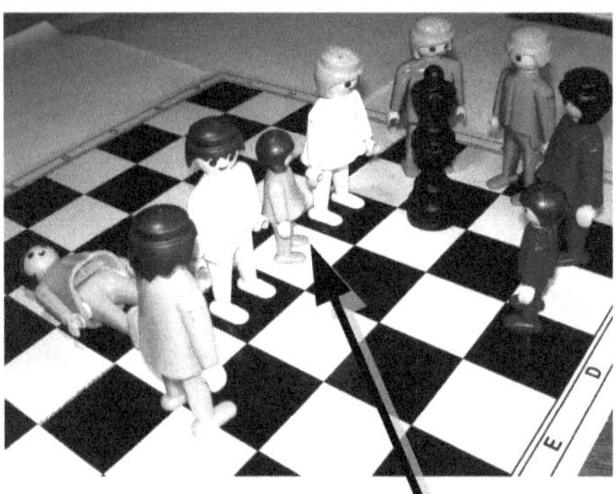

Das gefundene Symbol steht zentral zwischen den Familienmitgliedern, für alle unübersehbar. Nach meiner Frage, ob auch noch jetzt alle Familienmitglieder richtig stehen, wurde die Position des Großvaters mütterlicherseits verändert.

> „Ja, dieser hier, der Opa müsste dann jetzt näher ran.“

Auch die Großmutter wurde näher an den symbolisierten Nationalsozialismus gerückt.

Frau Jansen externalisierte ein Bild ihrer Familie, in dem der Nationalsozialismus als Thema unübersehbar zwischen den dazugehörigen Personen stand. Zugleich betonte sie, dass **dieses deutlich Sichtbare nicht zur Sprache kam:**

> „Nee, es war nicht Thema, aber es ist merkwürdig ... also ich denke, **es war irgendwie da, aber es war nicht Thema**. (...) Also der Vater meiner Mutter, der war Polizist. Und der soll bei der Deportation von Juden dabei gewesen sein und auch mit in einem polnischen Lager. Ich weiß das nicht genau, ich weiß es nicht genau...“

Frau Nowak (IP 7): „... kurz nach diesem Besuch in Auschwitz ... ich weiß, dass ich es in dieser Arbeit gebracht habe zu sagen, dass es sich wiederholt, ja? Also, ich denke, dass war immer mein Schatten....“

Anders als die bisher vorgestellten InterviewpartnerInnen wuchs Frau Nowak nicht in Deutschland auf. Sie lebte bis zu ihrem 18. Lebensjahr in Polen, später in Israel und inzwischen seit 30 Jahren in Deutschland. Die Kollegin hat eine große jüdische Familie, von der ihr nur wenige Mitglieder bekannt sind.

> „Also, meine Mutter hat riesige Familie in der ganzen Welt, aber ich habe die nie gesehen, bis ich 16 war, erste mal da hab ich die kennen gelernt.“

Nicht näher benannte Mitglieder ihrer Familie überlebten die Shoah nicht.

> „Aber guck mal, die (zeigt auf Figuren der Eltern, R. J.) haben verloren Familien, auch alles, was die hatten, was die Familien hatten.“

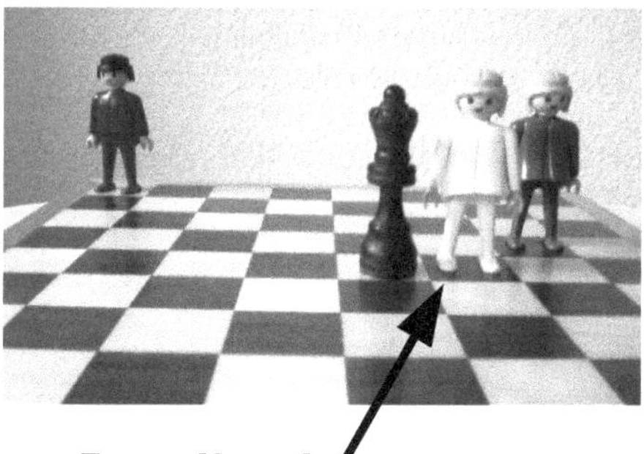

Die innerfamiliäre Erfahrung der Verfolgung im Nationalsozialismus drückte sich im Prozess der Entwicklung der Skulptur insbesondere dadurch aus, dass ausschließlich zwei Generationen dargestellt wurden. Es entstand **ein Bild, dass durch fehlende Wurzeln und Zersplitterung gekennzeichnet** ist (keine Großeltern, kein oder wenig Kontakt zu noch lebenden Verwandten). Außer Mutter, Vater und ihrer eigenen Person wählte Frau Nowak keine weiteren Familienmitglieder für die Darstellung aus. Fast mittig auf dem Familienbrett steht als NS-Symbol die schwarze Dame.

> „Na gut, was Schwarzes, aber nicht so klein. Gibt es was größeres ...? Ja.“

In deutlicher Distanz zu Frau Nowak und ihrer Mutter wurde ganz hinten an den äußeren Rand des Brettes die Figur des Vaters gestellt.

> „Das soll mein Vater sein in rot – na gut, er war Kommunist.“

Direkt neben dem externalisierten Bild des Nationalsozialismus steht die Figur, welche die Protagonistin selbst verkörpert, schräg dahinter das Symbol für die Mutter. Die Eltern von Frau Nowak ebenso wie sie selbst sehen nach vorn. Allerdings geht der Blick am Symbol des Nationalsozialismus vorbei. Die Interviewpartnerin geht davon aus, dass sie diejenige ist, der innerfamiliär die Auseinandersetzung mit der Shoah am nächsten ist.

> „Weil sie nicht da waren, ja (die Eltern, R.J.). Sie haben den Krieg erlebt und haben bestimmt schwierige Zeiten gehabt, aber in dem Sinne ....? Ich denke, **ich** bei mir selbst **war immer damit beschäftigt**."

Ihre Nähe zu dem Thema führt sie insbesondere auf zurückliegende eigene Erfahrungen mit antisemitisch begründeten Repressionen in Polen zurück.

> „Und dann sind wir noch ein bisschen (in Polen, R.J.) geblieben und dann 68, als diese antisemitische Hetze war.[57], sind wir zurück nach Israel ...., also meine Mutter zurück und ich mit ihr nach Israel."

Frau Nowak beschrieb, dass sie die Ereignisse dieser Zeit als Wiederholung nationalsozialistischer Ausgrenzung erlebte.

> „Und, das war kurz nach dem März, also 68, kurz nach diesem Besuch in Auschwitz (...) ich weiß, dass ich es in dieser Arbeit (Klausur zur Vorbereitung des Abiturs) gebracht habe zu sagen, dass es sich wiederholt, ja?"

Insbesondere auf diese Erfahrung führt es die Kollegin zurück, dass ihr das Thema zum ständigen Begleiter wurde.

> **„Also, ich denke, dass war immer mein Schatten...."**

Herr Winkler (IP 8): „ Also, mein Vater hat schon immer sehr stark so eine Abneigung zum Ausdruck gebracht, also, was dann so in der NS-Zeit passiert ist. Also, er war kein Gegner oder so davon ... , also, er hat auch da mit gemacht."

Von Herrn Winkler wurde die Anregung, im Rahmen des Interviews eine Skulptur zu entwickeln, interessiert aufgenommen. Er experimentierte während des Prozesses ihres Entstehens über einen längeren Zeitraum mit der Gestaltung eines für ihn stimmigen Bildes. Die Positionierung der Familienmitglieder wurde dabei mehrfach variiert.

[57] Die KollegIn bezieht sich hier auf Studentenunruhen 1968 in Polen: „Die polnische Regierung reagierte auf die Proteste mit einer antisemitischen Kampagne, in deren Folge bis zu 15.000 Polen jüdischer Abstammung ausgebürgert oder zur Ausreise gezwungen wurden." (Dülffer 2008)

„Also, im Grunde genommen .... wenn .... ich hab das jetzt so aufgebaut .... ich würde es eher so hinstellen fast. Eigentlich nicht außerhalb ..., aber ....oder ich müsste alle (die Figuren der Familienmitglieder, R.J.) vorrücken."

Die zunächst als Symbol für das internalisierte Bild des Nationalsozialismus ausgewählte Dame wurde von ihm gegen die Figur eines Läufers ausgetauscht

> „Also, ich finde die Dame irgendwie zu dominant."

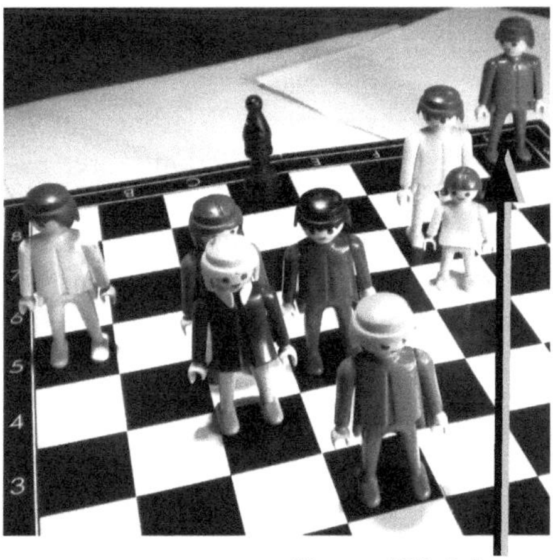

Herr Winkler

Beschrieben und dargestellt wird folgende Konstellation: Das Symbol für den Nationalsozialismus steht weit hinter den dargestellten Familienmitgliedern, für diese nicht sichtbar. Einzig die Figur, die Herrn Winkler darstellt, ist parallel zum NS-Symbol platziert. Ausschließlich aus seiner Position heraus scheint eine Sicht auf das Thema Nationalsozialismus möglich. Allerdings beschreibt der Interviewpartner, dass die innerfamiliäre Kommunikation sich ambivalent und verwirrend zeigte: Einerseits wurde der Nationalsozialismus nicht thematisiert:

> „Eigentlich war es kein Thema. (...) es wurde nicht so darüber gesprochen"

Andererseits gab es in seiner Kindheit für ihn deutlich sichtbare Hinweise auf die Bedeutung deutscher NS-Vergangenheit für seine eigene Familie. So beschreibt er, dass er im Rahmen der Wehrmachtsausstellung

> „... an das Album meines Großvaters denken (musste) , wo neben Südseeschönheiten geköpfte Chinesen waren. Wer auch immer die geköpft hat. Und das war ein normales Album, was wir alle gesehen haben. ... Was die da aufgenommen haben, das haben die auch gesehen .... und das sehe ich schon... und da komme ich auf so einen Punkt zurück, der mit meiner eigenen Familie schon zu tun hat. Also, es gibt schon immer Berührungspunkte, aus der Arbeit zurück."

Der innerfamiliäre Umgang mit der NS-Vergangenheit scheint **widersprüchlich und irritierend gewesen zu sein**.

„...ja wie soll man das sagen...? Also, mein Vater hat schon immer sehr stark so eine Abneigung zum Ausdruck gebracht, also, was dann so in der NS-Zeit passiert ist. Also, er war kein Gegner oder so davon ...., also, er hat auch da mit gemacht."

Frau Siemer (IP 9): „Ja, Wiedergutmachung, ... aber da ist nichts wieder gutzumachen. Das ist ... das ist die Rolle, die mir zugewiesen war"

Die an dieser Stelle vorgestellte Skulptur wurde von Frau Siemer im Rahmen des zweiten mit ihr geführten Interviews entwickelt (vgl. S. 106). Die Interviewpartnerin griff die Anregung, welche das symbolisch-metaphorische Verfahren bot, spontan auf und begann mit der Darstellung ihrer Familie zur Zeit ihrer Kindheit. Zunächst stellte sie eine kleine Figur für sich selbst, zwei große für ihre Eltern, sowie eine weitere große für den älteren Bruder auf das Schachbrett. Hinzu kam – hinter der Mutter verborgen stehend – eine kleine Figur, welche deren tabuisierte „Affäre" verkörperte. Im weiteren Verlauf kam der Großvater mütterlicherseits, eine Tante, deren Mann, zwei Cousins und eine Cousine hinzu. Nach Integration eines weißen Turmes als Figur, die für die Darstellung des Nationalsozialismus gewählt wurde, zeigte sich folgende Konstellation: der symbolisierte Nationalsozialismus stand hinter der Interviewpartnerin, ihrem Bruder, den Cousins und der Cousine und war somit für diese nicht sichtbar.

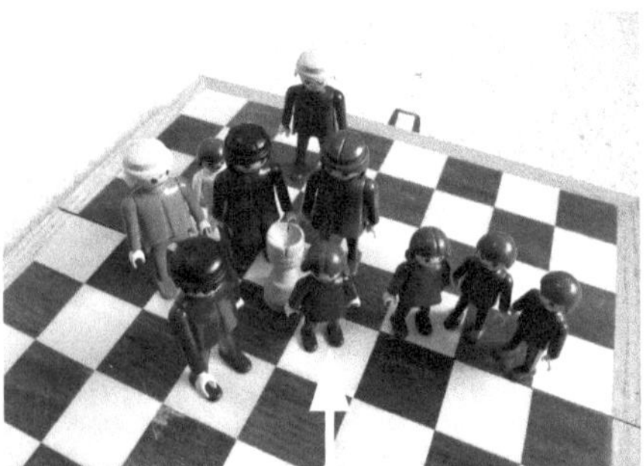

Frau Siemer

„**das hat mir immer im Nacken gesessen**, weil das Wissen darum oder dass ich das einsortieren kann, dass war ja erst .... ja, als ich schon über 40 war."

Für die vorausgehenden Generationen wurde das, was für sie mit deutscher Geschichte verbunden war, in symbolisierter Form als etwas deutlich Sichtbares dargestellt. Frau Siemer begleitete den Prozess, in dem sie die Skulptur entwickelte, mit einer Erzählung, welche auf innerfamiliär wirkende Tabus und Grenzen hinwies (vgl. S. 200). Zur hinter der Mutter platzierten Figur berichtete sie, dass diese einen „Soldaten auf dem Weg an die Ostfront" darstellte. (vgl. S. 198)

„...also, dies ist die 1. Wahl von meiner Mama, die sozusagen hinter meiner Mama steht. Den hatte sie kennengelernt, da war sie schon verlobt mit meinem Vater. (...) das war ihre große Liebe. (…) Sie ist aber von dem schwanger geworden, von dieser Affäre, und hat dann ganz schnell meinen Vater geheiratet und ihm das Kind untergeschoben, welches mein Bruder ist"

Die Interviewpartnerin berichtete, dass ihr in der Familie der Auftrag zugeschrieben wurde, **zur Wiedergutmachung beizutragen** (vgl. S. 202).

„Mit Dir habe ich meine Sünden bei Papa wieder gut gemacht. (…) Ja, Wiedergutmachung, ... Aber da ist nichts wieder gutzumachen. Das ist … das ist die Rolle, die mir zugewiesen war in dieser Familienkonstellation und an der ich offensichtlich trage. "

Als weitere prägende Erfahrung benennt Frau Siemer, dass sie in einer Familie aufwuchs, welche die biographische Verstrickung einzelner Familienmitglieder in das NS-Regime mit **Schweigegeboten** belegte. Erst als Erwachsene erhielt sie Informationen über ein Zwangsarbeiterlager im Hof ihrer Großeltern (vgl. S. 212). Zudem wurde ihr berichtet, dass ihr Großvater

„... quasi im Wachkommando war, ...russische Kriegsgefangene!"

Ihre Wahrnehmung, dass die familiäre Kommunikation durch Verschweigen geprägt war, dass Tabus die Beziehungen innerhalb und auch außerhalb der Familie mit gestalteten, wurde später durch Freunde der Familie aus deren Perspektive bestätigt:

„Du, bei Deinen Eltern darüber zu reden, das wäre sinnlos gewesen. Da wären wir an die Wand gelaufen."

Frau Conen (IP 10): „ … es ist einfach ein Teil, der gehört mit dazu (…) Der gehört dazu. Aber ich wurde sehr verschont, wie Du siehst."

Frau Conen wuchs in einer jüdischen Familie auf, die 1940 von Deutschland über Frankreich in die USA emigrierte. Sie hat ...

„Verwandtschaft in Palästina, zum Teil in Europa und vor allem in den USA."

Während der Kindheit der Interviewpartnerin haben deren Eltern

„... nie erzählt von den Menschen, die in Europa zurück geblieben sind. Ich wusste nichts darüber. Ich habe auch nicht gefragt. Und …."

Über das Schicksal dieser Familienmitglieder erfuhr Frau Conen erst als Erwachsene. Im Rahmen des Interviews versammelte die Kollegin als für sie während ihrer Kindheit bedeutsame Personen zunächst sich selbst, die Eltern und ihren zehn Jahre älteren Bruder – nah beieinander stehend – auf dem Familienbrett. Die Integration der Großmutter mütterlicherseits führte dazu, dass die Figuren etwas weiter auseinandergerückt wurden.

> „Ich mach ein bisschen Platz hier..... Das war meine Großmutter mütterlicherseits, die jeden Freitagabend zu uns gekommen ist. Da hat sie Kerzen angezündet. Den Kerzenständer hier (zeigt auf Schabbat-Leuchter, der im Raum steht). Und …"

Frau Conen beschreibt ihre Familie als assimiliert,

> „Aber gewisse Rituale waren wichtig."

Über andere Mitglieder der Familie berichtete sie, integrierte diese aber nicht in das sich entwickelnde Bild.

> „Es ist eine komplizierte Geschichte. Irgendwie sind sie nicht so zentral zu unserer Geschichte, aber es gibt auch Geschichten dazu."

Das Hinzufügen des Symbols für den Nationalsozialismus war mit einer nochmaligen Veränderung der Zuordnung der Figuren auf dem Brett verbunden.

> „Mein Vater war … ich würde sagen, seiner Schwiegermutter näher als seinem eigenen Sohn. Und deswegen habe ich das ein bisschen umgeändert. Und der war mir sehr zugewandt. (…) Und ich finde es irgendwie passend, dass ich weg schaue, dass ich nicht zugewandt bin."

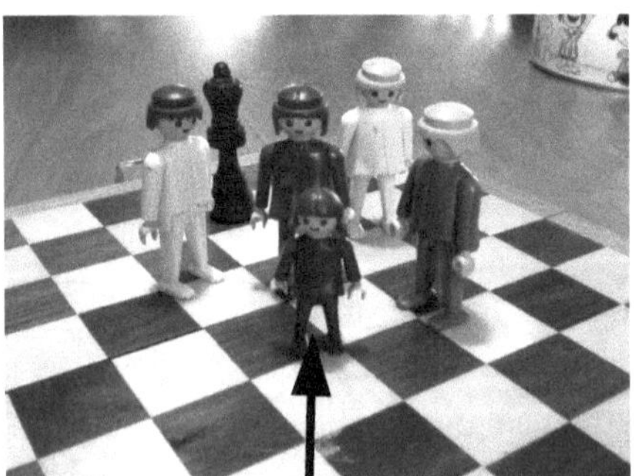

Frau Conen

Es entstand ein Bild, in dem im Vordergrund Frau Conen als Kind steht, hinter ihr bilden die Eltern und der Bruder einen Halbkreis, etwas abgerückt steht die Großmutter. Der Nationalsozialismus, durch eine schwarze Dame symbolisiert, steht ganz hinten, für niemanden direkt sichtbar. Die Familienmitglieder schirmen das vor ihnen stehende Mädchen vor der Vergangenheit ab. Folgender Dialog bringt dies zum Ausdruck:

> „Ich habe mich wohl gefühlt und eine große Verbundenheit auch gespürt. …" (weint)

„Schwieriges Thema immer wieder, ne?“

„Nein, es ist .... es belastet mich nicht. Es berührt mich einfach ... Nein, es belastet mich nicht. Es ist ein Teil, es ist einfach ein Teil, der gehört mit dazu“.

„Ein Teil Deines Lebens?“

„Der gehört dazu. **Aber ich wurde sehr verschont, wie Du siehst“**.

„Die haben Dich sehr geschützt?“

„Ja. Sehr. .... **es berührt mich auch diese Konstellation**.“

Frau Schröder (IP 11): „Da ist mein jüngerer Bruder (...) Der macht beruflich was ganz anderes, ist aber ehrenamtlich in einem Verein, der sich auch auf die NS-Zeit bezieht. Genau, und ich bin da die ... diejenige, die da am stärksten sich damit beschäftigt.“

Für die Entwicklung der Skulptur ihrer Familie entschied sich Frau Schröder, dass sie sich auf einen Zeitraum beziehen wollte, in dem sie bereits Jugendliche war. Sie äußerte dazu:

> „Ja, ähm, 12-jährig sind sehr wichtige Dinge passiert, (...) aber bezogen auf die NS-Zeit tendiere ich gerade dazu, eher zu sagen, so 13-, 14-, 15-jährig überhaupt zu fragen, wahrzunehmen, mit meiner Großmutter zu sprechen. So etwas fällt mir da ein. Genau.“

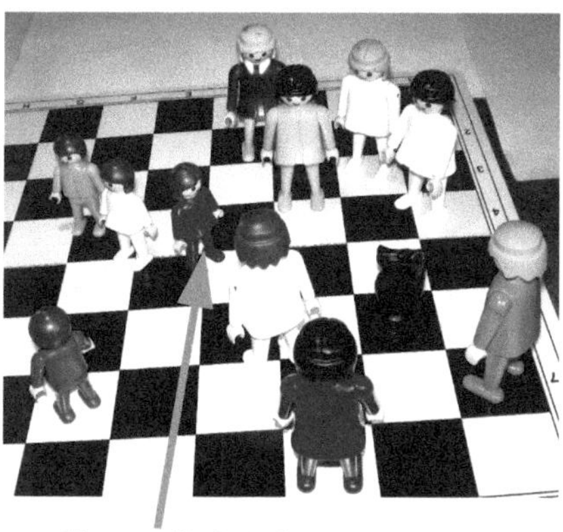

Frau Schröder

Die angedeuteten „wichtigen Dinge“ wurden im weiteren Verlauf konkretisiert: Ein wichtiges Familienmitglied starb. In der Folge löste sich der bisherige gemeinsame Haushalt auf. Die Kinder der Familie fanden getrennt voneinander bei verschiedenen Verwandten ihren neuen Lebensmittelpunkt. Meine Nachfrage, ob es dann besser sei, sich auf einen Zeitraum zu beziehen, als „alles noch in Ordnung“ war, wurde von ihr aufgegriffen, dann aber verworfen.

Auf dem Familienbrett versammelt wurden alle Familienmitglieder, die zum Zeitpunkt, als Frau Schröder 13 Jahre alt waren, für sie bedeutsam waren – auch die gestorbene Person. Anfangs wurde diese an den Rand gestellt, im weiteren Verlauf aber in die Familienskulptur integriert. Alle Erwachsenen der Familie wurden so positioniert, dass sie, vor oder hinter dem NS-Symbol stehend, dieses ohne Mühe in den Blick nehmen können. Die familienbiografische Erzählung stellt dabei das individuelle Erleben der Eltern- und Großelterngeneration in den Mittelpunkt.

> „Und das hat mich sehr geprägt, dass ich von ihm (dem Vater, R.J.) so ein … ein Versuch, mir zu … wirklich zu vermitteln, wie war das, wie hat er das erlebt. Und da jetzt auch nicht im Nachhinein ein anderes Bild oder ein Wunschbild präsentiert zu bekommen"

Die Figuren der Geschwister von Frau Schröder blicken nach vorn, sowohl das Symbol des internalisierten Bildes des Nationalsozialismus, als auch die erwachsenen Familienmitglieder stehen hinter den Kindern. Die Interviewpartnerin selbst steht nahe ihren Geschwistern, blickt aber, wenn auch nicht frontal nach hinten. Ihr Kommentar dazu:

> „Das finde ich ganz spannend unter uns Vieren, wer … wen das eigentlich interessiert und wer sich damit beschäftigt. Da ist mein jüngerer Bruder noch so ..., dass ist mal so mal so. Der macht beruflich was ganz anderes, ist aber ehrenamtlich in einem Verein, der sich auch auf die NS-Zeit bezieht. Genau, und **ich bin da die … diejenige, die da am stärksten sich damit beschäftigt** (…) und bin jetzt gerade eben in dieser Wegbewegung."

Herr Vollmer (IP 12): „ ... da hat sie von sich aus mir erzählt, wie begeistert sie war von Hitler ...dass das der Gröfaz[58] war. Ja?"

Die Entwicklung der Symbolskulptur meines zwölften Interviewpartners wurde von ihm mit angedeuteten, oft nur halb ausgesprochenen Kommentaren zu den jeweiligen ausgewählten Figuren begleitet. Insbesondere während es darum ging, das Symbol des Nationalsozialismus und die Figuren der Familienmitglieder zueinander zu positionieren, ließ er mich an seinen „inneren Dialogen" teilhaben, indem er diese laut äußerte:

> „Hier zu der Mutter …. Ja, zu der Zeit, wo ich zehn war. Dort meine ich, passt das hier schon. Jetzt … also mit meiner Mutter würde ich … finde ich es gut. Mit meiner Schwester, die habe ich jetzt eher da …., ja mit zehn."

Herr Vollmer wurde 1946 geboren, sodass die zeitliche Distanz zum fokussierten Zeitraum relativ gering war. Er beschreibt eine familiäre Atmosphä-

---

[58] Gröfaz - „Größter Führer aller Zeiten" oder „Größter Feldherr aller Zeiten" (vgl. wikipedia: gröfaz)

re, die durch konservative Werteorientierung des Großvaters und subtile Botschaften der Eltern bezüglich ihres Umgangs mit dem zurückliegenden Nationalsozialismus geprägt war. Von besonderer Relevanz war für ihn, dass seine Mutter ihm entgegen ihrer sonst überwiegenden Zurückhaltung berichtete,

„ ... wie begeistert sie war von Hitler ...dass das der Gröfaz war. Ja?"

Er beschreibt die Bedeutung, die diese Aussage für ihn hatte:

„...es war so eine Art Eröffnung, oder ein '**Mich auch entlassen aus möglichen Loyalitäten**' meiner Mutter gegenüber...."

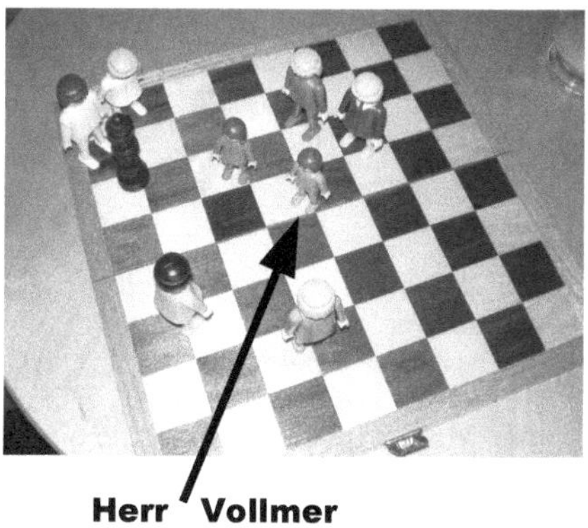

Im Verlauf der Entwicklung der Symbolfigur wurden als wichtige Personen seiner Kindheit dargestellt: er selbst, seine jüngere Schwester, die Eltern und die Großeltern sowohl mütterlicher-, wie auch väterlicherseits. Nachdem Herr Vollmer die Figur des symbolisierten Nationalsozialismus zunächst nahe zu den Eltern seines Vaters stellte, nahm er nochmals eine Veränderung vor. Im abschließenden Bild steht diese Figur direkt vor dem dargestellten Vater des Interviewpartners und seitlich von seiner Mutter.
Allen Familienmitgliedern ist aus ihrer Position heraus der Blick auf den symbolisierten Nationalsozialismus möglich.

Herr Seligmann (IP 13): „Muss das nur so dunkel sein und ... oder darf man eben trotzdem (...) lebendig sein?"

Das Interview mit Herrn Seligmann bildete den Abschluss der Datenerhebung. Der Kollege wuchs in einer jüdischen Familie auf. Er beschreibt während der Entwicklung der Symbolskulptur die familiäre Konstellation zu einem Zeitpunkt, als er sechs Jahre alt war. Als dazugehörige Personen wurden auf dem Familienbrett positioniert: seine Eltern, er selbst und seine fünf Geschwister, zum damaligen Zeitpunkt im Alter zwischen zwei und 13 Jahren.
Herr Seligmann wählte für die Figur des Nationalsozialismus zunächst einen schwarzen König, merkte dann dazu an, dass er diese Figur eigentlich in doppelter Ausführung bräuchte:

„Tja, ich müsste diese Figur … ich kann die eigentlich gar nicht an einen Ort. ... Ich tendiere … es gibt zwei Punkte, wo ich sie hinsetzen würde. Gibt es die zwei Mal?“

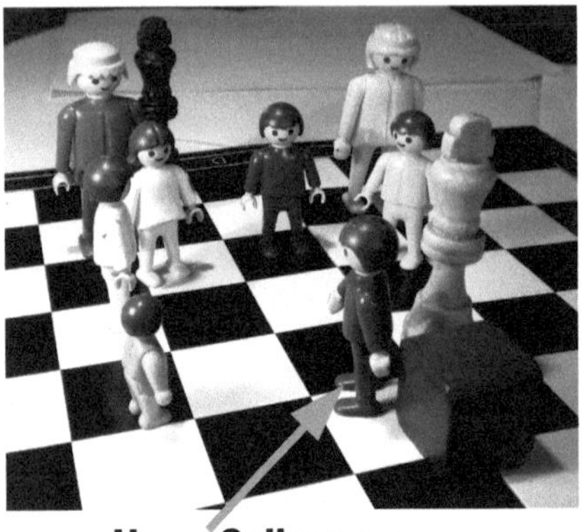

Herr Seligmann

Im weiteren Verlauf wurde entsprechend mit zwei Symbolen gearbeitet. Während der schwarze König hinter die Figuren der Eltern - mit größerer Nähe zum Vater gestellt wurde, erhielt der weiße König seinen Standort schräg hinter der Figur, die meinen Interviewpartner symbolisierte. Diese Wahl kommentierte Herr Seligmann:

„Also, in dieser Zeit, würde ich sagen, habe ich gedacht, dass mein Vater vor allem derjenige ist, der als Überlebender sehr davon geprägt war (...).weil er damit leben musste, dass seine Familie ermordet wurde und dass er in dem Ort dann wieder lebte, aus dem er stammte, aus dem er deportiert wurde.“

Demgegenüber erfuhr das Schicksal seiner Mutter innerfamiliär eine andere Gewichtung.

„Meine Mutter hat das in …., ich glaub, die hat das ein ganzes Stück weit eher versteckt und hat sich sozusagen hinter ihm versteckt. Wenn ich mir das wirklich betrachte, dann hat sie …., ich mein, sie war nicht im KZ, ja? Aber …“

Herr Seligmann fasste zusammen:

„Ja, ich mein, ich hab das deswegen jetzt so gestellt, dass ich es näher zu ihm stellte, als zu ihr. Aber trotzdem ist das hinter den beiden sozusagen.“

Die Generation der Kinder ist so auf dem Familienbrett gruppiert, dass alle sich sehen können. Die ältesten Geschwister sind, vor den Eltern stehend, diesen am nächsten. Die Jüngsten sind am weitesten von ihnen entfernt. Während für die älteren Kinder das hinter ihren Eltern platzierte Symbol des Nationalsozialismus nicht sichtbar ist, können die übrigen dieses erkennen.

Anders ist die Erkennbarkeit des zweiten NS-Symbols. Für Herrn Seligmann selbst ist es eher spürbar als zu sehen. Dagegen können es, mit Ausnahme der jüngeren Schwester, alle anderen Mitgliedern der Familie leicht erkennen. Die räumlich dargestellte Nähe der Figur des Kollegen zu der ausgewählten NS-Symbolfigur ist für ihn stimmig.

„...ich hab jetzt das hier hingestellt, weil irgendwie hab ich das Gefühl, das ist zu meinem Lebensthema geworden. Und ich hab quasi zu einem Stück weit das auch für die anderen, eigentlich irgendwie für die ganze Familie ein Stück weit im Sinn einer Delegation übernommen."

Die Bedeutung, welche die Übernahme dieses Lebensthemas für ihn hat, symbolisiert Herr Seligmann durch Integration eines Bausteines in die Skulptur.

„Ja. ... Das ist noch so etwas, wie als Klotz am Bein."

Demgegenüber drückt sich Hoffnung in der Farbwahl aus:

„Und ich hab da das Dunkle hingestellt (zu den Eltern) und da (zur ihn selbst symbolisierenden Figur) das Helle, weil ich zumindest die Idee im Kopf habe, ob es gelingen könnte, dass ich da auch ... , dass ich lebenszugewandter sein kann, als mein Vater das war. Aber das ist .... so eine Sache!"

Der Wunsch, trotz belastender familienbiografischer Erfahrung Helligkeit im Leben zulassen zu dürfen, wird mehrfach betont.

„Gedacht hab ich vorhin daran, ob es möglich ist, wie in diesem Buchtitel von Viktor Frankl „Trotzdem Ja zum Leben sagen" das ausgedrückt: **Muss das nur so dunkel sein und ... oder darf man eben trotzdem (...) lebendig sein?**

6.3.1.2. Die Symbolskulpturen im Überblick

Was zeigen nun die Skulpturen? Wie und mit welchem Fokus visualisierten die KollegInnen die innerfamiliären Erfahrungen während der Zeit des Nationalsozialismus, die darauf bezogenen familienspezifischen Lebenserzählungen und die Beziehungen zwischen den Familienmitgliedern? Welches Bild ließen sie auf dem Familienbrett entstehen? Ich beginne zu „lesen", d.h. zunächst zu beschreiben, was ich sehe.

Dargestellt wurden in zehn Skulpturen jeweils drei Generationen. Zwei KollegInnen integrierten die Großelterngeneration nicht in das entstandene Bild. Diese beiden InterviewpartnerInnen haben Eltern, die als Juden im Nationalsozialismus verfolgt waren. Eine der beiden KollegInnen (IP7) hat ihre Großeltern nicht kennengelernt, da diese die Shoah nicht überlebten. Der andere (IP13) hat aus gleichem Grund die Großeltern väterlicherseits nicht kennengelernt, lehnte aber das Einbeziehen dieser Generation in die Skulptur aus anderem Grund ab:

„Aber ich sag mal, damit es auch nicht zu kompliziert wird. Ich glaub, es ist schon kompliziert genug mit diesen vielen ... Ich nehme mal nur die engere Familie." (IP 13)

Die KollegInnen setzten sich im Rahmen der Entwicklung der Symbolskulptur damit auseinander, welche Bedeutung der Nationalsozialismus für die Familiendynamik und die einzelnen Familienmitglieder zum Zeitpunkt ihrer Kindheit hatte. Ihr externalisiertes Bild der „Rolle des Nationalsozialismus im Kontext der Herkunftsfamilie“ wurde mit Hilfe von Playmobil- und Schachfiguren entwickelt. Insbesondere die Auswahl des als passend empfundenen Symbols für den Nationalsozialismus nahm in der Regel einen längeren Zeitraum ein. Gewählt wurde hierfür acht mal eine dunkle und zwei mal eine helle Figur. Zwei InterviewpartnerInnen integrierten helle und dunkle Figuren in die Skulptur. Den Prozess der Positionierung der Symbole begleiteten die KollegInnen verbal reflektierend.

Die Blickrichtung

Ein Aspekt bestand darin zu betrachten, wer in der jeweiligen Familie den **Blick auf den symbolisierten Nationalsozialismus richten konnte.** Es wurden verschiedene Varianten dargestellt:

- In drei Familienskulpturen kam, vermittelt durch die Platzierung des gewählten Symbols, zum Ausdruck, dass der Nationalsozialismus für **alle Familienmitglieder ein deutlich sichtbares Thema war.** (IP 6, IP 7 und IP 12) Allerdings betonten zwei dieser InterviewpartnerInnen, dass in ihren Familien einerseits die zurückliegende Erfahrung in der Familie beständig präsent war, andererseits aber nicht direkt oder nur in Form subtiler Botschaften verbalisiert wurde. (vgl. 6.3.3)
- Sechs Skulpturen verwiesen darauf, dass **alle** der damals **Erwachsenen der Familie** die Symbolfigur in den Blick nehmen konnten, während den Kindern dies nicht möglich war.
- Mehrere Skulpturen wiesen darauf hin, dass das Symbol des Nationalsozialismus in den jeweiligen Familien **für die Kinder leichter sichtbar** war als für die Eltern- oder Großelterngeneration. Hierbei ergaben sich wiederum verschiedene Konstellationen:
- Eine Interviewpartnerin entwickelte eine Skulptur, in der **sie selbst als Kind** (durch eine Figur symbolisiert) **die einzige ihrer Familie** war, die das Symbol des Nationalsozialismus sehen konnte, während es für alle anderen Familienmitglieder nicht möglich war, dieses zu erkennen. (IP 2)
- Für drei weitere KollegInnen stellte sich die Situation anders dar. Hier wurde dargestellt, dass die Erwachsenen der Familien das Thema Nationalsozialismus fokussieren konnten, während in der **Generation der Kinder sie selbst die einzigen waren,** die das Thema aufgriffen. (IP 4, IP 8, IP 11)

- Die Kollegin, die mehrere Symbole für den Nationalsozialismus wählte, differenzierte zwischen Symbolen für Täter und Opfer. Während sie die Symbole für die Opfer so platzierte, dass sie von den betroffenen Angehörigen nicht gesehen werden konnten, waren die Darstellungen für Täterschaft für die Akteure unübersehbar.

Nähe und Distanz

Ein anderer interessanter Aspekt war die Darstellung von Nähe bzw. Distanz einzelner Familienmitglieder zum symbolisierten Nationalsozialismus. Überwiegend wurde das Symbol **näher an die Eltern- bzw. Großelterngeneration** gerückt als an die Figur, welche die InterviewpartnerIn selbst verkörperte. Ausschließlich eine Kollegin ging davon aus, dass sie selbst der Thematik näher stand als ihre Eltern (IP 7). Eine Kollegin verortete das Symbol weit entfernt von allen Personen, die ihr während der Kindheit nahestanden (IP 5). In einer weiteren Skulptur (IP 13) wurde dargestellt, dass Betroffene von Verfolgung und deren Kinder **auf unterschiedlicher Weise dem Thema gleich nah** sein können.

Symbolisierung der Relevanz des Themas

Die oben beschriebene Auseinandersetzung mit der Blickrichtung der symbolisierten Familienmitglieder zeigte, dass für den größten Teil der InterviewpartnerInnen die innerfamiliäre Präsenz des Themas während ihrer Kindheit als deutlich wahrnehmbar gewertet wurde. Die Betrachtung des visualisierten Abstandes zwischen NS-Symbol und den figürlich dargestellten Familienmitgliedern legt nahe, dass die **Relevanz des Themas eher der betroffenen Generation zugeordnet, von der folgenden Generation aber gesehen, gespürt und aufgegriffen wird.**

Die Bedeutung, die der Auseinandersetzung mit dem Nationalsozialismus im innerfamiliären Diskurs zukam, wurde auf der Symbolebene zudem durch Hierarchie und Größe des gewählten Symbols angedeutet. So stellte Frau Podolski das Symbol für den Nationalsozialismus auf einen Klotz und brachte durch diese Erhöhung die hohe Bedeutung, die dem Thema in ihrer Familie zukam, auf diese Weise symbolisch und begleitend auch verbal zum Ausdruck:

> „Das könnt schon noch mal höher stehen, was mir auch erst seit wenigen Jahren bewusst ist." (IP 2)

Mehrere KollegInnen betonten, dass eine große Figur besonders geeignet sei, die Relevanz, die dem Thema zukam, zu unterstreichen.

> „Die (Figur, R.J.) ist gut. Groß sollte die sein...."(IP 6)

Andere InterviewpartnerInnen brachten durch die Wahl einer kleineren Figur zum Ausdruck, dass nach ihrer Wahrnehmung in ihrer Familie der Auseinandersetzung mit dem Nationalsozialismus nur eine nachrangige Rolle zukam. So suchte sich der an dieser Stelle zitierte Kollege zunächst eine Dame als NS-Symbol, tauschte diese dann aber gegen einen Läufer aus:

„...irgendwie ... eher der Läufer."

„Was macht den Unterschied bei Dir?"

„Also, ich finde die Dame irgendwie zu dominant."

„Aha, also bei Euch war das nicht so etwas Dominantes?"

„Nein." (IP 8)

6.3.2. Der Nationalsozialismus als Thema in der Familie

Während des Entstehens der Symbolskulpturen verbanden sich Prozesse der Gestaltung und Prozesse der Erzählung. In den jetzt folgenden Ausführungen wird nun dem Gesehenen das Gehörte hinzugefügt - eine neue Erzählung, die dem weiteren Lesen und Decodieren der Bilder dienen soll. In einem Fall entwickelte sich die Erzählung ohne gleichzeitige Visualisierung, auch sie wird hier einbezogen. Ich stelle nun Themen vor, die in den familiären Lebenserzählungen der InterviewpartnerInnen zentral waren.

Die Erfahrung von **sozio-politischer Ausgrenzung, Verfolgung und Gewalt als familiär relevantes Thema** wurde von fünf KollegInnen benannt Dabei war der Hintergrund, der zu Gefährdung und Verfolgung führte, unterschiedlich.

Eine Kollegin beschrieb, dass in ihrer Familie mehrere Familienmitglieder sozialdemokratische bzw. kommunistische Überzeugungen vertraten. Als Sozialdemokrat zeigte der Bruder ihrer Großmutter eine **oppositionelle Haltung** gegenüber dem nationalsozialistischen Staat. Er starb nach Kriegsende an den Folgen der KZ-Haft (vgl. S. 173). Diese Interviewpartnerin vermutet, dass ihr Vater während seiner (Kriegs-) Kindheit erlebte, dass sich seine Mutter Sorgen um ihren Mann machte, da dieser als Kommunist gefährdet war. Sie äußert hierzu:

> „Aber ich denke, der (ihr Vater, R.. J.) wird ja auch miterlebt haben, wie die Oma immer Angst hatte, dass der Opa irgendwie ins KZ kommt." (IP 1)

In der Familie einer anderen Kollegin war der Anlass für die zurückliegende Verfolgung anders: Sie beschrieb, dass ihr Vater, ihr Onkel und ihre Tante polnische **ZwangsarbeiterInnen** waren.

> „Also, dass ich irgendwann mal zufällig erfahren habe, dass was mein Vater, mein Onkel und meine Tante getan haben, dass das ja Zwangsarbeit war. Dass sie Zwangsarbeiter waren. (...) die sind einfach als Zwangsarbeiter deportiert worden“ (IP 2)

Drei weitere Interviewpartnerinnen berichteten, dass Mitglieder ihrer Familie während der Shoah als Juden verfolgt wurden. Die familienbiografische Erfahrung der Ausgrenzung, Verfolgung und Vernichtung stellte das zentrale (auf den Nationalsozialismus bezogene) Thema ihrer Familien dar – das Thema, worum sich Sprechen oder Schweigen rankte, welches Fühlen und Handeln beeinflusste, das ihre Familien zu traumadeterminierten Systemen werden ließ. Ein Kollege fasst zusammen:

> „ ...ich meine, (…) dass die ganze Familie quasi in so einem Spannungsfeld dieses mächtigen Nationalsozialismus war oder ist.“ (IP 13)

Ein weiteres familiär prägendes Thema war die zurückliegende **Abwertung und latente Bedrohung** einzelner Familienmitglieder während des Nationalsozialismus aufgrund von **körperlicher Behinderung.** Ein Kollege, dessen Vater mit einer Behinderung geboren wurde, berichtet

> „... dass ihm ein Lehrer vermittelt hat, dass er es der Gnade Adolf Hitlers verdanke, dass er überhaupt leben dürfe.“ (IP 4)

Als ein offen benanntes oder verdeckt wirkendes familiär bedeutsames Thema wurde von mehreren InterviewpartnerInnen die traumatisierende Kriegskindheit ihrer Eltern erwähnt. Die familiären Narrative beinhalteten dabei insbesondere die Erinnerung an Traumatisierungen durch Bombardierungen und an die Trennung der Kinder von ihren Eltern.

> „Also dass beispielsweise für meine Mutter die Trennung von ihrer Mutter während des Krieges als Kinderlandverschickte, dann die Erfahrung von Bombardierungen in Hamburg und das was damit verbunden war, (…) maßgeblich das Leben mitbestimmte.“ (IP 4)

Eine weitere Kollegin bringt ähnliche familiäre Erzählungen zum Ausdruck.

> „Meine Mutter war zwölf Jahre alt, als sie in einem Zugabteil diese Bombennacht in Dresden erlebt hat, ohne ihre Eltern. … Sie kam von der Kinderlandverschickung und sollte gerade zurückkommen. Und dann ist der Zug gestoppt worden und dann war dieser Bombenangriff und die saß im Zug.“ (IP 1)

Die gleiche Kollegin geht davon aus, dass aktuelles Schweigen und weiterhin bestehende Ängste auf dieses Erleben zurückzuführen sind.

> „Und mein Vater, der kann bis heute nicht darüber sprechen. Der hat sehr viele Jahre ...Der hat eine Angststörung und der hat sehr viele Jahre Beruhigungsmittel genommen. Der hat diese Bombennächte erlebt.“ (IP1)

Auch die Erfahrung von jungen Menschen, die noch vor ihrem Erwachsenwerden in Kriegshandlungen einbezogen wurden, wird in diesem Zusammenhang erwähnt.

> „...er ist 17-jährig noch eingezogen worden. Er ist Jahrgang 27 und hat...., ja ist ein knappes Jahr noch bei ... zur Wehrmacht eingezogen worden.“ (IP 11)

Eltern von InterviewpartnerInnen, die während der Zeit des Nationalsozialismus Kinder oder Jugendliche waren, entwickelten sich und ihr Bild von der Welt in einem sozialen Kontext, welcher ihnen polare, **sich ausschließende ethische Orientierungen** vermittelte: Einerseits war Gewalt und unsoziales ausgrenzendes Verhalten - z.B. gegenüber jüdischen Menschen – offensichtlich und gesellschaftlich legitimiert. Andererseits wurde Verhalten erwartet, dass soziales Miteinander („Kameradschaft“) als hohen Wert in den Mittelpunkt stellte. Diese **ambivalente Werteorientierung** taucht als Thema im innerfamiliären Bezugsrahmen wieder auf. So beschreibt ein Kollege, dass seine Mutter sich daran erinnert, ...

> „dass in ihrem Haus im Umfeld des Hamburger Bahnhofs eine Familie, ein Ehepaar, lebte in sogenannter privilegierter Mischehe, wo die beiden, die nichtjüdische Frau und der jüdische Mann nicht in den Bombenkeller durften. Und das sie das als eine Ungerechtigkeit wahrgenommen hat.“ (IP 4)

In dieser Familie ging in die innerfamiliäre Erzählung ein, dass die Empörung des Kindes über wahrgenommene Gewalt mit einem Schweigegebot belegt wurde.

> „...Oder dass sie sich erinnerte, dass sie irgendwo in der Kinderlandverschickung häufiger an einem Spritzenhaus vorbeikam, wo sowjetische Kriegsgefangene eingesperrt waren, und dass sie das als Ungeheuerlichkeit wahrgenommen hat und ihre Mutter sie geheißen hat, darüber zu schweigen.“ (IP 4)

Über seinen Vater äußert der gleiche Kollege, dass dieser sich einerseits mit den Idealen des Nationalsozialismus identifizierte, andererseits erlebte, dass die Werte, die er für erstrebenswert hielt, für ihn selbst mit Ausgrenzung verbunden waren. Sein Vater ...

„ … war ein sehr intelligenter, aufgeweckter Junge, der auch versucht hat immer seine Behinderung zu kompensieren, das auch in starker Identifikation mit dem Nationalsozialismus, für eine Napola[59] mal aufgrund seiner Intelligenz vorgeschlagen worden war, aber führte mit seiner Behinderung nichts rein und er hat versucht das dann noch durch eine hohe Identifikation zu kompensieren." (IP 4)

Die **Indoktrination von Heranwachsenden** und deren Orientierung an nationalsozialistischem Gedankengut konnte bei gleichzeitig bestehender innerfamiliärer oppositioneller Haltungen zu Irritation bei den Kindern und Jugendlichen, zugleich aber auch zu einer **Gefährdung ihrer Eltern** führen. Dieses Thema beschreibt die im folgenden zitierte Kollegin. Ihr Vater griff einerseits Haltungen der Familie auf:

„... da kommt so diese ganze Gespaltenheit,... auf der anderen Seite haben sie (...) Edelweißpiraten gespielt und haben sich Gänseblümchen in die Kniestrümpfe gesteckt und haben gespielt, sie wären Edelweißpiraten[60]." (IP 1)

Andererseits begeisterte er sich als Kind für die Angebote staatlicher Einrichtungen. Er war

„... Jahrgang 1932 und der wäre glaube ich furchtbar gerne in so eine Napola Schule gegangen und hatte diesen Kommunistenvater. (…) Und daher war das eine unheimliche Spannung." (IP 1)

Die Reichweite solcher zurückliegenden innerfamiliären Situationen wird auch in der aktuellen Familienerzählung betont.

„Da sieht man, dass das so unklar gewesen ist für die Kinder. Er hat mir mal gesagt, er wäre fast so weit gewesen, seinen Vater bei der Gestapo anzuzeigen.." (IP 1)

In das familienbiografische Gedächtnis der InterviewpartnerInnen gingen auch Erfahrungen der Familienmitglieder ein, die als Erwachsene die Zeit des Nationalsozialismus erlebten. Als ein Thema der familiären Narrative wurde beschrieben, dass für einige Familienmitglieder eine hohe **Identifikation mit dem Nationalsozialismus** kennzeichnend war.

[59] „Napola" (Nationalpolitische Lehranstalt) war die gebräuchliche Abkürzung für „Nationalpolitischen Erziehungsanstalten" (amtlich: N.P.E.A). Der Besuch dieser Internatsoberschulen führte zur Hochschulreife. Ziel war, an diesen „Gemeinschaftserziehungsstätten" die zukünftige Führungselite Deutschlands auszubilden. (Kammer, Bartsch 1999, S. 160)

[60] Schüler und Lehrlinge, die sich insbesondere im Ruhrgebiet zu informellen Widerstandsgruppen zusammengeschlossen hatten. (Kammer, Bartsch 1999, S. 63)

„... da hat sie von sich aus mir erzählt, wie begeistert sie war von Hitler und ihre Eltern eben. Dass das der Gröfaz war. Ja? (...) Der größte Führer aller Zeiten. Ja?“ (IP 12)

Dabei wurden Engagement und soziales Miteinander als wesentliche Motivation hervorgehoben.

„Ja, oder dass man sich dann halt auch so engagiert und oder dass er dann, wenn er wo war ... , auch im Arbeitsdienst, sich so rein gekniet hat und auch, ja, dieser Moment von Kameradschaft schon eine Rolle gespielt hat.“ (IP 8)

Berichtet wurde auch, dass die Identifikation mit dem nationalsozialistischen Regime bis in die letzte Phase des Krieges anhielt und bei dessen absehbarem Ende dazu führte, dass sich Familienmitglieder suizidieren wollten.

„... von meinem Großvater ist mir erzählt worden, dass der sich bei Kriegsende das Leben nehmen wollte und meine Großmutter dazu gekommen ist, als er die Waffe schon an der Schläfe hatte und gesagt hat: 'Das kannst Du nicht machen, Du hast drei Töchter. Du hast Verantwortung'.“ (IP 9 b)

Auffällig war, dass begeisterte Zustimmung zu nationalsozialistischem Gedankengut insbesondere bei den Angehörigen direkt benannt wird, die infolge **aktiver Kriegsbeteiligung** gestorben sind.

„Und die Jungs waren beide, also der eine, der überlebt hat, den Krieg, der ist Lehrer geworden, und der der im Krieg vermisst ist, der war bei der SS und war Medizinstudent. Und ist aber nicht wiedergekommen. Man weiß nicht wo er geblieben ist...“ (IP 6)

„Und die haben halt Kinder gehabt, der älteste Sohn ist dann gleich gefallen. Der war wohl bekennender Nationalsozialist und wollte unbedingt auch eingezogen werden. Er ist dann schnell gefallen.“ (IP 2)

„Der Bruder meiner Mutter ist als Wehrmachtsoffizier ziemlich früh gefallen auf dem Vormarsch in Russland. Der war sehr begeistert Nazi.“ (IP 12)

Demgegenüber taucht **aktive Täterschaft** von nahen Angehörigen in den familiären Erzählungen eher als Vermutung, denn als konkretes Wissen auf:

„...bei meinem, ja dem Vater meines Vaters, das weiß ich so nicht. Der war auch Polizist, auch in der Zeit, auch in dem polnischen Gebiet. Also, da habe ich einfach zu wenig mitgekriegt. Also, wie der da so agiert hat, ...“ (IP 8)

Eine andere Kollegin beschreibt ganz ähnlich, dass Täterschaft ein Thema war, welches in der Familie virulent war, wenngleich es nicht direkt angesprochen wurde:

> „Also, ich habe jetzt vor ein paar Jahren erfahren, vor drei Jahren habe ich das, glaube ich, oder vier Jahren erfahren, dass mein Opa, also der Vater meiner Mutter, der war Polizist, und der soll bei der Deportation von Juden dabei gewesen sein und auch mit in einem polnischen Lager. Ich weiß das nicht genau, ich weiß es nicht genau.“ (IP 6)

Dass antisemitische und rassistische Haltungen während des Nationalsozialismus und auch danach die familiären inneren Landkarten mitbestimmten, wurde mehrfach benannt.

> „... also, mein Großvater, der war wohl wirklich antisemitisch und der war auch nach dem Krieg, (...) er war wohl auch noch in den 50er Jahren davon überzeugt, dass Deutschland den Krieg hätte gewinnen sollen, und hat große Teile der Naziideologie wahrscheinlich weiterhin unterstützt.“ (IP 11)

> „Und mein Großvater, also der Vater mütterlicherseits, (...) Der war auch Soldat und bei der Marine und ...., ja, der hatte auch so ein ...., ja, der hatte auch schon so ein rassistisches Menschenbild in Bezug auf Chinesen - der war in China.“ (IP 8)

Haltungen und Erinnerungsbilder von Familienmitgliedern der InterviewpartnerInnen, welche als ZuschauerInnen Offensichtliches sahen, aber nicht handelten, gingen in die Familienerzählungen ein. Das ZuschauerIn sein als solches wurde zum Thema.

> „... die hat irgendwann gesagt: 'Wir waren ja an der, also unser Haus war an einer Straße, da gingen KZ-Gefangene vorbei und wir haben schon mitgekriegt: irgendetwas stimmt nicht, aber wir konnten uns Auschwitz nicht vorstellen.'“(IP 3)

Ebenso wurde auch die Erinnerung der **WegschauerInnen** benannt, Menschen, die im innerfamiliären Dialog der nachfolgenden Generation vermittelten, Verfolgung und Gewalt wäre ohne ihr Wissen geschehen.

> „Meine Mutter, die hat dann immer eher so ..., ja, dieses naiv ... oder so. Also, was weiß ich. Bei uns in der Gegend ist ..., nach ihrer Aussage sollte es gar keine Zwangsarbeiter geben und so etwas in der Richtung. Und die war halt auch im Sport sehr aktiv und war da ...., hatte da auch so Leitungspositionen, aber irgendwie ...., ja, also wahrscheinlich auch damals ein sehr naiver Umgang mit dem Ganzen und das hat sie sich auch bis heute bewahrt. (...) Ja, man hat das irgendwie nicht wahrgenommen.“ (IP8).

Die Erfahrung von **Entwurzelung und geographischem Auseinanderfallen der Familien** wurde während der von mir geführten Interviews insbesondere von KollegInnen angesprochen, in deren Familien die Erfahrung von Verfolgung weitergegeben wurde. So wird über eine Familie berichtet, dass mehrere Familienmitglieder in ihrer Jugend als ZwangsarbeiterInnen aus Polen deportiert wurden, während ihre Großmutter in Polen blieb.

> „... also die Großmutter väterlicherseits, die ist dann wohl in dem Dorf geblieben in Polen und mit 96 ist sie dann in Warschau gestorben." (IP 2)

Die zurückliegende Zwangsarbeit führte hier dazu, dass ein Teil der Familie im Herkunftsland der Betroffenen blieb, während andere auch nach Ende des Krieges in Deutschland blieben.

In den Familien der jüdischen InterviewpartnerInnen flüchteten einzelne ihrer Mitglieder während der Zeit des Nationalsozialismus in unterschiedliche Länder, während einige derjenigen, die die Shoah in Europa überlebten, in der Nachkriegszeit emigrierten.

> „Es ist so, wenn man überhaupt keine Familie hat, dann ein bisschen kann auch schon sein Familie, ja? Meine Mutter hatte noch eine Cousine in Polen, mit ihr sie eigentlich ziemlich eng war. Mein Vater hatte noch einen Bruder, (...) Und noch war eine Tante. Also er hat ... die ist nach Israel ...., dort gestorben. Habe ich dann eine Cousine, die in Amerika ist." (IP 7)

Eine andere Kollegin fasst zusammen:

> „Und so habe ich Verwandtschaft in Palästina, zum Teil in Europa und vor allem in den USA. Die sind dann alle, die in Frankreich waren, sind dann oder praktisch alle sind dann nach Amerika gekommen schlussendlich." (IP 10)

Von den Auswirkungen **sozio-politischer Entwicklungen auf persönliche Beziehungen** berichteten auch KollegInnen, deren Familien zur Mehrheitsgesellschaft gehörten. So verliebte sich die an dieser Stelle zitierte Mutter einer Interviewpartnerin in einen Soldaten, der *„auf dem Weg an die Ostfront"(IP 9)* war. Sie sah diesen Mann, der auch Vater ihres ersten Kindes wurde, nie wieder.

> „...sie hat auf jeden Fall über diese Liebe und diesen Mann so geredet, dass sie mit einem Mal ganz anderes aussah und ganz lebendig, so wie ich sie halt sonst nie erlebt habe, also da war sie ja schon über 70." (IP 9)

6.3.3. Familiärer Umgang mit NS-Themen

Die vorausgegangenen Ausführungen stellten in den Mittelpunkt, welche auf den Nationalsozialismus bezogenen Themen in den Familien der InterviewpartnerInnen von Bedeutung waren. In den weiteren Ausführungen lenke ich die Aufmerksamkeit auf zirkuläre Prozesse zwischen relevanten NS-Themen innerhalb der dargestellten Familiensysteme, dem innerfamiliärem Umgang mit diesen Themen und dem, was die InterviewpartnerInnen davon aufgreifen. Die Dynamik, welche sich in den jeweiligen Familien um die zurückliegende Vergangenheit entwickelte, wurde während der Interviews auf verschiedenen Ebenen erkennbar. Einerseits wurde konkret benannt, worum es in den Familien ging. Sprache war hier hilfreich. Andererseits wurden mithilfe der Entwicklung der Skulpturen zusätzliche Aspekte sichtbar gemacht: Wem in der Familie war das Thema wie nahe? Wer nahm es in den Blick, bzw. wem war die Sicht darauf verstellt? Wie „mächtig" war es innerhalb der Familie? Hier war Visualisierung der geeignete Zugang.

Darüber hinaus war auch interessant, was nicht zur Sprache kam oder wo mithilfe von Symbolik oder Sprache auf etwas verwiesen wurde, dass im Bereich des Verschwiegenen oder des Nichterzählbaren verblieb. **Familiengeheimnisse und Familienmythen** wirkten insbesondere in den Familien von InterviewpartnerInnen, zu deren Erfahrungshintergrund Verfolgung gehörte. Sie trugen dort zum innerfamiliären Umgang mit den relevanten NS-Themen bei. Auch die KollegInnen, die Kinder oder EnkelInnen von TäterInnen, MitläuferInnen, Zu- oder WegschauerInnen waren, ließen deutlich werden, dass die nicht erzählten Aspekte innerfamiliärer Erfahrung die Dynamik beeinflussten. Dabei bestätigte sich für die von mir befragten Menschen, was bereits Befunde anderer Studien beschreiben:

- „Je geschlossener und verdeckter der Dialog in der Familie ist, je mehr verheimlicht und retuschiert wird, desto nachhaltiger wirkt sich die Familienvergangenheit auf die Kinder- und Enkelgeneration aus." (Rosenthal 1999, S. 22)
- „Inhalte und die Funktion der jeweiligen Familiengeheimnisse in Familien der Shoah sind andere, als die in Familien von Tätern und Mitläufern (...). Sie sind entweder verknüpft mit der erfahrenen Ohnmacht und dem Leid eines Überlebenden oder mit der Unrechtshandlung eines Täters." (Rosenthal 1999, S. 23)

Im Folgenden interessiert mich, in welcher Weise innerfamiliäre NS-Themen, Familiengeheimnisse und -mythen sowie InterviewpartnerInnen zueinander in Bezug standen. Dabei gehe ich davon aus, dass „Geheimnisse Einzelpersonen, Untergruppen oder die ganze Familie betreffen und auf diesen Ebenen gehütet werden können" während „Familienmythen eher kollektive Produkte (sind). Mythen können den Zusammenhalt von Familien stärken und den Familienmitgliedern ein Gefühl von Eingebundensein in eine historische Kontinuität geben. Sie können aber, wie Geheimnisse auch, zu Realitätsverfälschungen, Überbürdungen mit Loyalitätsforderungen und zu Loyalitätsspaltungen führen." (Reich 2001, S. 5)

Familiärer Umgang mit NS-Themen: Nicht Erzählbares und Verschwiegenes

Geheimnisse wirken im Geheimen, auch in Familien. Zumindest eine/r weiß und behält Wissen oder Erfahrung für sich. Die Geheimhaltung von Wissen durch einen Einzelnen kann Erfahrungsräume mit Grenzen versehen. Die **Grenze** soll im folgenden Fall der Tochter **Schutz vor der destruktiven Wirkung der zurückliegenden Erfahrung sozio-politischer Traumatisierung** bieten. Eine Kollegin zitiert ihren inzwischen alten Vater, der ihr gegenüber äußerte:

> „Das ist aber jetzt wirklich so mein Ding. Da hast du wirklich nichts mit zu tun. Ich will gar nicht, dass du diese Last trägst." (IP2)

Auf der einen Seite der Grenze steht hier diejenige, die geschützt werden soll, auf der anderen steht derjenige, **der sich selbst vor retraumatisierender Erinnerung schützt**.

> „Er will das einfach nicht. Und ich hab auch immer gedacht, er müsste doch begeistert sein, wenn er hört, da sind noch so andere ehemalige Zwangsarbeiter im Café und so und ich könnt ihn ja mal mitnehmen und das war für ihn – das wollt er alles nicht."(IP 2)

Diese Tochter eines Zwangsarbeiters war bereits während ihrer Kindheit darauf bedacht zu erfassen, was im Bereich des Geheimen blieb, aber dennoch spürbar war. Während der Entwicklung der Symbolskulptur beschrieb sie retrospektiv, wie sie während ihrer Kindheit das Vorhandensein dessen, **was nicht erzählbar war**, dennoch wahrnahm.

> „Es ist schon so eine Last, die mein Vater mit sich rumträgt, und ich steh da irgendwie so und spüre was und weiß nicht, was es ist." (IP 2)

Zwischen dem Geheimnisträger, der Kollegin als Angehöriger der zweiten Generation und der zurückliegenden Erfahrung sozio-politischer Traumatisierung entwickelte sich im innerfamiliären Kontext eine triadische Dynamik, welche die Interviewpartnerin auch als Erwachse aufgreift.

> „Ne also, das ist schon so ein Thema, das wird mich einfach auch immer berühren und es wird sich nie ganz lösen. Weil einfach zu viele Puzzleteile fehlen und zu viel man in dieser Ahnung lebt, ohne zu das Wissen zu haben, was wirklich war." (IP 2)

Der berufliche Kontext steht hiermit in unmittelbarem Zusammenhang. Die Kollegin beschreibt, dass es für sie von besonderer Bedeutung war,

> „... zwei Jahre zu dem Thema zu arbeiten und dazu noch mit ehemaligen Zwangsarbeitern in Kontakt zu kommen, weil das ist schon noch mal ne andere Gruppe find ich innerhalb der Verfolgten, als jetzt z.B. jüdisch Verfolgte oder Euthanasieopfer usw. Und das noch mal so reflektieren auch zu können." (IP 2)

Auch auf der Seite der zweiten Generation konnte es in Bezug auf die zurückliegende Erfahrung der Eltern schon in der Kindheit dazu kommen, dass aktuelles Geschehen nicht offen kommuniziert wurde. So berichtete ein jüdischer Interviewpartner über die Erfahrung eigener Geheimnisse:

> „... schon im Kindergarten gab es das schon, dass ich das Gefühl hatte, weil da nämlich gebetet wurde und ich dann – das war ein katholischer Kindergarten – und ich dachte, ich begehe eine Sünde, wenn ich da mit bete. Ich wollte aber auch nicht auffallen und da habe ich mich irgendwie so hingestellt, dass man (...) mich nicht sieht. Und dann habe ich irgendwie so eine Kreisbewegung vor meinem Oberkörper gemacht, dass ich dachte, von hinten würden die denken, ich bekreuzige mich, aber der liebe Gott sieht, dass ich es nicht mache. Und ich habe diese Dinge nie erzählt zu Hause, weil ich das Gefühl hatte, meine Eltern würden das nicht ... die würden belastet sein dadurch, aber ich könne das tragen." (IP 13)

Hier versucht der Junge, mit Hilfe seines Geheimnisses die Eltern und insbesondere den Vater zu **schützen**.

> „Er hat was Furchtbares erlebt. Man darf das am besten ... sollte man nicht berühren. Man spürt das. Man muss Rücksicht nehmen, weil er so furchtbare Dinge erfahren hatte. Das war ganz, ganz stark." (IP 13)

Bei den gerade vorgestellten Formen innerfamiliären Umgangs mit relevanten NS-Themen ging es darum, die mitgestaltende Kraft von Geheimnissen Einzelner zu berücksichtigen. Eine andere Dynamik kann sich entwickeln, wenn Ereignisse der nationalsozialistischen Vergangenheit innerhalb von Familien dazu führen, dass mindestens zwei Familienmitglieder Wissen teilen, welches sie anderen vorenthalten. Wenn sich um Geheimnisse herum Subsysteme bilden, kann dies mit der **Erteilung und Übernahme**

von verdeckten Aufträgen verbunden sein, die mit ins weitere Leben derer genommen werden, an die sie gerichtet waren.

Die Interviewpartnerin, deren Mutter sich in einen „Soldaten auf dem Weg zur Ostfront“ (vgl. S. 198) verliebte, berichtete, dass sie den Auftrag übernahm, im Rahmen der Familie als „Wiedergutmachungskind“ zu wirken.

> „Und sie hat mir auf einem Spaziergang gesagt, dass mein Bruder mein Halbbruder ist. (…) Mein Bruder ist 1942 geboren (…) Und also, mein Vater ist jetzt erst kürzlich verstorben, der hat das bis zu seinem Lebensende zumindest von meiner Mutter und mir nicht erfahren. Ob er was geahnt hat, weiß ich nicht. Aber eigentlich ist das Kind ihm unter geschoben. (…) Da hat sie auch gesagt 'mit dir habe ich meine Sünden an Papa wieder gut gemacht', und ich hätte so eine Rolle in der Familie. Und je älter ich werde, desto mehr denke ich, ich hatte da auch so eine Rolle in der Familie, die ich da so übernommen habe von meiner Mutter.“ (IP 9)

Meine Nachfrage, ob ein **Zusammenhang zwischen dem Aufdecken des Geheimnisses und der Berufstätigkeit** besteht, wird von der Interviewpartnerin wie folgt bestätigt.

> „Ja, die Arbeit hat das aufgedeckt.“ (IP 9 a)

Auch andere KollegInnen berichteten, dass die Arbeit in ihrem spezifischen Berufsfeld dazu beiträgt, dass lange geheim gehaltene innerfamiliäre NS-Themen enttabuisiert werden.

> „Ja, diesen historischen Zusammenhang, den hätte ich nicht erfahren. Das ist Thema geworden in meiner Familie dadurch, dass ich hier gearbeitet habe. (...) Der Kristallisationspunkt ist ja immer: Ich erzähle etwas von der Arbeit, und sie reagieren darauf.“ (IP 1)

Dort, wo es etwas zu verschweigen gibt, können **Familiengeheimnisse jenseits der Grenze des Wissens Unklarheit** entstehen lassen:

> „Ich weiß nicht, was war! Ich weiß nur, dass es irgendwie, dass sie ..., dass ihnen Vorwürfe gemacht worden sind von der Bevölkerung, (…) ich weiß auch nicht mal, ob mein Opa irgendwie bestraft worden ist und ob der vielleicht interniert war oder ob der irgendwie einen Prozess gekriegt hat (…) Ja, und ich weiß auch eben, wie gesagt, ich weiß nicht, ob da jemals drüber geredet worden ist in meiner Anwesenheit.“ (IP 6)

Die Ambivalenz zwischen Sehen und Nicht-Erkennen fand in dieser Familie einen symbolhaften Ausdruck.

„... das ist eine wahnsinnige Sache: Mein ganzes Leben lang hängt in unserem Wohnzimmer an der Wand ein Bild von meinem Großvater, in Wehrmachtsuniform. Und irgendwann habe ich dieses Bild - da bin ich nämlich dahinter gekommen - mal daraus genommen, ich weiß gar nicht warum, und habe auf die Rückseite geguckt und habe gesehen, dass da ein Stempel ist von einem polnischen Ort. Und darüber habe ich das irgendwie rausgefusselt. Und das ist so was, das war immer da...“ (IP 6).

Um das Geheimnis herum entwickelte sich eine **Loyalitätsdynamik,** welche die Kollegin dazu veranlasst, zwischen **Wegsehen im familiären Rahmen und Hinsehen im beruflichen Kontext zu verharren**.

„Ich bin ja so eine Forscherin und ich kriege alles raus über die Geschichte dieses Opas. (…) Ich tu es nicht! Ich sage mir immer wieder 'Ich gucke mal! Ich gucke mal, ob ich da was finde. Und ob ich da eine Akte finde. Ob es da eine Entnazifizierungsakte gibt'. Und ich habe das Gefühl, ich muss warten erst, bis meine Mutter und meine Tante tot sind, bevor ich das machen kann.“ (IP 6)

Auch diese InterviewpartnerIn geht davon aus, dass die Wahl ihres Berufsfeldes und familiärer Hintergrund in unmittelbarem Zusammenhang stehen.

„Ja und ich glaube mittlerweile nicht mehr, dass das Zufall ist, dass ich diese Arbeit gemacht habe.“ (IP 6)

Die Loyalität, die sie im familiären Rahmen hindert, die Grenze des Nichtwissens zu überwinden, wird in diesem Fall im beruflichen Kontext durch ein Reframing zur Ressource. Die Erforschung familiärer Hintergründe, die „Aufhellung“ dessen, was im Verborgenen liegt, gelingt im Rahmen des Forschungsauftrages gut.

„Also mit dieser Zähigkeit, ich bin nämlich, ich bin eher so eine, die sofort aufgibt. Also so schätze ich mich ein, (...) ich bin so eine, die bei der kleinsten, beim kleinsten Widerstand umfällt. Und da habe ich gelernt, wirklich zäh zu sein.“ (IP 6)

Alle KollegInnen, die im Rahmen der Datenerhebung über sich, ihren familiären Hintergrund, über ihre berufliche Auseinandersetzung mit dem Nationalsozialismus berichteten, sind fachlich kompetente und rhetorisch geschickte ExpertInnen. Die Auseinandersetzung mit der zurückliegenden sozio-politisch begründeten Gewalt während der Zeit des Nationalsozialismus ist Teil ihrer täglichen Berufstätigkeit. Dort, wo es darum ging, relevante NS-Themen der eigenen Familien zu benennen und zu reflektieren, war z.T eine **sprachliche Irritation** bemerkbar. Der Fluss des Erzählens kam, anders als in anderen Zusammenhängen des jeweiligen Interviews, ins Stocken, drückte Unklarheit, innerfamiliären „Nebel“ aus.

> „Nee. Ich glaub es eigentlich nicht. Obwohl mein Vater war viel verwundet und viel ... also, auch in Kreta diese ganzen Kämpfe dann immer ...., gar nicht dann so da war. Ich glaub es eigentlich nicht. Also, da ist immer .... Also, ich bin mir nicht hundertprozentig – neunzig – ja klar so ein bisschen .... vielleicht war es tatsächlich so. Ich weiß auch nicht, ob ich es .... ich könnte noch nicht mal sagen, dass ich ..., dass es so wäre, dass ich es möchte. Also, dass ich sagen würde, weil das war der Krieg. Das waren so Sachen, das passiert halt. Deswegen könnt ich gar nicht sagen, es wäre sehr schön, wenn er das nicht ... ich würde mir gern, ... dass ich tatsächlich sagen könnte, ja ich glaub das und das war tatsächlich so. Also, das wäre mir wichtiger als ...... Wenn er das gemacht hätte, ich würde ihn deswegen nicht verurteilen.“ (IP 8)

Während der Blick ins Innere familiärer NS-Vergangenheit sich hier in verwirrendem Narrativ ausdrückt, ist die Sicht auf öffentliche NS-Themen durch den Wunsch nach Klärung durch Enttabuisierung geprägt.

> *„... da eine Öffentlichkeit herzustellen, wo ich dachte, da weiß man eigentlich jetzt gar nichts drüber. Das ist so ein ganz starkes Moment meiner Tätigkeit gewesen. Also, da so diesen, ja teilweise bewusst ausgeklammerten Bereichen, eine angemessene Würdigung zukommen zu lassen. Das habe ich ganz viel in meinen Veranstaltungen gemacht, dass ich mich mit solchen Themen beschäftigt habe. Das ist so dieser Zugang, den ich habe.“ (IP 8)*

Familiärer Umgang mit NS-Themen: Erzähltes – Mythenbildung

Mythen sind Geschichten. Als von Menschen gemeinsam gestaltete Erzählungen ranken sie sich um existenzielle Fragen, um Leben und Sterben, um Gewöhnliches und Außergewöhnliches. Mythen transportieren Meinungen und Glaubenssätze darüber, wie etwas oder eine/r war oder ist. Insbesondere dort, wo die Erzählung über vergangenes Geschehen vage bleibt, werden Assoziationsräume frei. Fiktum und Faktum gehen eine Symbiose ein, in der Gewesenes bewahrt und Neues kreiert wird. Das Neue enthält Zuschreibungen, Botschaften und Überzeugungen, Ideen und Vorstellungen über den Sinn des Gewesenen und gemachter Erfahrungen. Gruppen entwickeln spezifische mythische Narrative, so auch Familien.

> „Mit dem Begriff Familienmythos sind Geschichten gemeint, die Familien sich über sich selbst als Ganzes, über Untergruppen oder einzelne Mitglieder erzählen. Diese Geschichten können an reale Ereignisse anknüpfen. Sie können reale Ereignisse enthalten. Sie können aber auch geschaffen und verbreitet werden, um reale Ereignisse zu überdecken. Familienmythen kön-

> nen eng mit Familiengeheimnissen verbunden sein. Diese Verbindung ist aber nicht zwingend.“ (Reich 2001, S. 12)

Das Entstehen familiärer innerer Landkarten findet in sozialen, gesellschaftlichen, kulturellen Zusammenhängen statt und knüpft an gesellschaftliche Mythen an. Ein Interviewpartner weist darauf hin, dass **innerfamiliäre Narrative sich entsprechend dem offiziellen Blick auf den Nationalsozialismus wandeln** können. Er bemerkt für seine Familie, dass

> „... ich merke ist, dass vieles von dem was sozusagen an Narrativbildung sich bei ihnen (den Eltern, R.J.) entwickelt hat, auch sehr stark geprägt worden ist durch die Notwendigkeiten, die eigene Erfahrung in Einklang zu bringen mit dem, was an sozial erwünschtem Narrativ sich nach dem Krieg entwickelt hat.“ (IP 4).

Im Prozess der Entwicklung der Symbolskulpturen verwiesen die von mir befragten Menschen mehrfach auf Mythen, welche sich um die innerfamiliär relevanten NS-Themen rankten.
Ein Themenkomplex, um den herum sich in vielfältiger Weise Mythen entwickelten, waren Fragen, die mit Schuld, Täterschaft, Mitwissen oder Nichtmitwissen in Zusammenhang standen. Die dazugehörigen innerfamiliär erzählten Geschichten berichten von Familienmitgliedern, die nichts gesehen haben, die sich „rausgehalten“ haben, die ihre individuelle Betroffenheit in den Mittelpunkt stellten oder sich widerständig verhielten. So greifen InterviewpartnerInnen einen innerfamiliär geteilten Mythos auf, nach dem das „Nicht-zur-Kenntnisnehmen“ von sozio-politischer Gewalt im Umfeld der eigenen Familienmitglieder seinen Ursprung darin hat, dass die **Verfolgung von Menschen und auch Widerstand dagegen nicht wahrnehmbar** waren.

> „Und mein Vater sagt, er ... ihm ist als Jugendlicher nie jemand .... also, er ist in dieser NS-Kultur so groß geworden und es gab auch .... er ist nie einem Kommunisten, nie einem jüdischen Menschen, nie jemand, der außerhalb dieser, dieser Gemeinschaft, die so gleich wirkte ...“ (IP 11)

Eine Kollegin berichtete von den weiblichen Mitgliedern ihrer Familie, dass für diese **„Sich raushalten“** als praktikable Strategie vermittelt wurde, um sich nicht schuldig zu machen oder zu fühlen.

> „Also, die fühlt sich in dem Sinne nicht schuldig oder beteiligt oder so. (...) Die haben sich aus so Sachen einfach rausgehalten. Das scheint auch gegangen zu sein. Die waren wohl alle gut katholisch diese Familie, diese Großmutter, diese Urgroßmutter. Das hat meine Mutter immer erzählt.“ (IP 1)

Dabei verändern sich in diesem Fall im Rahmen der Mythenbildung die Abläufe historischen Geschehens: „Sich raushalten“ und Zugehörigkeit zur Kirche wird als Strategie beschrieben, die während des Nationalsozialismus hilfreich sein konnte. Es wird aber beispielhaft auf Notlagen verwiesen, die erst nach dem Ende des Krieges eintraten.

> *„Offensichtlich konnte man so mit dem Pastor gut kungeln. Und dann konnte man auch CARE-Pakete[61] bekommen wenn man gut katholisch war.“ (IP 1)*

Ein anderer beschriebener Mythos **unterschied zwischen „Nationalsozialismus“ und „Krieg“**. Während in der Familie über den Krieg und die persönliche Betroffenheit durch diesen vielfältig berichtet wurde, haben die gleichen Personen vom Nationalsozialismus „nichts mitbekommen“.

> „Also, eigentlich hat immer der Krieg eine größere Rolle gespielt, als die NS-Zeit. (…) Dass, was er so erlebt hat, da hat er auch öfter drüber erzählt und mein Vater hat auch schwere Verwundungen gehabt, was ihn sehr geprägt hat. Also, dass er irgendwo,... er hat auch viele Sachen in der NS-Zeit auch nicht so mitgekriegt, weil er im Lazarett war und ganz lange, also, irgendwie …, hatte Meningitis und einen Darmdurchschuss und alles mögliche, was ihm auch später dann große Probleme gemacht hat. Und diese Sachen, diese Krankheiten und seine harte Jugend, das war eigentlich ein viel dominanteres Thema und der Krieg, als jetzt die NS-Zeit.“ (IP 8)

Diese innerfamiliäre Erzählung ermöglichte eine **Verschiebung der Aufmerksamkeit von eigener Beteiligung zur eigenen Betroffenheit**.

In anderen Familien wurden im Nachhinein **Aktivitäten überzeugter Nationalsozialisten als Rettungsaktionen umgedeutet** und so versucht, früheres Geschehen aktuellen ethischen Vorstellungen anzupassen.

> „So, und der Mann war Ordensjunker. SS-Ordensjunker! Hochrangiger SS-Offizier. (...) Weil er SS-Ordensjunker war, was Besonderes ... Sie haben ihn an der Westfront eingesetzt als Ausbilder für ganz junge Kerls. Und da hat er sich zum Himmelfahrtskommando gemeldet. (...) Und das war eben ein Himmelfahrtskommando und der Panzer ist komplett mit ihm in die Luft geflogen. Und, ja, in der Familie wurde dann eben erzählt, das hätte er mit Absicht gemacht, weil er eigentlich nicht diese ganz jungen Leute in den Krieg schicken wollte. Das hat man …. man hat in der Familiengeschichte versucht ihn zu retten. Ne? So moralische, ethische Rettungsversuche.“ (IP 9 b)

---

[61] Die Organisation „care“ („Cooperative for American Remittances to Europe“ wurde im November 1945 gegründet. CARE-Pakete wurden ab Sommer 1946 verschickt. (Quelle: Care 2012)

In mehreren Interviews wurde betont, dass die innerfamiliäre Erzählung beinhaltete, dass die eigenen **Eltern dem Nationalsozialismus ablehnend gegenüber standen.**

> „Also, mein Vater hat schon immer sehr stark so eine Abneigung zum Ausdruck gebracht, also, was dann so in der NS-Zeit passiert ist.“(IP 8)

Im weiteren Verlauf der Erzählung relativiert sich diese Sicht.

> „Also, er war kein Gegner oder so davon …., also, er hat auch da mit gemacht. Also, er hat schon stark eher diesen Elitegedanken gehabt. Er war Fallschirmjäger und er wäre wohl auch, weil er das so fand …, wohl auch gern in die SS gegangen, aber das klappte dann irgendwie mit der Größe nicht.“ (IP 8)

Ein anderer Umgang mit relevanten NS-Themen drückte sich in folgender Beschreibung familiär geteilter innerer Landkarten aus: Es wurden retrospektiv jüdische Familienmitglieder in der eigenen Familie auch dort vermutet, obwohl es keinen realen Hinweis darauf gab.

> „Also solche Geschichten waren bei uns auch immer mit im Fluss. (…) Und in beiden Familien gibt es dann das Gemunkel über jüdische Zweige in der Familie, die im Nationalsozialismus totgeschwiegen wurden.“ (IP 4)

Auf meine Nachfrage „Und waren das eher Vermutungen oder wurden konkrete Menschen verschwiegen?“

> „Das ist mit konkreten Menschen verbunden worden, lässt sich aber nicht wirklich belegen.“ (IP 4)

Ein weiterer Kollege berichtet über ähnliche Erzählungen in seiner Familie.

> „Die Großmutter mütterlicherseits und da ist glaube ich ziemlich viel,... also die aus Berlin Kreuzberg, also wir haben Hugenotten in der Familie und ich vermute auch durchaus einen jüdischen Anteil irgendwie, das können wir aber nicht nachvollziehen im Stammbuch.“ (IP 3)

Der familiäre **Mythos stellt** auf diese Weise die eigenen **Familienmitglieder in die Nähe der vom Nationalsozialismus bedrohten und verfolgten Menschen**.
Auch dort, wo Verfolgung das zentrale innerfamiliäre NS-Thema war, entwickelten sich Mythen um diese Erfahrung herum. In einer Familie schien es für die Familienmitglieder einfacher zu sein, zu berichten, dass ihre Familie vor „den Russen“ geflüchtet ist, als offenzulegen, dass Deportation

aus Polen der reale Anlass war, der Deutschland zu ihrem aktuellen Lebensmittelpunkt machte.

> „Also, man sieht vor lauter Bäumen den Wald nicht. Ja, man kann das bei anderen erkennen, aber nicht in der eigenen Familie. Das war dieser blinde Fleck und es herrschte dieser Mythos vor - die sind vor den Russen geflüchtet, deshalb sind die nach Deutschland gekommen, (...) aber die sind alles andere, als vor den Russen geflüchtet, die sind einfach als Zwangsarbeiter deportiert worden. Aber das war Tabu-Thema." (IP 2)

Die Vermutung, dass einem kriegsbedingten Flüchtlingsschicksal aktuell eine höhere Akzeptanz entgegengebracht werden könnte als der Erfahrung von Zwangsarbeit, scheint hier zu innerfamiliären Erzählinhalten beigetragen zu haben. Es wurde ein Mythos kreiert, der dem Schutz der Familie vor befürchteter erneuter sozialer Ausgrenzung dienen sollte.

Familiärer Umgang mit NS-Themen: Formen der Auseinandersetzung mit zurückliegender sozio-politischer Gewalt

Außer familiären Wirklichkeitskonstruktionen durch Mythen und den „Tanz" um das, was im Geheimen wirkte, wurde im Rahmen der Interviews auch benannt, wie innerfamiliäre NS-Themen die Komplexität der Handlungsmuster Einzelner, sowie die Interaktionen zwischen den Familienmitgliedern und zwischen den Generationen mit beeinflussten.

Der Vater einer Kollegin, welcher sich als Kind mit den Werten des Nationalsozialismus identifizierte, (vgl. S. 195) wird als Mensch beschrieben, der sich später **aktiv mit deutscher Geschichte** auseinandersetzte.

> „Ja, ich denke es ist sein (des Vaters der IP, R. J.) zentrales Thema. Er ist immer Sozialdemokrat gewesen, und sein zentrales Thema war NS Verfolgung, die haben sich beide ganz intensiv mit den Konzentrationslagern und der Vernichtung beschäftigt. Er hat alles mit Sicherheit gelesen was es gibt." (IP 1)

Auffällig war insbesondere das Vorhandensein von **Ambivalenzen innerhalb der Familie**.

> „...die haben das also beide sehr unterschiedlich verarbeitet. Sie ist zum Beispiel Mitglied hier im Beratungsverbund und auch sehr zugewandt den Opfern, und er hat so eine Haltung, die mir beim Menschen in seiner Generation ganz, ganz vertraut ist, dass er sagt: 'Ich müsste eigentlich auch eine Entschädigung bekommen'. Wobei ich finde, dass er Recht hat, weil er ist auch sehr beschädigt, aber bei ihm ist das immer so kontra, ja, es hat so etwas Feindliches." (IP 1)

Insbesondere im intergenerationalen Austausch ist deutlich, dass **unterschiedliche politische Überzeugungen und Haltungen** innerhalb einer Familie weiterhin für Ambivalenz und Spannung sorgen.

Während der Vater der Interviewpartnerin sich als Kind (vgl. S. 195) zwischen öffentlich anerkannten Idealen und kommunistischer Haltung des Vaters orientieren musste, entstand später eine innerfamiliäre Konfliktdynamik zwischen ihm und seiner Tochter, welche ebenfalls unterschiedliche politische Haltungen zur Grundlage hatte.

> „(...) Das ist auch immer zwischen uns dann auch immer wieder die Spannung gewesen, weil ich sehr sehr früh schon politisch gearbeitet habe und bei den Kommunisten war. Da ist er fast drüber ausgerastet (…) Dann hat er mich mal furchtbar angeschrien und hat gesagt: "Ich will nicht, dass du erschossen wirst!' Und das ist natürlich irgendwie 1970 oder 72, da weiß man gar nicht, wie man das einordnen soll. (...) Und es durfte keine Post von der Partei an unsere Adresse kommen, ...“ (IP 1)

Eine Dynamik, die sich dort fand, wo Verfolgung, Behinderung, Ausgrenzung usw. familiäres NS-Thema war, kann als Versuch beschrieben werden, **weiterhin im Versteck zu leben**. So berichtet die Tochter des Zwangsarbeiters, dass die Behinderung ihrer Schwester für diesen insbesondere dadurch zum Problem wurde, weil sie auffällig daran erinnerte, dass in der Familie etwas war, das nicht den gesellschaftlichen Idealvorstellungen entsprach.

> „Und ich glaub, das war einfach, das war wie so'n Assimilationshemmnis. Dann ist er schon mal in Deutschland, hat ne Deutsche jetzt geheiratet und dann kriegt er auch noch ein behindertes Kind und das 10 Jahre nach Kriegsende. (...) Und wo ja für ihn ganz einfach zählt: Kraft und arbeiten können und Nicht-Auffallen. (…) Ja, ganz wichtig: Bloß nicht auffallen. Und mit einem behinderten Kind fällt man natürlich auf.“ (IP 2)

KollegInnen, deren Familien als Juden verfolgt waren, berichteten über eine deutlich spürbare **innerfamiliäre Distanz zu Deutschland**:

> „Ich habe Deutsch erst mit 35 Jahren angefangen zu sprechen. (…) Ich habe es immer gehört, ich habe alles verstanden. (…) Und das war verbunden mit Deutschland und der Geschichte. (…) Und wir haben auch keine deutschen Produkte gekauft und wir haben deutsches Land nie betreten.“ (IP 10)

Diese Erfahrung wird von einer anderen InterviewpartnerIn bestätigt. Nachdem sie auf dem Hintergrund ihrer eigenen familiären Erfahrung für sich selbst als junge Erwachsene sagte:

> „Ich? Nie im Leben fahre ich nach Deutschland!“ (IP 7)

beschreibt sie die gleiche Dynamik für die alten Überlebenden der Shoah, mit denen sie in einer Beratungsstelle im beständigen Kontakt ist.

> „...ich denke, dass diese ....dass diese Spaltung , ja, diese psychische Spaltung für die Leute hierher nach dem Krieg zu kommen, zum Land der Täter, war nicht einfach. Und ich denke, dass ist immer noch so (...) Also, dass haben sie sich nie damit abgefunden. ...Deswegen sind sie oft alleine hier, kommt gar keine Familie. Das ist noch ein zusätzliches Problem, weil die hier lebten mit ... und von vorne an haben die ihre Kinder so erzogen, dass die sollen ins Ausland gehen und nicht hier bleiben..“ (IP 7)

6.3.4. Traumatische Prozesse und Familien-Kohärenz

Die InterviewpartnerInnen berichteten über innerfamiliäre „Landkarten“ des historischen Geschehens im Nationalsozialismus, so wie diese von ihnen retrospektiv erinnert wurden. Nun soll das Erzählte unter salutogenetischer Perspektive betrachtet werden (vgl. S. 130). Das „Lesen“ der von den KollegInnen entwickelten Skulpturen wird an dieser Stelle um die Frage erweitert, ob die entstandenen dreidimensionalen Bilder und die dazugehörigen Narrative der Befragten Aussagen bezüglich des familiären Kohärenzgefühls nahelegen.

Die Ausweitung des Konzeptes des Kohärenzgefühls auf soziale Gruppen wurde, wie bereits beschrieben (vgl. Kap. 6.2.8), von *A. Antonovsky* (Antonovsky 1997) als wesentlich betont. Damit wird eine Perspektive eingenommen, welche das individuelle Kohärenzgefühl als relevante Bedingung für „gesundes Sein in der Welt“ im Kontext des Mikrosystems Familie betrachtet. Das kollektive Konstrukt des Familien-Kohärenzgefühls beschreibt die Weltsicht der jeweiligen Familie, die nicht identisch mit dem individuellen Kohärenzgefühl einzelner Familienmitglieder sein muss (Vossler 2003). *R. Retzlaff* fasst Beschreibungen verschiedener AutorInnen[62] zum Familien-Kohärenzgefühl zusammen:

> "In der ursprünglichen Definition basiert das Familien-Kohärenzgefühl auf der Einschätzung der familiären Wirklichkeit, ihrer Konstruktion einer sozialen Wirklichkeit und der Übereinstimmung in ihrer Sicht der Dinge. Später wurde die Definition präzisiert. Die Familienkohärenz ist das Ausmaß, in dem die Angehörigen übereinstimmend die Interaktion der Familienmitglieder, die Bewältigung des Alltags und der Anforderungen und die 'Passung' der Familien mit der sozialen Umwelt als befriedigend erleben und ihrer (Belastungs-) Situation eine übereinstimmende Bedeutung beimessen." (Retzlaff 2010, S. 121)

---

62 (Sagy, Antonovsky 1992, Anderson 1998, Antonovsky 1998)

Bisherige Untersuchungen zum Familien-Kohärenzgefühl fokussieren dessen Relevanz insbesondere unter folgenden Aspekten:

- Es wird davon ausgegangen, dass das Familien-Kohärenzgefühl modifizierenden Einfluss auf das individuelle Kohärenzgefühl hat.
- Darüber hinaus wird angenommen, dass das Familien-Kohärenzgefühl als eine salutogene Ressource in Stress- und Überforderungssituationen zur Wirkung kommen kann (Vossler 2003, S. 69).

Beide Aspekte sind für die Auseinandersetzung mit Traumatisierungen und Belastungen durch Sekundäre Traumaexposition interessante Hinweise. Als entsprechende Fragen leite ich ab:

- Lassen die Aussagen der InterviewpartnerInnen Rückschlüsse auf das Kohärenzgefühl ihrer Familien zu?
- Bietet das Familien-Kohärenzgefühl der Herkunftsfamilien der InterviewpartnerInnen in diesem Sinne einen salutogenen Ressourcenpool, auf den zurückgegriffen werden kann, wenn Sekundäre Traumaexposition in traumadeterminierten Arbeitsfeldern zu hoher Belastung führt?

Im Rahmen der von mir geführten Interviews wurde mehrfach deutlich, dass innerfamiliär wirksame NS-Themen und Familien-Kohärenzgefühl sich berühren. Insbesondere Prozesse retrospektiver familiärer Sinndeutung historischen Geschehens wurden thematisiert. In der Reflexion der Aussagen der KollegInnen zur familienbiografischen Ebene bilden Fragen zu diesem Aspekt der Salutogenese den Schwerpunkt. Ein salutogenetisches Verständnis von Gesundheit benennt als wesentliche Voraussetzung für die Herausbildung eines starken individuellen Kohärenzgefühls, „dass es Zusammenhang und Sinn im Leben gibt." (Keupp 1999, S. 19)

Die Sinndimension als Teilaspekt des Kohärenzgefühls ist dort, wo es um existenzielle Themen und Erfahrungen geht, von besonderer Bedeutung. „Wer existenzbedrohlichen Situationen – insbesondere lang anhaltend –, Grenzerfahrungen ausgesetzt ist, dem wird sich ganz elementar die Frage nach dem Sinn, der Bedeutsamkeit aufdrängen. Die Frage nach der Verstehbarkeit und die nach der Handhabbarkeit treten in den Hintergrund." (Lorenz 2005, S. 71) Mit Blick auf Familien könnte dies bedeuten: Das kollektive Familien-Kohärenzgefühl als familiale Sicht der Welt wird in Zusammenhang mit zurückliegender sozio-politischer Traumatisierung mit der existenziellen Frage nach Sinn konfrontiert. Die Sicht der InterviewpartnerInnen auf ihre Familien ließ ein entsprechend eindrückliches Bild darüber entstehen, wie ihre individuelle Auseinandersetzung mit Fragen der Sinnhaftigkeit, familienbiografische Erfahrungen während der Zeit des Nationalsozialismus und nachfolgende Versuche der Konstruktion eines familiär geteilten Sinnzusammenhangs ineinandergriffen.

Die Passage des Nadelöhrs familiärer Sinndeutung

Auf Seite 19 schrieb ich mit Verweis auf *J. Kriz*, dass bedeutsame Aspekte des persönlichen Erlebens stets „durch das Nadelöhr persönlicher Sinndeutung" gehen (Kriz 2010, S. 132). In Anlehnung daran formuliere ich: familiär bedeutsame Erfahrungen gehen stets durch das Nadelöhr familiärer Sinndeutung und auch hier ist die Frage, welche Wirkung diese Passage hat.

Für Familien, zu denen Menschen gehören oder gehörten, die Anderen das „Mensch in der Welt sein" verweigerten (vgl. 2.2.3), kann die Verheimlichung zurückliegender Sinndeutung bewirken, dass Bereiche innerfamiliärer Landkarten „verdunkelt" werden, sodass sie für einige Familienmitglieder nicht mehr erkennbar sind.

Einige InterviewpartnerInnen berichteten, dass insbesondere dort, wo die innerfamiliäre Auseinandersetzung durch Verschwiegenes strukturiert war, diese Form der Erfahrungsverarbeitung des historischen Geschehens zu Irritation und Nichtverstehen bei ihnen als Angehörige der zweiten Generation führte.

> „...also ich habe das, was ich Ihnen jetzt erzähle, alles erst in den 17 Jahren erfahren, seitdem ich hier arbeite. (…) und ich habe dadurch ganz, ganz viele Sachen überhaupt nicht verstanden." (IP 1).

Eine nachvollziehbare Kontinuität der familienbiografischen Erzählung war in Familien, in denen es etwas gab, das Schweigegeboten unterlag, für die nachfolgenden Generationen oft nicht gegeben.

> „...mein Vater hat ja offiziell niemals damit zu tun gehabt. Aber mein Vater war (...) in Kattowitz, Oberschlesien. Also, von meiner Mutter - auch spät - habe ich erfahren: er hat nur auf der Basis Zwangsarbeiter gearbeitet. Ja, und ein Zwangsarbeiterlager war im Hof meiner Großeltern!" (IP 9 b)

Die Diskrepanz zwischen „offizieller" Version familiärer Geschichte und (erst später erfahrener) Verstrickung und Täterschaft wurde von dieser Interviewpartnerin in ihrer Kindheit und Jugend wahrgenommen.

> „...dass ich mit, ich glaube, da war ich 14 oder 15 … Wir hatten in der Schule einen Filmclub und da gab es zu sehen: 'Nacht und Nebel' von Alain Resnais, der 1955 raus kam. Das war der erste Film über Auschwitz und das hat bei mir so ausgelöst, dieses Gefühl des …. dass die Erwachsenen um mich

> herum mich alle belügen oder belogen haben. Und mir was vorenthalten haben oder vorenthalten über die Jahre bis 45[63]." (IP 9 b).

A. Antonovsky geht davon aus, dass es nicht möglich ist, ein starkes Kohärenzgefühl aufrecht zu halten, „wenn man die Grenzen so eng zieht, dass die folgenden vier Bereiche außerhalb der Bedeutungsgrenze liegen: die eigenen Gefühle, die unmittelbaren interpersonellen Beziehungen, seine wichtigste eigene Tätigkeit und existenzielle Fragen (Tod, unvermeidbares Scheitern, persönliche Fehler, Konflikte und Isolation)." (Antonovsky 1997, S. 39) Wird die familienbiografische Erfahrung mit entsprechenden Grenzen versehen (vgl. S. 200), entstehen getrennte Bewertungs- und Verstehensräume. Ausgrenzung von existenziellen Themen, welche familienbiografische Bedeutung haben, und Versuche des Verstehens stehen sich gegenüber und erschweren die cokreative Entwicklung gemeinsamer familiärer Weltsicht.

> „Also bis ich von mir aus zu Hause davon gesprochen habe, war ein Deckel drauf mit Sicherheit, bis ich dann so mit 14, 15, 16 angefangen habe, das zum Thema zu machen. Sie haben eben die Toten von Hamburg, also die Bombentoten von Hamburg oder Dresden, aufgerechnet gegen die Toten in Auschwitz. Da habe ich mich zum Teil so heftig aufgeregt, dass mein Vater dann irgendwann gesagt hat: 'Beim Essen wird nicht mehr über Politik geredet.' Also, das war sehr klar. Ich habe dann außerhalb der Familie meine Wege gesucht." (IP 9)

In Familien, deren zurückliegende Sinn- und Werteorientierung in der Gegenwart nur verwischte Spuren hinterlässt, bleibt die familiäre Lebenserzählung inkohärent. So kann eine Dynamik entstehen, in der die Beziehungen der Familienmitglieder zueinander fragmentiert erscheinen. Diejenigen, die Wissen und Werte nicht mitteilen, die früher vertretene Position in Bezug auf sozio-politische Gewalt für sich behalten, stehen denen gegenüber, die nicht erfahren, was war. Versuche, die Sinnhaftigkeit der Welt neu zu konstruieren, bilden einen Gegenpol zu nicht mitgeteilten Vorstellungen über das Wozu des Lebens, zu verborgener Sinnhaftigkeit familialer Haltungen und Handlungen. Im Fall der zitierten Interviewpartnerin fand dies einen deutlichen Ausdruck, indem sie „ihre Wege" anderswo suchte.

Das Phänomen der „Vereinzelung", welches ich auf der berufsspezifischen Ebene beschrieben habe, ist auch auf der familienbiografischen Ebene relevant. *A. Vossler* weist darauf hin, dass Vereinzelung „als Indikator

---

[63] Gemeint ist hier nicht das Lebensalter der Interviewpartnerin, sondern „die Jahre bis **1945**"

für einen schwachen Familien-Kohärenzsinn gewertet werden kann." (Vossler 2003, S. 236)

Ein anderer Versuch, familiale Kontinuität und Kohärenz zu konstruieren, findet sich dort, wo familiäre innere Landkarten mit Mythen verwoben werden, die in der Lage sind, zurückliegendem Geschehen sowohl Sinn wie auch Kohärenz zu verleihen. (vgl. S. 204) Die sinngenerierende Wirkung familiärer Mythen wird in der Erzählung einer Interviewpartnerin deutlich, die auf die Beziehung zu ihrem Großvater eingeht. Diesen beschreibt sie als einen

> „... ziemliche(n) Hallodri und der war der schönste Tangotänzer der Stadt. Er kam (…) aus dem Ländlichen, ist eins von acht Kindern gewesen, der aber immer schon so ein bisschen Leistungsverweigerer war und der war im ersten Weltkrieg Soldat und war verwundet und verschüttet worden und er hatte eine Silberplatte im Kopf und von daher bekam er eine kleine Kriegsopferrente und war arbeitsunfähig. Aber ich hatte immer das Gefühl, er erzählt das so, als wäre das so sein bester Schachzug gewesen. Und der hat immer gemuckelt, also der hat immer getauscht, Schnaps gebrannt, der hat sich immer so durchgeschlagen. Mir hat sich das immer so sehr abenteuerlich angehört (...) Ich glaube, das ist so ein Typ gewesen, der hat die Not als Abenteuer verkauft." (IP 1)

Der innerfamiliäre Mythos, wie sie ihn in Bezug auf ihren Großvater beschreibt, stellt diesen als einen Menschen dar, welcher mit einer Aura des Abenteuers und der Widerständigkeit umgeben war.

> „... der hat nämlich immer nach jedem Bombenangriff das Hitlerbild aus dem Fenster geschmissen, voller Wut. Und das ist interessant, es ist nämlich nichts passiert. Da kam dann immer irgendein netter Nachbar und brachte das Bild wieder" (IP 1)

Als Erwachsene erfährt diese Kollegin weitere Aspekte familiärer Kontinuitätskonstruktion, die eine oppositionelle Haltung des Großvaters deutlicher machen.

> „Und was ich meinem Vater ein bisschen übel nehme, er hat mir erst vor einem Jahr erzählt, der Opa wäre Kommunist gewesen." (IP 1)

H. Keupp stellte die Frage, ob es „Kontinuitäts- und Kohärenzkonstruktionen geben (kann), mit denen so ein Zivilisationsbruch[64] überwunden werden könnte" (Keupp 2010, S. 1). Innerfamiliäre Mythen, z.B. solche die besagen, dass politischer Widerstand Teil der eigenen Familiengeschichte ist,

---

[64] Auf den von *D. Diner* geprägten Begriff des Zivilisationsbruchs wurde auf S. 145 eingegangen.

scheinen in den Bereich der Erzählungen zu gehören, die Raum geben, "alltagsverträgliche Brücken über den 'Zivilisationsbruch' " (Keupp 2010, S. 6) zu bauen. So stellt die politische Haltung des Großvaters für die Interviewpartnerin eine Möglichkeit dar, sich an eine innerfamiliäre Kontinuität anzuschließen, die für sie mit Sinn und bedeutsamen Werten verbunden ist.

> „Und das hätte ich so gerne, ich wäre so, ... (...) so, ab dem 15. Lebensjahr hätte ich jedem erzählt: 'Mein Opa war Kommunist!'" (IP 1)

In anderer Weise wurden von mir interviewte KollegInnen mit der existenziellen Frage nach Sinn konfrontiert, in deren Familien durch die Erfahrung von Ausgrenzung und Verfolgung im Nationalsozialismus „gestauter Schrecken" liegen blieb (vgl. S. 28). Das Familien-Kohärenzgefühl als familiale Sicht der Welt ist kollektiv davon getroffen, dass die Mitwelt zur Gegenwelt wurde. Der auf Seite 193 zitierte Interviewpartner bringt dies zum Ausdruck, indem er darauf hinweist, dass während der Zeit seines Großwerdens seine gesamte Familie „im Spannungsfeld dieses mächtigen Nationalsozialismus" stand. (IP 13)
Das Gefühl, sich zugehörig zu wissen, wurde als fragil beschrieben.

> „...und ich glaube, im Leben von allen war das eine außerordentliche Schwierigkeit, weil man lebte in diesem Dorf. Einzige jüdische Familie. Und ... und hat aber das Gefühl gehabt, man lebt da, gehört aber eigentlich nicht hin oder sollte da eigentlich nicht zu viel Berührung haben." (IP 13)

Die Unterbrechung der Kontinuität familiärer innerer Landkarten zerteilt die Erfahrung in ein Davor und ein Danach. Dazwischen liegt ein Bruch, der es den Familien schwer macht, eine sichere „Art in der Welt zu stehen" zu entwickeln.

I. Kaminer stellt eine Verknüpfung zwischen dem Prinzip des „tikkun ha-olam"[65] und der Erfahrung der Shoah her: Das Einsammeln der Scherben einer zerbrochenen Welt und die Befreiung des darin enthaltenen Lichts wird mit dem Bemühen von Überlebenden der Shoah in Verbindung gebracht, die sich nach dem Bruch ihrer inneren und äußeren Welt dennoch „im Leben verankerten" und versuchten, Zerbrochenes ihrer Welt wieder zusammenzufügen (Kaminer 2005).

Fragmentierung früherer Lebenskohärenz und Versuche der Wiederherstellung drückten sich in verschiedener Form auch in den Berichten der InterviewteilnehmerInnen aus, deren Familien nichtjüdischen Verfolgtengruppen angehörten.

---

[65] Der aus der lurianischen Kabbala entnommene Begriff „tikkun ha-olam" bedeutet Wiederherstellung, Reparatur der Welt.

Eine Kollegin beschreibt, dass in ihrer Herkunftsfamilie Orte des früheren und des aktuellen Lebens unverbunden nebeneinander stehen, während in der erweiterten Familie diese Verbindung bewusst hergestellt wurde. Mitglieder ihrer Familie, die als ZwangsarbeiterInnen von Polen nach Deutschland deportiert wurden, entwickelten entgegengesetzte Muster der Auseinandersetzung mit dieser Erfahrung. Ihr Vater versuchte seine Herkunft und die Verfolgung zu verbergen.

> „Ich habe als Kind immer gespürt, das ist anders bei uns als in den anderen deutschen Familien um mich rum und er hat immer versucht, so deutsch wie möglich zu sein (...) in der Ferne [hat er] dann immer die zweite Heimat gesucht. Und Polen hat er dann total abgelehnt." (IP 2)

Der Versuch, Räume der Erinnerung zu verschließen, fand einen Ausdruck auch in der Weigerung, früher gesprochene Sprache zu sprechen.

> „Also er spricht auch nur noch schlecht polnisch. Hat auch mit seinem Bruder, der ja auch in Deutschland geblieben ist, immer nur deutsch gesprochen." (IP 2)

Andere Familienmitglieder dagegen gingen mit der zurückliegenden Erfahrung der Deportation und Zwangsarbeit anders um. Ein Onkel versuchte an früheres Leben anzuknüpfen.

> „... der konnte noch besser polnisch zum Schluss und hat dann auch wieder Kontakt zu Polen aufgenommen, während mein Vater das ewig lange abgelehnt hat." (IP 2)

Eine Tante kehrte in das Land ihrer Herkunft zurück.

> „Es gab dann Kontakt zu dieser Tante in Warschau, die auch Zwangsarbeiterin gewesen ist und die uns auch besucht hat." (IP 2)

Das Herausfallen aus familiärer Kohärenz wird von der Interviewpartnerin als ein ihr Leben beeinflussendes „Fehlen von Etwas" beschrieben.

> „...ich habe diesen einen Teil meiner Familie, den ich nie kennen gelernt hab. Ihre Heimat nie kennen gelernt hab (...) Und mir fehlt was." (IP 2)

Der Versuch, an das was fehlt anzuknüpfen, ist mit der Suche nach Sinn verbunden. In ihrer Selbstbeschreibung als „Gedenkkerze" (vgl. S. 175) geht die Interviewpartnerin darauf ein.

> „Weil ich find, das ist so was Schreckliches und es wiederholt sich ja in verschiedenen Formen und verschiedenen Ländern, und da will ich schon nicht, dass so was in Vergessenheit gerät." (IP 2)

Die Frage, ob das Familien-Kohärenzgefühl der Herkunftsfamilien der InterviewpartnerInnen einen salutogenen Ressourcenpool darstellt, auf den zurückgegriffen werden kann, wenn Sekundäre Traumaexposition in traumadeterminierten Arbeitsfeldern zu hoher Belastung führt (vgl. S. 211), ist differenziert zu beantworten:

- Es wurden Familienkontexte beschrieben, in denen Akteure oder Befürworter vergangener man-made-disaster versuchten, den damit in Zusammenhang stehenden Erfahrungen die Passage des Nadelöhrs familiärer Sinndeutung zu verweigern. In Bezug auf die Auseinandersetzung mit familiärer NS-Verstrickung ist das Ausmaß, in dem die InterviewpartnerInnen und ihre Angehörigen dem Zurückliegenden übereinstimmende Bedeutung beimessen (vgl. S. 210) in diesen Familien eher gering. Insofern legen diese Ergebnisse nahe, dass das Familien-Kohärenzgefühl der Herkunftsfamilien dieser InterviewpartnerInnen in Bezug auf berufliche Belastungen durch Sekundäre Traumaexposition einen geringen Ressourcenpool darstellt.
- In anderen Herkunftsfamilien wiederum erfuhr zurückliegendes Geschehen im Rahmen innerfamiliärer Narration eine Metamorphose. In diesem Rahmen wurde die Blickrichtung auf Aspekte der Familiengeschichte gelenkt, welche ein Anschließen an sinnhaft empfundene Zusammenhänge erleichterte. In diesen Familienkontexten scheint die familiäre Erzählung eher dazu beizutragen, dass die InterviewpartnerInnen sie als Ressource wahrnehmen.
- Dort, wo Verfolgung zentrales Familienthema war, passierte Fragmentiertes das Nadelöhr familiärer Sinndeutung. Ich gehe davon aus, dass die Anerkennung dieses Bruchs Voraussetzung dafür ist, dass er überwunden werden kann. *I. Kaminer* schreibt dazu „Der Tikkun ist mehreren Generationen aufgegeben. So wie es eine transgenerationale Weitergabe des Traumas gibt, so ist auch die Wiederherstellung generationübergreifend, wenn nicht gar eine Menschheitsaufgabe." (Kaminer 2005, S. 23) Familiäre Sinndeutung und der Prozess, in dem Zerbrochenes zusammengefügt wird oder in dem Neues entsteht, sind aufeinander bezogen. In diesem Kontext entwickelt sich das Familien-Kohärenzgefühl. Für InterviewpartnerInnen, deren Familienmitglieder als Überlebende nationalsozialistischer Gewaltherrschaft mit einem zentralen Bruch in ihrem „Mensch in der Welt sein" konfrontiert waren, ist die Möglichkeit, in Belastungssituationen auf das Familien-Kohärenzgefühl als Ressourcenpool zugreifen zu können, davon beeinflusst, wie der Prozess der Restitution ihr Aufwachsen mit gestaltete.

6.4. Die Personebene

Der Beschreibung der spezifischen Dynamik, welche sozio-politische Gewalt im zeitlichen Verlauf auf und zwischen verschiedenen Systemebenen entfalten kann, soll nun die Betrachtung der Personebene hinzugefügt werden. Im Mittelpunkt der Reflexion steht das Erleben der einzelnen KollegInnen. Innere Landkarten, auf deren Hintergrund „ein Mensch der Welt, anderen Menschen und letztlich sich selbst Sinn stiftend und Stellung nehmend begegnet...,“ (Kriz 2004, S. 16; vgl. S. 17) werden zu Aspekten der umliegenden Welt in Bezug gesetzt. Der gesellschaftlich-kulturelle Rahmen traumatischer Prozesse, das Weiterwirken der Erfahrungen von man-made-disaster in traumadeterminierten beruflichen Kontexten, familienbiografische Erfahrungen der InterviewpartnerInnen und deren subjektive Muster des Fühlens, Denkens und Handelns sollen in ihrer Zirkularität betrachtet werden. Dabei interessiert mich insbesondere, Antworten auf die zentrale Fragestellung dieser Arbeit zu finden: Wie schaffen es KollegInnen, dass sie sich trotz der hohen Belastung, welche mit der alltäglich wiederkehrenden Sekundären Traumaexposition verbunden ist, auf dem Gesundheits-Krankheits-Kontinuum in eine von ihnen als positiv empfundene Richtung bewegen? (vgl. S. 35) Bei der Darstellung werde ich zunächst auf den Pol eingehen, der gesundem Sein gegenüber steht: individuelle Belastungsreaktionen werden von mir fokussiert. Im weiteren stelle ich vor, was von den InterviewpartnerInnen als hilfreich benannt wurden, um sich auf dem Gesundheits-Krankheits-Kontinuum in verschiedenen Dimensionen gut zu fühlen. Nach einer zusammenfassenden Darstellung von individuellen Belastungsreaktionen und Bewältigungsstrategien lasse ich zwei KollegInnen zu Wort kommen. Die von mir als „Narrative der Kohärenz“ bezeichneten Selbstberichte der KollegInnen stellen deren subjektives Kohärenzerleben in den Mittelpunkt.

6.4.1. Belastungsreaktionen

6.4.1.1. Sekundäre Traumaexposition und gekränktes Sein

J. Herman geht davon aus, dass die Arbeit mit traumatisierten Menschen unmittelbare Auswirkungen auf diejenigen hat, die sich intensiv mit den überwältigenden Erfahrungen anderer Menschen befassen. Für therapeutische Kontexte schreibt sie: „Trauma ist ansteckend. Der Therapeut wird in seiner Rolle als Zeuge ... von seinen Gefühlen oft geradezu überwältigt. Etwas weniger intensiv als der Patient lebt er dessen Gefühle von Angst, Wut und Verzweiflung ebenfalls durch.“ (Herman 2003, S. 193) Meine Beobachtung als Supervisorin in der Erinnerungsarbeit war und ist, dass Menschen, die sich in ihrem Beruf schwerpunktmäßig mit den Folgen nationalsozialistischer Gewalt befassen, ähnlich belastet sind wie der von *J. Herman* beschriebene Personenkreis. Über die individuellen Reaktionen hierauf zeichneten die von mir befragten KollegInnen ein anschauliches Bild.

In unterschiedlicher Intensität erfuhren die InterviewpartnerInnen, dass Inhalte und Bedingungen ihres Arbeitsschwerpunktes über die Zeit zunehmend Raum von ihnen, von ihrem Denken, Fühlen und Handeln, von ihrem Körper ergriffen.

> „...das sind so vielfältige Anforderungen, denen wir uns gegenübersehen und die wir für uns selber auch formulieren in dieser Arbeit, das hört man von unseren studentischen Kräften wie von den festangestellten Kräften, dass sie, je länger sie dann dabei sind, eben auch merken, wie schwierig das alles ist." (IP 4)

Der hier zitierte Kollege bezieht diese Beobachtung auch auf sich selbst.

> „Ich sorge mich aber auch um den Moment, wo ich vielleicht auch dann an die Grenzen meines Interesses und auch an der Aushaltbarkeit stoße. "(IP4)

Hier wird also darauf hingewiesen, dass die **Dauer der Tätigkeit mit dieser Schwerpunktsetzung zunehmend die Belastungsgrenzen berühren** und zudem das Interesse am Thema reduzieren kann. Auch der **Umfang**, den die Beschäftigung mit dem Thema einnehmen kann, wird als Überforderungsmoment benannt.

> „...ich meine, wenn ... wenn man... Sie sich meinen Lebensalltag angucken, wie viel da mit diesem Nazithema zu tun hat, das ist ... ich glaub, dass kann ... kann eigentlich kein normaler Mensch aushalten."(IP 13)

Neben dieser Beschreibung des Zuviels wird benannt, dass durch Ausdehnung der Arbeitszeit eigene **Grenzen der physischen Belastbarkeit** ignoriert und überschritten werden.

> „Ich arbeite wirklich manchmal zehn, elf Stunden am Tag" (IP 6)

> „Unglaublich arbeitsintensiv mit 16 Arbeitsstunden, die so an mir vorbeigegangen sind, bzw. manchmal war man eben einfach physisch erschöpft." (IP 9 b)

Die langfristige und umfassende Auseinandersetzung mit Sekundärer Traumaexposition im Rahmen traumadeterminierter Arbeitskontexte führte im folgenden Fall dazu, dass die **Arbeit so nicht mehr möglich** war.

> „Dann konnte ich nach neun Jahren diese Arbeit nicht mehr machen, dann bin ich mehr in den Hintergrund getreten." (IP 1)

Die konkreten Belastungsreaktionen waren bei den einzelnen KollegInnen unterschiedlich. Sie entsprachen weitgehend denen, die auch als Folge direkter Traumatisierungen in der Fachliteratur beschrieben werden (Fischer, Riedesser 2003). Hervorgehoben wurden unter anderem **psychosomatische Beschwerden .**

Meine Frage, ob diese Arbeit Auswirkungen auf die Gesundheit hat, wird von mehreren InterviewpartnerInnen ausdrücklich bejaht:

> „Ach ja, klar. - Also ich denke, dass da einige ... ich bin Neurodermitiker ..., Bronchialasthma, jede Menge Allergien. Ich behaupte jetzt einfach mal, diese ... all diese allergischen Reaktionen und diese Atemprobleme, sich 'in seiner Haut oftmals nicht wohl fühlen', das sehe ich schon im ganz starken Maße damit auch verbunden."(IP 13)

> „Ich war vollkommen absorbiert und habe dann, wie gesagt, einfach auch körperlich gemerkt, dass ich Kopfschmerzen hatte, dass ich völlig ausgelaugt war und manchmal wirklich völlig depressiv" (IP 2)

Die Belastungen am Arbeitsplatz können dabei als so gravierend erfahren werden, dass sie zu der Überlegung führen, diesen Kontext zu verlassen.

> „Ja, also, meine Krankheit hat, denk ich schon, etwas damit zu tun. Also, auch diese .... irgendwo diese Zerrissenheit. Also, so empfinde ich das. Also, zwischen dem, was ich hier mache und wo ich eigentlich auch, ja, das eigentlich eher lassen möchte. Also, ich merke, dass mir eigentlich fast alle Lösungen zu lange dauern. Also, ich hab auch so ein starkes Empfinden, dass ich glaube, dass ich das relativ schnell auch muss und .... Ich hab zwar jetzt einen Herzschrittmacher, aber ich weiß nicht, was als nächstes kommt." (IP 8)

Der Identifikation mit den Inhalten der Arbeit standen hier deutlich spürbare eigene Belastungsreaktionen gegenüber. Die Überlegung, dass ein **Wechsel des Arbeitsbereiches** notwendig sein könnte, war ein Thema für mehrere InterviewpartnerInnen.

> „Also, ein Kollege, der auch schon lange in dem Feld ist, der hat mal halbwitzig gesagt: Ja, Mensch, eigentlich müssten wir uns doch mal über einen – wie nannte er das? - quasi Aussteigerprogramm für Gedenkstätten-Kolle*gen* Gedanken machen, weil sozusagen schon den meisten klar ist: Vielleicht ist das ein Arbeitsfeld, in dem man nicht sein ganzes Berufsleben verbringen sollte." (IP 11)

Unabhängig davon, ob die InterviewpartnerInnen eher einen forschenden, pädagogischen, therapeutischen oder künstlerischen Zugang zur Auseinandersetzung mit den Folgen nationalsozialistischer Gewaltherrschaft hatten, ob sie sich eher mit Akten auseinandersetzten oder der konkrete Kontakt zu den Überlebenden im Vordergrund der Arbeit stand, überwiegend wurde berichtet, dass die **Balance zwischen Nähe und Distanz zum Thema ausgesprochen schwer war**.

> „Allein dieses Erzähl-Café, ja, das hat mich immer dermaßen erschüttert, diese Geschichten, ich kann mich da überhaupt nicht von distanzieren. Ich habe diese Verfolgungsgeschichten gehört und ich wusste, die erzählen ja nur den Teil, den sie selbst aushalten, ja, und das war schon so schlimm und ich hätte da manchmal schier zusammenbrechen können.“ (IP 2)

Diese Kollegin beschrieb, dass die fehlende Distanz ihr nicht gut tat.

> „Das geht mir viel zu nah, da bin ich viel zu sehr mit identifiziert und das tut mir nicht gut.“ (IP 2, S. 19) „Ja, viel zu nah und ich konnte auch keinerlei Schutzhüllen oder so was um mich herum errichten. Das war, als ob ich einfach durchlässig wäre oder so, ne so eher so'n Magnet, der das Ganze dann anzieht und sich richtig reinzieht im wahrsten Sinne des Wortes.“ (IP 2)

Die gleiche Erfahrung teilt eine Interviewpartnerin, die in einer Gedenkstätte Besuchergruppen führt.

> „Und ich weiß noch, dass es Morgende gab, wo ich heulend unter der Dusche stand und merkte: Ey, ich kann nicht jetzt wieder (...) ich will da gerade nicht wieder hin und sozusagen auf Abruf bereit zu stehen .... Ich konnte ja nicht entscheiden, wann fühlte ich mich in der Lage, eine Gruppe zu führen und mich wieder in das Thema einzulassen, sondern das war so. Um 10.00 Uhr stand die Gruppe auf der Matte und musste geführt werden. Und das wurde relativ schnell zum Problem.“ (IP 11)

Im Rückblick auf die Arbeit mit einer Zeitzeugin erinnert sich ein Kollege, dass ihn die gefühlte Nähe zu den Erlebnissen dieser Frau überforderte.

> [die Zeitzeugin]„...die ich sehr eng betreut habe und wo ich gemerkt habe, dass das, ja, dass mich das total aufgewühlt hat. ... also, ich fühlte mich wie dabei. (...) und da habe ich gemerkt, dass ... irgendwie kann ich das schon gar nicht mehr so richtig aushalten.“ (IP 8)

Er erinnert sich daran, dass nach einem kollegialem Besuch einer anderen Gedenkstätte ähnliches Erleben zu **veränderten Körperwahrnehmungen** (somatoforme Dissoziation) führte.

„... das war damals, als ich in Auschwitz war. Da ging es mir dann so dreckig zwei Wochen lang, also das konnte ich …., also, da habe ich total lange gebraucht, um wieder normal im Leben zu sein. Und das zweite Mal war ich auch …., war in diesen Lagern Aktion Reinhardt und da war es ähnlich. Nicht ganz so lange, aber da …, da musste ich auch erst mal wieder lernen, meinen Körper zu spüren.“ (IP 8)

Während dieser Kollege beschreibt, dass sein Körper mit Dissoziation reagierte, ist für eine andere Interviewpartnerin eine andere Form der **Dissoziation** (vgl. S. 49) Teil der von ihr erlebten Belastungsreaktionen.

„...dann habe ich so das Gefühl, dass da so was wie eine gläserne Wand entsteht. Da kann es sein, dass man in der Freundesrunde am Tisch sitzt und ich aber im Grunde genommen ganz woanders bin.“ (IP 9)

Sie erlebt sich selbst zeitgleich in zwei voneinander unabhängigen Welten.

„...dass ich in zwei Welten bin. (...) also wenn ich erst mal in beiden [Welten] bin, das ist ja auch nicht fortlaufend, aber wenn ich in beiden bin, dann ist es eher so, dass ich mich dann trenne und dann gerne mit diesem Alleinsein, mit dieser einen Welt dann nach Hause gehe.“ (IP 9)

Dort, wo die Belastungsbalance verloren geht, kann es geschehen, dass Gehörtes, Gelesenes oder Gesehenes, vielleicht auch Geahntes sich eigenständig in Erinnerung drängt. **Ungewolltes Wiedererleben** der Inhalte Sekundärer Traumaexposition ist eine Erfahrung, die von mehreren KollegInnen berichtet wird.

„Also, also ich habe regelrechte Albträume gehabt. Dass ich auf die Folterbank, ...dass ich gefoltert werde, also das habe ich geträumt. (...) also solche Träume sind mir auch gegenwärtig geblieben.“ (IP 9)

Ähnlich erfuhr es eine weitere Kollegin.

„Da habe ich so Träume gehabt. Also da habe ich z.B. geträumt, ich fahre in einem brennenden Zug, ich habe geträumt ich bin mit meiner Tochter im KZ. Also das war ganz, ganz heftig.“ (IP 1)

Nicht nur in die Träume schleichen sich Inhalte Sekundärer Traumaexposition ein. Berichtet wurde auch, dass die Wahrnehmung der Außenwelt sich in der Form wandeln kann, dass der umgebende Kontext zum Trigger (Auslösereiz) wird.

„Ja und das auch und ich hab ganz viel einfach so Symbolik im Alltag nationalsozialistisch gedeutet oder da einen Zusammenhang gesehen oder mich verlesen. Dass ich dann plötzlich „nationalsozialistisch“ gelesen habe und

> da stand nur „national" oder so. Irgendwelche Wortdreher sind mir dann ganz häufig passiert oder ich hab irgendwas gesehen und habe das mit irgendwelchen nationalsozialistischen Symbolen in Verbindung gebracht. Es war dann plötzlich so überall. (...) Es durchdringt dann plötzlich so den Alltag." (IP 2)

Beschrieben wurde auch, dass KollegInnen versuchen, sich durch **Vermeidung** Sekundärer Traumaexposition vor deren destruktiven Folgen zu schützen.

> „Aber ich habe, wenn ich es mir ehrlich angeguckt hab, gemerkt, ich vermeide die inhaltliche Auseinandersetzung. Also mich erneut … weil ich mich so viel mit dieser einen Gedenkstätte und der Geschichte dort beschäftigt hatte, hab ich gemerkt, ich vermeide es, mich wieder so tief in eine andere KZ-Geschichte einzuarbeiten und kann diese Bilder nicht mehr sehen. Ich vermeide es, die Ausstellung zu … und die, wenn ich dann doch, weil ... weil es natürlich immer wieder Situationen gibt ..., dann merke ich eine Abwehr, sie sehen zu wollen." (IP 11)

Die professionelle Begegnung mit Menschen, deren Sein durch sozio-politische Gewalt existentiell bedroht war, setzt bei den KollegInnen die Bereitschaft voraus, sich einzulassen. Einige InterviewpartnerInnen beschreiben, dass ihnen eine **Haltung, die von Empathie getragen ist, nach langjähriger Sekundärer Traumaexposition verloren** ging.

> „...dass ich so eine Abwehr gegen die Menschen hatte. (...) gegen die Opfer. Und zwar mehr so in dem Sinne: '... was denken die wohl, wie oft ich das schon gehört habe!' natürlich habe ich das nie gesagt, (...) Und dann habe ich sofort mit der Beratung aufgehört, weil ich so gedacht habe, das ist keine gute Beratung. (...) Ich habe einfach keine Empathie mehr entwickeln können. Ich war so richtig depressiv und einfach so zynisch." (IP1)

Ebenso wie diese Kollegin benannten auch andere InterviewpartnerInnen, dass sie in der Folge der Konfrontation mit den Folgen von man-made-disaster mit **Depressionen** (vgl. S. 220) reagierten.

> „Also in dem Moment, in dem ich mit Menschen spreche, scheinbar hoch motiviert bin, und unheimlich belebt, und wenn ich zur Ruhe komme, merke ich, wenn ich alleine bin, dass, es doch auch eine Anstrengung ist. (...) dass ich dann Kopfschmerzen habe oder ich kann schlecht einschlafen. Weil mir die Fragen bis unter die Dusche nachgehen, ä... so dass mich das hinterher beschäftigt. Und so auf dem Hintergrund dieser langen depressiven Phase denke ich dann manchmal auch, dass es zu viel für mich ist." (IP 9)

Im weitestgehenden Fall kann die alltägliche Beschäftigung damit, dass Mitmenschen anderen zu Gegenmenschen wurden, dazu führen, dass **Suizidgedanken** auftauchen und zunehmend Raum einnehmen.

> „...also inzwischen denke ich, dass man sich jahrzehntelang mehr mit dem Tod als mit dem Leben befasst, dass man sich dann wundern muss ....oder dass .... Ich denke, das sind ...., dass es dann doch destruktiv, sag ich jetzt mal, und ..., ich sag mal, Selbstmord wäre ja autoaggressiv. Und .... damit habe ich mich ja auch intensiv beschäftigt, wirklich, während meiner Krankheitsschübe. Und da bleibt natürlich ...., da bleibt im Laufe der Jahre, je länger man sich damit befasst, immer mehr vermutlich hängen ..... Wie soll ich das sagen? Das ist so ein emotionales Aushungern. An das Gute im Menschen z.B., also den Glauben, den verliert man suggestiv angesichts dieser Bilder.“ (IP 9 b)

Dass **Suchtverhalten** als Möglichkeit genutzt wird, mit den hohen Belastungen durch Sekundäre Traumaexposition umzugehen, wurde für mich besonders deutlich, als eine InterviewpartnerIn alkoholisiert am verabredeten Treffpunkt eintraf.

6.4.1.2. Sekundäre Traumaexposition, die umgebende Welt und gekränktes Sein

Auf Seite 91 stellte ich die Frage, ob durch die Arbeit in traumadeterminierten Systemen existenzielle Grundüberzeugungen der dort Tätigen eine Veränderung erfahren. Lebenserzählungen von Überlebenden können dadurch geprägt sein, dass die zurückliegende Erfahrung der Verfolgung deren Vertrauen in die Welt grundlegend erschütterte. *J. Amery* bringt dieses in literarischer Gestalt eindrucksvoll zum Ausdruck: „Nicht das Sein bedrängt mich oder das Nichts oder Gott oder die Abwesenheit Gottes, nur die Gesellschaft; denn sie und nur sie hat mir die existentielle Gleichgewichtsstörung verursacht, gegen die ich aufrechten Gang durchzusetzen versuche. Sie und nur sie hat mir das Weltvertrauen genommen.“ (Amery 1966, S. 158.) Die von mir befragten KollegInnen beschrieben im Rahmen der Interviews, dass die in ihren beruflichen Kontexten gehörten, gelesenen, gesehenen Folgen sozio-politischer Gewalt Eingang in ihre eigenen inneren Landkarten fanden und dort ebenfalls die Erfahrung „existenzieller Gleichgewichtsstörungen“ bewirkten. Mehrere KollegInnen beschrieben, dass **die Annahme, die Welt sei grundlegend sicher und wohlwollend** (vgl. S. 93), für sie auf dem Hintergrund ihrer beruflichen Erfahrungen **nicht mehr vorhanden ist**.

> „Für mich ist es leider schon so, dass ich denke, dass was damals war, kann jederzeit wieder passieren. Ich weiß nicht, ob ich das immer so gedacht

habe, aber ich sehe immer mehr Parallelen auch in der Gegenwart.. Ich denke, so Manager in irgendeiner Firma, die da irgendwas machen, wo auch, was weiß ich, dadurch Kinder sterben, dass denen das scheißegal ist, da sehe ich inzwischen gar nicht mehr so einen großen Unterschied (…) Die Einen machen es um Profit, die anderen machen es aus einer Ideologie heraus (...) im Grunde genommen: dieses Herrenmenschendenken und dieser ganze Rassismus, also, da gibt es in meinen Augen ziemlich viele Parallelen.“ (IP 8)

Ein Interviewpartner beschreibt, dass er in seiner Arbeit eine **stärkere Sensibilität dafür** entwickelte, **dass Komplizenschaft und „Böses“** keinem abgeschlossenen „historisch dunklen Kapitel“ angehören, sondern auch **aktuell eine bedrohliche Möglichkeit** darstellen.

„Es hat sich was geschärft. Der Blick auf … auf, sagen wir mal auf Komplizenschaft. (...) Loyalität ist das eine, dass man da drin hängt. Loyalitäten zu den Eltern, Vorfahren oder zum dem Land oder zur Umgebung oder so. Ja. Und das werden wir nie in unserem Leben völlig auflösen können. Das ist das Gewebe, aus dem wir auch sind (…) Aber Komplizenschaft ist etwas anderes. Wo man sich eben wirklich dann mit anderen verbündet, um Menschen und Gegnern, oder vermeintlichen, oder wie immer zu schaden (…) dann der Blick aufs Böse. Ja? (…) das ist mir da sehr gekommen und dass es sehr wohl das Böse, oder Böses, auch heute gibt. Dass wir das auch nicht nur im 3. Reich verankern können, sondern dass es in ganz alltäglichen Interaktionen vorkommen kann. (…) Und das man Menschen ganz tief attackiert und ihnen wirklich die Seele raubt oder ihnen an die Seele geht. Und sie …. ganz … ganz im Zentrum trifft.“ (IP 12)

Eine KollegIn, die Schmähbriefe und Morddrohungen bekommen hat, (vgl. S. 165) beschreibt, dass für sie das **Sicherheitsgefühl verloren** ging.

„Ja, inzwischen - nachdem das passiert ist - geht es mir so, dass ich jeder Zeit das für möglich halte, dass das morgen wieder passiert. Also, ich kann überhaupt keinen Zweifel haben, dass, wenn da … irgendwie 'die richtige Sache' passiert, dann … Also, das ist anders als früher. Früher hätte ich nie gedacht, dass ich … mich irgendwo …, dass man tatsächlich also körperlich angegriffen werden könnte. Heute halte ich das für absolut möglich und ...ja, wir haben … bei uns, wo wir wohnen, wir haben keine Gardinen an den Fenstern, und als ich merkte irgendwann, dass ich mich abends, wenn es draußen dunkel war, von außen betrachtete und dachte: Ja, jetzt kann man auf mich schießen oder einen Stein werfen oder so. Als ich das merkte, dass ich quasi mich selbst beobachtete, wie ich dann von außen angegriffen werden könnte, da habe ich gedacht: Huch, was ist hier eigentlich mit dir los?“ (IP 13)

Die Begegnung mit „existenzieller Gleichgewichtsstörung“ kann den **Verlust des Vertrauens auch in aktuellen sozialen Bezügen** nach sich ziehen.

> „ Ich glaube, mehr Schwierigkeiten bereitet mir, dass ich … dass die Kontexte, in denen man über diese Dinge arbeitet, oft … also ausgesprochen konfliktreich sind. Und ich denke, ja, da wird es ein bisschen schwierig zu beschreiben … also, aus meinem subjektiven Erleben heraus entsteht in mir dann das Gefühl: Naja, letztlich kannst Du Dich auf keinen verlassen. Und man steht damit allein." (IP13)

Die Auseinandersetzung mit den Folgen sozio-politischer Traumatisierungen kann eine unsichtbare Grenze zwischen den KollegInnen und den sie umgebenden Anderen etablieren. **Fragmentierung sozialer Beziehungen** und in diesem Zusammenhang das **Gefühl extremer Einsamkeit** wird als kränkende Folge der Arbeit in diesem Feld auf mehreren Ebenen sozialen Lebens benannt. In diesen Prozess sind die professionelle Kontakte ebenso einbezogen, wie private soziale Beziehungen.

> „Ich war auch hier innerhalb der Kollegen sehr einsam geworden. Keiner wollte etwas von meiner Beratung wissen.“(IP 1)

Die gleiche Kollegin beschreibt weiter:

> „...die Arbeit mit den konkreten Menschen habe ich über lange Zeit allein gemacht. Das war auch sehr einsam. (...) das ist auch sehr kränkend, ja - sehr kränkend!“ (IP 1)

Auch die folgende KollegIn benennt, dass Belastung durch die Situation entsteht, mit dem Thema im Arbeitsalltag allein zu sein.

> „Also ich hatte kein Netz für dieses Thema. Da habe ich mich sehr alleine mit gefühlt. Ich war in diesem Verein 'Geschichte der Euthanasie und Zwangssterilisation', wir haben uns einmal oder zwei Mal im Jahr getroffen. Das war immer total nett. ...Das war gut, da bin ich gerne hingegangen. Aber ansonsten war ich da sehr alleine und das war auch was, was mich belastet hat.“ (IP 6)

Die Frage, ob private **soziale Beziehungen Veränderungen** erfahren haben, die in diesem Zusammenhang stehen, wurde von den KollegInnen unterschiedlich beantwortet. Auch hier waren trennende Grenzen und Einsamkeit ein wesentliches Thema.

> „Weil das nicht gut auszuhalten ist, wenn man Freunde hat, die da so abwinken. Ich habe das am Anfang so erlebt, wenn ich etwas von der Arbeit erzählt habe, dass die Leute dann so, ... also ganz viel Abwehr 'Bleib mir mit

deinem grausamen Krempel weg!' und ich glaube, das kann man nicht ertragen. Also das war so einsam, also mich hat das total einsam gemacht, diese Arbeit."(IP 1)

Während diese Kollegin erlebte, dass ihre Freunde durch „Nichtwissen wollen" eine Grenze errichteten, setzte eine andere Interviewpartnerin das Vorhandensein dieser Trennlinie bereits voraus.

„ Das ist ja dann auch ein Thema, was man mit sich rum trägt, da kann man nicht mal eben zu jemandem gehen und sagen: „Hey, und was ich heute wieder auf der Arbeit erlebt habe." Oder: „Stelle dir mal vor, die haben das und das erzählt." Und andere erleben das ja nicht so intensiv. Da war ich manchmal schon, da hab ich mich immer sehr allein damit gefühlt." (IP 2)

Andere KollegInnen wiederum machten die Erfahrung, dass sie durch unterschiedliche Haltungen zu NS-Gewalt **Freunde verloren** oder aber dass die Auseinandersetzung mit den Themen ihrer Arbeit **im Freundeskreis einer Tabuisierung unterlag**.

„Und da sind auch Freundschaften darüber in die Brüche gegangen. Oder das Thema ist ausgeblendet gewesen."(IP 12)

Einige berichteten, dass sich ihr **Freundeskreis** neu strukturierte. Es war nun eher so, dass sich alle **mit der gleichen Thematik** befassten, sodass sich innerhalb dieser Konstellation kein Konfliktpotenzial durch entgegengesetzte politische Positionen ergab.

„Es hat dann sehr stark dazu geführt, dass man sich mit seinen Arbeitskontakten und Arbeitskollegen auch befreundet hat (...) dadurch dass ich auch mit einem Kollegen, dass das mein Partner war, weil wir 13 Jahre ein Paar waren, waren unsere Freunde auch gleichzeitig unsere Arbeitskollegen - im weitesten Sinne - die man durch irgendwelche Netzwerke kennen gelernt hat, und das Thema war eigentlich immer irgendwie dabei." (IP 1)

Die ständige Präsenz des Themas im sozialen Bezugssystem konnte einerseits entlasten und vor Einsamkeit schützen, andererseits aber auch die **Partnerschaft überfordern** und zu Differenzen und **Trennung** beitragen.

„Er hat mich dann verlassen. (...) Ich denke, er hat sich da schon so verlassen gefühlt, als ich gesagt habe, ich kann mich nicht mehr nur mit diesem Thema beschäftigen. Da hat auch er sich schon verlassen gefühlt. Und er ist auch ein Opfer geworden. Er ist heute psychisch krank, den hat es echt geschnetzelt. Das habe ich schon so kommen sehen, ich habe auch immer gewarnt, und ich habe gedacht, ich gehe damit auch über den Jordan, wenn ich jetzt nicht ganz schnell versuche da raus zu kommen." (IP 1)

6.4.1.3. Sekundäre Traumaexposition und die Identität

Als Kern jeder Traumatisierung beschreibt *O. van der Hart* extreme Einsamkeit, äußerstes Verlassensein (vgl. Huber 2007). Sekundäre Traumaexposition bedeutet eine kumulative Berührung mit dieser extremen Erfahrung. Eine Kollegin reflektiert das **eigene Gefühl der Einsamkeit in Bezug zu jenen, die Opfer** nationalsozialistischer Verfolgung waren.

> „...denn diese Einsamkeit ist ja genau das, was die Betroffenen so erleben. Das ist so interessant, dass ich gedacht habe, ah ja, ich verstehe, das ist die Einsamkeit die ich auch so empfinde, in dem ich mich damit beschäftige."(IP 1)

Von dieser Berührung wird die eigene Identität betroffen. Die Frage, „Wer bin ich in diesem Arbeitsfeld?" bewegt die InterviewpartnerInnen in verschiedenen Facetten. Insbesondere der Versuch, Nähe und Distanz zu erfahrenem Leid so auszubalancieren, dass die eigene Belastungsgrenze gewahrt bleibt, kann mit der Entwicklung von **Scham- und Schuldgefühlen** verbunden sein.

> „Ich habe immer ein schlechtes Gewissen, weil ich so denke meine Caf'éteilnehmer die haben das erlebt, und ich will mir das noch nicht mal angucken." (IP 1)

Während die gerade zitierte InterviewpartnerIn sich vorwirft, im Vergleich zu ihren KlientInnen nicht belastbar genug zu sein, hat eine von mir interviewte Filmerin das Gefühl, dass angesichts der weitreichenden Folgen des Holocaust für die Betroffenen und deren Angehörigen ihr selbst nicht das Recht zusteht, ihrerseits Belastungsreaktionen zu entwickeln.

> „... also in der Arbeit mit Michael – es ging um zwei Filme, die dann doch fokussiert haben auf den Holocaust und Leben nach dem Überleben, dass ich da dann geträumt habe. Und richtige Albträume hatte und dass war dann noch von dem Problem begleitet, das vergesse ich nicht, dass ich aufwachte und dann noch glaubte, ich hätte kein Recht dazu." (IP 9 b)

Ein Kollegin, die sich in ihrem Arbeitskontext schwerpunktmäßig mit der Euthanasie im Nationalsozialismus befasst, beschreibt, dass sich in ihrem Arbeitskontext das Thema eigener Schuldgefühle insbesondere durch das Austarieren von Grenzen ergab. Ihr Antasten familiär wirksamer Tabus Anderer hatte Situationen zur Folge, die **um Grenzen herum Schuldgefühle** entstehen ließ. Während Angehörige Schuldgefühle gegenüber den ermordeten Angehörigen hatten (vgl. S. 153), empfand die Kollegin Schuldgefühle gegenüber den von ihr angesprochenen Familien.

„Also, (…) ich hatte auch ja so Schuldgefühle, weil ich dachte: 'Oh Gott! Was habe ich da gemacht? Ist das alles richtig was ich jetzt mache, ist das überhaupt...darf ich das überhaupt?'“ (IP 6)

Weitere Aspekte, welche die Auseinandersetzung mit identitätsrelevanten Fragestellungen einschlossen, waren mit dem jeweiligen **familiären Hintergrund** der InterviewpartnerInnen verbunden.

„Aber ich finde, es gibt diesen ganz persönlichen Aufruhr und diese Verwirrung und sie hat etwas mit diesen ganzen Geschichten zu tun und mit deutsch sein, zu der Täterseite zu gehören, diese Schuldfrage und so.“ (IP 1)

Diese InterviewpartnerIn, die ihren „ganz persönlichen Aufruhr“ benennt, weist darauf hin, dass diese Irritation für sie die Vermutung nahelegt, für Nachkommen von NS-Verfolgten sei eher die Möglichkeit einer berechtigten Identifikationskonstruktion in diesem Arbeitsfeld gegeben.

„Ja, ja. Also ich habe das gemerkt, als ich mit Frau Nowak[66] gearbeitet habe. Die würde wahrscheinlich mich schlagen, wenn sie das wüsste, ja, weil die das ja auch selber als schwere Bürde empfindet. Aber da habe ich oft irgendwie so ein Gefühl oder die Fantasie, dass es für sie so ein unschuldigerer und einfacherer Umgang sein müsste, also so eine legitime Identifikation.“ (IP 1)

In einer Ambivalenz zwischen Identifikation mit den Opfern nationalsozialistischer Verfolgung und eigener Herkunft, in der es ...

„...so etwas Verschwommenes gibt, man kann ja nicht sagen, ich wäre ein Täterkind, und man kann nicht sagen, meine Eltern wären Täter.“ (IP 1)

entwickelt sich eine Auseinandersetzung mit eigenen Zugehörigkeitsbedürfnissen:

„... also auf der Busfahrt, als sich einer von den Kontingentflüchtlingen[67] bedankt hat. Der wollte meinen Namen wissen. Da habe ich gesagt: Vera statt Frau Keller. Und hinterher habe ich auch darüber nachgedacht. „Ja, dann habe ich wenigstens einen russischen Namen.“ Also immer wieder dieses Gefühl, nicht dazu zu gehören. Und immer wieder ein bisschen der Versuch, doch dazu zu gehören..“(IP 1)

---

[66] Name geändert, die Interviewpartnerin spricht von einer ehemaligen Kollegin, die Tochter von NS-Verfolgten war.

[67] „**Kontingentflüchtling** heißen in Deutschland Flüchtlinge, die in festgelegten Anzahlen (*Kontingente*) gleichmäßig auf die einzelnen Bundesländer verteilt werden. (...) Seit 1991 haben jüdische Emigranten aus der ehemaligen Sowjetunion die Möglichkeit, als Kontingentflüchtlinge nach Deutschland einzureisen.“ (Zitat: wikipedia: kontingent)

Aber auch InterviewpartnerInnen, zu deren Familienbiographie die Erfahrung von Ausgrenzung, Entwurzelung und Gewalt im Nationalsozialismus gehört, können in Bezug auf ihren Arbeitsschwerpunkt Selbstbeschreibungen entwickeln, die von Ambiguitäten und dem Versuch geprägt sind, Räume zwischen familiärer Tradierung und gegenwärtiger Identität auszuloten. Die Kollegin, deren Vater aus Polen nach Deutschland deportiert wurde, beschreibt ihre Suche nach **identitätsstiftender Zugehörigkeit „zwischen den Stühlen“.**

> „Als Migrantin der zweiten Generation ging ich ja nie durch, weil der Gastarbeiterhintergrund, da gibt es ja auch diese Hackordnung unter den Zugewanderten, wie es ja unter Verfolgten auch so eine Hackordnung gibt. Und da habe ich jetzt erst mal so'n Gefühl, das bin ich wenigstens so halbwegs.“ (IP 2)

Eine andere Erfahrung machte eine Kollegin, die als Tochter von Überlebenden der Shoah ihre Identität als Jüdin offensiv vertritt.

> „Aber ich habe einmal eine Situation gehabt, wo ich … wir sollten über Identität sprechen und da habe ich gesagt, ich wäre stolz jüdisch zu sein. Und da ist jemand ganz … relativ junger Lehrer, ganz aggressiv geworden. Er hat gesagt, wie käme ich dazu überhaupt von Stolz zu sprechen. Er dürfte das nicht als Deutscher. Und war ganz aufgebracht darüber, dass ich das einfach so sagen konnte. Und das …. immer wieder gab es solche Konfrontationen.“ (IP 10)

Zwischen ihrer Identität als Jüdin und seiner Identität als Deutscher stand die Präsenz zurückliegender sozio-politischer Gewalterfahrung.

> „... das Thema ist immer wieder präsent. Man kann nicht in Deutschland als Jüdin sein, ohne dass es einen begleitet.“ (IP 10)

6.4.2. Die Ressourcenperspektive – gesundes Sein als aktiver Herstellungsprozess

Während ich im vorausgegangenen Kapitel Belastungsreaktionen infolge Sekundärer Traumaexposition fokussierte, werde ich im weiteren Verlauf die Blickrichtung ändern. Ins Zentrum der jetzt folgenden Auseinandersetzung stelle ich die Frage, was von den KollegInnen für hilfreich gehalten wird, um trotz Sekundärer Traumaexposition die berufsbedingte Auseinandersetzung mit dem Holocaust über lange Zeit gesund bewältigen zu können. Auf Seite 115 schrieb ich: „Die InterviewpartnerInnen wurden gebeten, auf einer Skala von 1 – 10 anzugeben, welche Bedeutung sie den folgenden Bereichen als mögliche Ressource oder als Halt gebendem Rahmen beimessen.“ Als relevante Bereiche schlug ich vor: soziales Netzwerk, professionelles Netzwerk, Verlässlichkeit des Arbeitsplatzes, Verlässlichkeit sozialer Beziehungen, Spiritualität und „andere“. Die Gedanken und Bewertungen der KollegInnen hierzu gebe ich im Folgenden wieder. Ich erinnere an dieser Stelle daran, dass die Darstellung des individuellen Ratings nicht Ausgangspunkt einer quantitativen Auswertung ist. Ziel ist vielmehr, Tendenzen der Wertung zu verdeutlichen. Es geht mir darum, zu erfassen, welche Bedeutung einzelne InterviewpartnerInnen den abgefragten Bereichen subjektiv beimessen und darüber hinaus einen interpersonellen Vergleich vorzunehmen.[68]

Elf von mir befragte InterviewpartnerInnen haben während des Interviews zu den einzelnen relevanten Bereichen einen Skalenwert angegeben. Eine weitere KollegIn musste wegen unvorhergesehener terminlicher Verpflichtungen das Interview vorzeitig beenden. Die Abfrage zu den Skalenwerten erfolgte in diesem Fall telefonisch. Ein Interview wurde von mir vorzeitig beendet, da mehrfach Reaktionen des befragten Kollegen darauf hinwiesen, dass die Auseinandersetzung mit den Folgen Sekundärer Traumaexposition ihn überforderten (vgl. S. 124). In zwei weiteren Fällen wurden die angegebenen Skalenwerte im Anschluss an das jeweilige Interview in schriftlicher Form festgehalten, da zum Ende des Interviews wegen einer technischen Störung die Aufnahme vorzeitig endete. Nicht alle KollegInnen gaben zu jedem der besprochenen Ressourcenbereiche einen Skalenwert an. In der Folge differiert die Anzahl der Antworten in den jeweiligen Tabellen.

6.4.2.1. Professionelles Netzwerk als Ressource

„Ist für mich sehr wichtig. Das kriegt '**zehn**' Punkte.“ (IP 2)

Einem unterstützenden professionellen Netzwerk wird von allen InterviewpartnerInnen **hohe Priorität** zugesprochen. Im Überblick über die Verteilung der Skalenwerte wird dieses deutlich.

Skalenwert	**10**	**9**	**8**	**7**	**6**	**5**	**4**	**3**	**2**	**1**
Professionelles Netzwerk	**5**	**1**	**4**	**1**	**0**	**0**	**0**	**0**	**0**	**0**

[68] Zur Anwendung und Auswertung der Skalierungsfragen vgl. S. 114

Die Begründungen dafür, dass ein tragendes professionelles Netzwerk für die Bewältigung der Anforderungen durch Sekundäre Traumaexposition eine Ressource darstellen kann, sind unterschiedlich. Eine Kollegin betrachtet die **Aufhebung von Vereinzelung** als den wesentlichen Aspekt

> „Das ist genauso. Auch '**zehn**'. Und das ist interessant. Ich habe gerade jetzt in diesem Projekt die Erfahrung gemacht, das wusste ich aber auch schon vorher, dass diejenigen, die diese Arbeit machen, mit den Betroffenen, in der Regel ganz einsam sind. Und wenn die mal auf jemanden anderen stoßen, der das auch macht, dass die dann ganz glücklich sind und sich dann ganz wild austauschen, so dass es von da her ganz, ganz wichtig ist, dafür zu sorgen, dass solche Netzwerke gepflegt werden. Dass man immer Gelegenheiten schafft, sich zu treffen. (…) Also das schätze ich sehr hoch ein.“ (IP 1)

Die zitierte Kollegin betont, dass der kollegiale Austausch über die konkrete Arbeit mit Überlebenden der NS-Verfolgung dazu beitragen kann, Isolation zu überwinden. Eine weitere Interviewpartnerin benennt als Ressource die **gemeinsame Beschäftigung mit dem verbindenden Thema**.

> „...ich möchte eigentlich gerne so einen Kreis haben, wo ich, wo Leute sind, die sich auch mit dem Thema beschäftigen. (...) Das wäre gut gewesen! Ja, auf jeden Fall (...) Das hätte eine hohe Wertigkeit. (…) Ich würde mal sagen jetzt so '**acht**'!“ (IP 6)

Die Filmerin, die nun zu Wort kommen wird, verdeutlicht die Relevanz eines professionellen Netzwerkes, indem sie darauf verweist, dass dessen Fehlen ein Scheitern des geplanten Projekt bewirken würde.

> „Also, beim Filmgeschäft ist das so, wenn das Team nicht funktioniert, fliegt Dir der ganze Film um die Ohren. Also, das ist total wichtig. D.h., wir haben zusammen geschlafen, zusammen gegessen, zusammen getrunken, zusammen gearbeitet. Das ist also …. beim Film ist das '**acht**", sag ich mal. (…) Sonst wird es echt schwierig.“ (IP 9 b)

Auf die Frage nach der Bedeutsamkeit eines funktionierenden professionellen Netzwerkes antwortet eine Therapeutin:

> „...'**neun**', ja. Sehr wichtig. (...) Ist schon sehr wichtig.“ (IP 10)

Sie relativiert ihre Aussage allerdings, in dem sie diese in Bezug zur Bedeutung privater sozialer Beziehungen setzt.

> „... aber es ist nicht ganz so wichtig wie das Private, denke ich.“ (IP 10)

Interessant ist, dass die beiden zuletzt zitierten KollegInnen voneinander abweichende Bedeutungen mit ihren Unterscheidungen verbinden. Während der Skalenwert „acht“ für die Kollegin, die sich in ihrer Filmarbeit mit „dem Leben nach dem Überleben“ beschäftigt, „total wichtig“ aussagt, ist es für die zweite Interviewpartnerin anders. Die auf der Skala in der Bedeutsamkeit höher angesiedelte Einschätzung „neun“ bedeutet für sie zwar *„... schon sehr wichtig“,* aber im Bezug zu Anderem *„...nicht ganz so wichtig“.* Den Skalenwerten wurden also unterschiedliche subjektive Gewichtungen zugewiesen.[69]

Einem anderen therapeutisch tätigen Kollegen ist der **Rückhalt** wichtig, den er mit dem Vorhandensein eines professionelles Netzwerkes verbindet. In der Einschätzung der Bedeutsamkeit wägt er ab:

> „Also, man braucht einen Verbund da irgendwie mit Rückhalt oder wie. 'sieben' bestimmt. 'sieben' oder 'acht'. **'acht'** (...) ja, 'zehn' wäre mir zu viel, weil das hätte dann schon so was Ausschließliches. Kann auch anders gehen, aber ....“ (IP 12)

Einen ähnlichen Fokus hat die Mitarbeiterin einer psychosozialen Einrichtung für Holocaust-Überlebende und ihre Familien. Sie verweist darauf, dass **empathisches, kollegiales Miteinander** im beruflichen Alltag notwendig ist.

> „Gut, ich denke, dass es wie bei jeder Arbeit sein muss, das ist wichtig, dass, wenn man zusammenarbeitet, (...) sich ganz gut versteht.“ (IP 7)

Im Rahmen der Arbeit in traumadeterminierten Kontexten hält sie dies für eine unabdingbare Voraussetzung.

> „...weil sonst kann man gar nicht diese Arbeit machen.“ (IP 7)

Der von mir zuletzt interviewte Kollege ist ebenfalls von der hohen Bedeutung eines professionellen Netzwerkes überzeugt. Seine spontane Aussage:

> „... dem würde ich auch den Wert **'zehn'** geben,...“ (IP 13)

Er bedauert aber, dass diese von ihm so hoch bewertete Ressource in seinem Arbeitskontext nicht gegeben ist.

> „Aber würde dann sagen: Die Realität sieht leider anders aus (...) genau das krasse ... ins absolute Gegenteil. (...) Da müsste man dann in den Minusbereich gehen: Minus zehn oder irgendwie so.“ (IP 13)

---

[69] Vgl. hierzu S. 116

Die Untersuchung der Rahmenbedingungen der berufsspezifischen Ebene machte deutlich, dass das Vorhandensein professioneller Netzwerke z.B. in Form von Supervision für die von mir interviewten KollegInnen nur in Ausnahmen eine „offiziell" angebotene Möglichkeit darstellt. (vgl. Kap. 6.2.6)

Aus der Perspektive der Personebene kann nun als gemeinsame Tendenz zusammenfassend hinzugefügt werden, dass **die Etablierung professioneller Netzwerke** von den KollegInnen als eine sinnvolle Möglichkeit gewertet wird, **um den fragmentierenden Folgen sozio-politischer Traumatisierungen entgegen zu wirken.** Darüber hinaus kann die eigene Erfahrung von kollegialem Rückhalt und einer von Empathie getragenen Zusammenarbeit eine wesentliche Ressource sein, die darin unterstützt, den destruktiven Folgen zwischenmenschlicher Gewalt beständig neu zu begegnen.

6.4.2.2. Soziales Netzwerk als Ressource

Noch entschiedener wird im Rahmen der Interviews darauf hingewiesen, dass das Vorhandensein eines sozialen Netzwerkes einen unterstützenden Rahmen darstellt, welcher notwendig ist, um sich im professionellen Kontext mit dem Weiterwirken sozio-politischer Traumatisierung zu konfrontieren.

Skalenwert	**10**	**9**	**8**	**7**	**6**	**5**	**4**	**3**	**2**	**1**
Soziales Netzwerk	**7**	**0**	**2**	**1**	**0**	**0**	**0**	**0**	**0**	**0**

Hinzu kam als eine weitere Nennung ein Skalenwert von 3 – 10 (vgl. S. 235)

Hingewiesen wird darauf, dass es sowohl im familiären Rahmen wie auch im Freundeskreis hilfreich ist, **über die Inhalte und andere Themen der Arbeit sprechen** zu können.

> „Das ist mindestens ... ja... also, dass das da ist, dass würde ich mal sagen, das ist "**zehn'.** Das ist das Allerwichtigste! Dass man da ... (...) Dass man da Leute hat mit denen man darüber reden kann. Und dass ich da auch wen hatte, dass ich eben Hans [den Lebenspartner, R.. J.] hatte." (IP 6)

Gewünscht wird ein Verständnis dafür, dass infolge der besonderen Anforderungen des spezifischen Arbeitsfeldes entgegengesetzte Bedürfnisse entstehen können. Entsprechend stellt sich im sozialen Nahraum gelungenes **Ausbalancieren zwischen Rückzugsräumen und Mitteilungsräumen** als Ressource dar.

„Ich würde sagen:'**zehn**' . Also ich denke, das ist ganz, ganz wichtig! In vieler Hinsicht! Ich denke, das soziale Netz muss sehr viel Verständnis haben, dass jemand, der so eine zehrende Arbeit macht, dass der sich oft zurückziehen muss, und null Kommunikation und einfach Ruhe haben muss. Und auf der anderen Seite einfach auch so Raum braucht. Weil, bei den Mandanten habe ich keinen Raum. Die brauchen mich, die brauchen, dass ich ihnen Raum gebe. Sie lieben mich, aber ich komme dann nicht vor." (IP 1)

Der folgende Beitrag betont, dass das Vorhandensein eines Freundeskreises und einer partnerschaftlichen Beziehung insbesondere dann hilfreich ist, wenn diese Beziehungen durch **empathisches Interesse** gekennzeichnet sind.

„Es ist eigentlich total wichtig, dass man Freunde hat, Bekannte, eigentlich auch einen Partner, wenn es geht, der einem, wenn man über dieses Thema reden will und dazu was loswerden will, mit Empathie begegnet." (IP 9 b)

Eine Einschränkung erfährt diese Aussage, indem darauf verwiesen wird, dass nur FreundInnen, die der **Auseinandersetzung** mit den Folgen nationalsozialistischer Gewaltherrschaft **zustimmend gegenüber stehen** (vgl. S. 135), in diesem Sinne als unterstützend erlebt werden.

„...das merkt man sehr schnell, wenn jemand ...., das muss gar nicht verbal sein, aber wenn jemand mimisch und gestisch bei diesem Thema in die Abwehr geht. (...) Das soziale Netz, (...) das liegt bestimmt so bei ' **acht**' "
(IP 9 b)

Lediglich ein Kollege äußert, dass er das Thema „Folgen der Verfolgung im Nationalsozialismus" im Freundeskreis eher zurückhaltend behandelt.

„...das andere ist eben, Freunde haben auch ... oder alle Bezüge .... ja, können einen ja auch einengen, ne? Können einen auch abhalten von etwas. (...) Ja. Sie können auch äußern: 'Komm, Du, jetzt gehst Du aber ein bisschen weit.' Oder so, ja? Und ... weil es den anderen Angst macht eventuell. (...) Nee, also, da würde ich dann sagen: Ja, '**drei**' **bis** '**zehn**' oder wie"?
(IP 12)

Auf dem Hintergrund seiner von Skepsis getragenen Zurückhaltung weicht seine Einschätzung der Bedeutung eines sozialen Netzwerkes als Ressource von denen der übrigen TeilnehmerInnen ab. Der von ihm genannte Wert drei bis zehn konnte auf der oben dargestellten Übersicht nicht zum Ausdruck gebracht werden, macht aber die Ambivalenz des Interviewpartners deutlich. Er beschreibt den Hintergrund seiner Zurückhaltung:

„Das Hauptthema für mich eben als Deutscher, bzw. als Nachkomme von den ehemaligen Volksgenossen ist ja Täterschaft und Mitläuferschaft. Und da ist es .... sind die Abwehrgeschichten also sehr massiv. (...) ... und ich bin ja nun jemand aus der 'eindeutigen Mehrheitsgesellschaft' da, ja? Und da ... da läuft .... da laufen so manche Fäden bis heute „(IP 12)

Eine Ressource stellt dieser Bereich in anderer Weise für ihn dar. Seine Skepsis gegenüber seinen Mitmenschen ließ ihn zu einem **„Spezialisten im Umgehen mit Unsicherheit“** werden, was er selbst als einen bereichernden „Schatz“ wertet.

„Ich bin immer mehr ein Spezialist geworden im Umgehen mit Unsicherheit. Also, auch in der ganz normalen 'Arbeit', weil so vieles ist ja ... oder, es ist ja nicht klar, was jetzt bei dieser Familie los ist, die da kommt. Und da ist das gerade auch ein Schatz, wenn man mit Unsicherheit leben kann. Wenn man eben nicht mit den festen Gewissheiten hantiert, die in achtzig Prozent der Fälle vielleicht zutreffen, aber in zwanzig Prozent der Fälle schweren Schaden ..., oder davon wieder ein Teil schweren Schaden anrichten..“ (IP 12)

6.4.2.3. Verlässlichkeit des Arbeitsplatzes als Ressource

Die Frage danach, welche Bedeutung ein verlässlicher Arbeitsplatz für die KollegInnen hat, ist sehr unterschiedlich beantwortet worden. Acht InterviewpartnerInnen gaben einen Skalenwert an, während die anderen die Ambivalenz betonen.

Skalenwert	**10**	**9**	**8**	**7**	**6**	**5**	**4**	**3**	**2**	**1**
Verlässlichkeit des Arbeitsplatzes	**1**	**1**	**4**	**1**	**0**	**1**	**0**	**0**	**0**	**0**

Aus verschiedenen Supervisionsprozessen war mir bekannt, dass die Arbeit mit Überlebenden nationalsozialistischer Verfolgung häufig befristet und in prekären Arbeitsverhältnissen (vgl. S. 134, 163) stattfindet und so zu existenzieller Verunsicherung der dort Tätigen führt. Ich vermutete daher, dass die existenzielle Absicherung in diesem Arbeitsfeld eine wesentliche, über den ökonomischen Aspekt hinausgehende Ressource darstellen würde. Diese Annahme wurde einerseits bestätigt, andererseits durch die Betonung der Ambivalenz relativiert.

„Das kann ich zahlenmäßig ganz schwer sagen, weil da die Ambivalenz zuschlägt, dass ich nicht sicher bin, ob es gut ist, dass man die Garantie hat in einem solchen Bereich lange Zeit arbeiten **zu müssen**.“ (IP 4)

Dieser Kollege weist darauf hin, dass außer der Sicherheit des Arbeitsplatzes **das Schaffen alternativer Arbeitsmöglichkeiten** sinnvoll wäre.

> „ Also ich glaube, dass die Alternativen da sein müssten, dass dann auch die Leute sich entscheiden können, wenn sie irgendwann merken, sie können es gar nicht mehr auch was Anderes zu tun. (…) ich habe Leute gesehen, die das aus Alternativlosigkeit bis zum Ende ihres Berufslebens gemacht haben. Manchmal ist dieses Ende des Berufslebens früher gewesen, weil sie es letztlich nicht ausgehalten haben. (…) Wüsste ich jetzt nicht, wo ich es einskalieren muss…“ (IP 4)

Eine Kollegin, die seit mehreren Jahren in einem Projekt tätig ist, dessen Weiterbestehen wiederholt durch befristete Mittelbewilligung in Frage gestellt wird, beschreibt es ähnlich.

> „Da bin ich gespalten. Ich würde sagen **'fünf'**. Weil einerseits, glaube ich, könnte diese Befristung für alle Menschen eine Chance sein, doch wieder von diesem Thema los zu kommen und sich dann mit etwas gänzlich anderem zu beschäftigen. Und ich glaube schon, dass die meisten Menschen, die mit diesem Thema arbeiten, aus sehr persönlichen Hintergründen daran geraten und dann daran festhaken. Und ich bin mir nicht sicher, ob das gut ist.“ (IP 1)

Im Abwägen der Folgen existenzieller Unsicherheit durch Arbeit in befristeten Projekten betont eine Interviewpartnerin, dass diese Situation für sie nicht ausschließlich Belastung ist, sondern auch eine Ressource darstellt.

> „Diese Art von Arbeit, die hat Vor- und Nachteile. Es ist natürlich immer die Gefahr, dass man einfach nicht so gesehen wird und nicht so wertgeschätzt wird, als wenn man jetzt eine richtige Stelle hat. (...) Auf der anderen Seite ist das immer wieder herausfordernd, dann wieder zu überlegen, wie geht es jetzt weiter.“ (IP 6)

Die **Herausforderung durch Entwicklung neuer Projektideen** wird hier ebenso als Bereicherung erlebt, wie die **Selbstverantwortung** in diesem Bereich.

> „Und eben auch eine Arbeit, die ich machen will. Das ist wirklich (…) selbstbestimmt. Es sagt mir keiner, was ich machen soll.“ (IP 6)

Demgegenüber steht die materielle Abhängigkeit.

> „Der Nachteil ist, dass man suchen muss und dass, wenn ich Hans nicht hätte, nicht davon leben könnte, obwohl ich unheimlich viel arbeite.“(IP 6)

Die hohe Bedeutung, die eine Verlässlichkeit des Arbeitsplatzes hat, wird von der nun zu Wort kommenden Interviewpartnerin in zwei Bereichen gesehen.

> „Das ist vielleicht mein ganz eigenes Ding. Dass mir das wichtig ist. Also so 8 oder 9, ja '**neun'!** Solange ich denken kann, war mir ökonomische Sicherheit und Unabhängigkeit immer wichtig. Vielleicht die einzige wahre Sicherheit angesichts innerer Unsicherheit. (...) wenn ich jetzt arbeiten gehe, entstehen auch .... oder erhalte ich soziale Kontakte, habe ich soziale Kontakte, das ist es ja auch. Und es ist nicht nur das Geld.“ (IP 9 b)

Als Ressourcen, die mit einem gesicherten Arbeitsverhältnis verbunden sind, werden hier also **ökonomische Sicherheit** und **durch die Arbeit entstehende soziale Kontakte** genannt.

Für den abschließend zitierten Kollegen steht nicht die materielle Absicherung im Vordergrund, sondern das Bewahren von Sicherheit im Rahmen traumatischer Prozesse in traumadeterminierten Systemen (vgl. Kap.6.2.5). Ein gesichertes Arbeitsverhältnis ermöglicht es ihm, **trotz destruktiver Teamdynamik im System zu bleiben**. So stellt für ihn ein gesichertes Arbeitsverhältnis eine Ressource dar, die sicherstellt, dass er in einem Feld tätig sein kann, dass für ihn **„seelisch existenziell“** höchste Bedeutsamkeit hat.

> „Das ist sehr wichtig. Also, ich würde sogar sagen, wenn – ja, das ist jetzt wieder institutionell etwas schwierig, delikat, ja?(...) also wenn ich den nicht gehabt hätte, dann wäre ich längst raus geflogen(...) aufgrund der Konflikte, die es gab und gibt. Und insofern ist das ein Schutz. (…) aus seelisch existenziellen Gründen ist es mir so wichtig an dieser Thematik zu arbeiten. (…) Ich fürchte, es ist - wenn ich ehrlich bin - auch bei '**zehn'**.“ (IP 13)

6.4.2.4. Verlässlichkeit sozialer Beziehungen als Ressource

Soziale Beziehungen, die im zeitlichen Verlauf und/oder in aktuellen Situationen einen verlässlichen Bezugspunkt darstellen, werden von sieben KollegInnen als bedeutsame Ressource beurteilt.

Skalenwert	**10**	**9**	**8**	**7**	**6**	**5**	**4**	**3**	**2**	**1**
Verlässliche Beziehungen	**5**	**0**	**2**	**0**	**0**	**1**	**0**	**0**	**0**	**0**

Eine Kollegin ist eher ambivalent:

„... das ist eine schwierige Frage... Da weiß ich nicht genau. Das ist jetzt eher mein eigenes Ding, dass ich das Gefühl habe, dass man häufig für Entwicklung auch soziale Beziehungen opfern muss. Also das heißt, man entwickelt sich, und darüber gehen soziale Beziehungen zu Ende und man findet wieder neue. Und dadurch geht die Entwicklung wieder weiter. Das ist eine andere Art der Verlässlichkeit. (…) Ja, so bei **'fünf'.** Es ist nicht ganz so wichtig. Bei **'fünf'**." (IP 1)

Die übrigen InterviewpartnerInnen gehen davon aus, dass die Verlässlichkeit sozialer Beziehungen eine bedeutsame Ressource sein kann, bringen die Relevanz, die sie diesem Bereich zumessen, aber nicht in einem Skalenwert zum Ausdruck.

Der auf Seite 235 zitierte Kollege, der gegenüber Freunden große Zurückhaltung zeigt, verweist darauf, dass seine **Partnerschaft** einen für ihn passenden unterstützenden Rahmen bot.

„Ganz eindeutig meine Frau. Mit der zusammen sich das auch entwickelt hat damals und … ja, die Gespräche mit ihr, der Rückhalt. Ihre Offenheit, ihre Klarheit. Ohne das ..." (IP 12)

Auch **lange bestehende soziale Kontakte**, die durch ihre Dauer Prozesse der Vertrauensbildung ermöglichen, werden in diesem Sinne als wertvolle und auch **belastbare** Ressource gesehen.

„ Und was ich gemerkt habe, ist … Also, es gibt Freundinnen, die ich sehr viel länger kenne, als ich im Schwerpunkt diese Arbeit mache, (...). Ja, das sind Freundschaften, die seit 30 Jahren bestehen und die bestehen immer noch und die halten das auch aus." (IP 9 b)

6.4.2.5. Spiritualität als mögliche Ressource

Sekundäre Traumaexposition, die Konfrontation mit Trauma und Gewalt, wirft existenzielle Fragen auf, beinhaltet die Auseinandersetzung mit wahrnehmbaren und sinnlich nicht fassbaren Aspekten des „Mensch in der Welt Seins", mit (Un-)Möglichkeiten der Sinngebung angesichts geschehener Zerstörung von Leben, Bedeutung und Sinn. „Das Ringen um Sinn und Würde kann sehr zentral werden bei primär Traumatisierten, aber auch bei sekundär Traumatisierten, d. h. bei Menschen, die nicht selbst dem Trauma ausgesetzt sind, sondern sich mit den Opfern identifizieren." (Längle 2006, S. 9). An dieser Stelle interessiert mich, ob Spiritualität eine Ressource sein kann, wenn das Ringen um Sinn und Würde im Rahmen der Arbeit zu einem essenziellen Aspekt geworden ist.

Skalenwert	10	9	8	7	6	5	4	3	2	1
Spiritualität	0	1	4	1	2	1	0	0	0	0

Die individuellen Vorstellungen über das, was unter Spiritualität verstanden werden kann, waren ebenso breit gestreut, wie die Einschätzung ihres möglichen Nutzens als Ressource.

Die folgende Kollegin betont das Gefühl der **Verbundenheit als spirituellen Aspekt**, der für sie unterstützend ist.

> „Also, für mich ist Gemeinschaft was Wichtiges und dann ... Gemeinschaftsgefühle sind für mich manchmal sehr .... auch mit sehr vieler spiritueller ... diese Verbundenheit ... deswegen **'acht'**." (IP 10)

Im folgenden Beispiel wird ebenfalls die Gemeinschaft, darüber hinaus auch die **Beständigkeit einer Gruppe, die sich mit Ritualen** befasst, als spirituell erlebt und zugleich als Kraft gebend für die Anforderungen der Arbeit. Bedeutsam ist hier auch, dass sich die Gruppe **nicht mit berufsbezogenen Themen beschäftigt, aber bei Bedarf dennoch Raum dafür gib**t.

> „...diese Psychodrama-Gruppe, in der ich da gewesen bin, (…) daraus entstanden ist eine Ritual-Gruppe und in der bin ich seit, seit... solange wie ich mich da auch - dass hatte auch immer Platz, meine Arbeit hatte da auch immer einen Platz (...) das ist schon so auch was Spirituelles. Also etwas, was so mit meinem Alltag so nichts zu tun hat und was mir auch total wichtig ist, dass es diese Ebene gibt. (...) Und wir singen dann und tanzen dann, und was weiß ich... Wir haben sehr, wir kennen uns sehr lange, jedenfalls so eine kleine Gruppe innerhalb dieser Gruppe. Und das ist ganz was Wichtiges geworden so für mich." (IP 6)

Auf die Frage, welcher Skalenwert ausdrücken könnte, welche Bedeutung der Spiritualität als Ressource zukommt, antwortet die Kollegin wie folgt:

> „Es hat mich auch sehr gestützt so in den ganzen Jahren. Ich denke auch so **'sieben'** würde ich schon sagen". (IP 6)

Die Konfrontation mit spirituellen Positionen, die den eigenen grundlegend widersprechen, kann zu eigener existenzieller Verunsicherung, zu spiritueller Krise und damit zum Verlust eines Halt gebenden Rahmens führen.

> „Also ich hatte mich vorher schon sehr intensiv mit Spiritualität beschäftigt und habe dann erst mal einen Bruch erlebt. Also weil ich, es gibt so eine Frau, die heißt Chris Griscom, (...) In einem ihrer Bücher hat sie geschrieben, dass man karmisch immer wieder kommt und dass man sich das aus-

sucht, und ich meine, mich erinnern zu können, dass sie auch gesagt hat: 'Auch die KZ-Opfer haben sich das ausgesucht.' Und da war für mich Ende. Und da habe ich leider - und das war sehr schlimm für mich - am Anfang meiner Arbeit hier schon meinen spirituellen Bezug verloren, also der ist einfach so weg gebrochen. (…) Das war sehr dramatisch, weil ich gerade für diese Arbeit so etwas gebraucht hätte. Aber das war weg." (IP 1)

Die Auseinandersetzung mit den **Erfahrungen Holocaust-Überlebender wird** hier **als Orientierung** gebend betrachtet.

„Ja, das [Spiritualität, R.J.] ist sehr wichtig. Und ich finde so...bei **'acht'** ... Also ich kann das auch an den Betroffenen sehen. Dass diejenigen, die einen starken Bezug zu ihrer Religion haben, glaube ich, letztendlich besser mit ihren traumatischen Erlebnissen klarkommen, weil sie es in einem Bezugsrahmen einordnen können." (IP 1)

Eine Neuorientierung infolge eigener spiritueller Krise wird als deutliche Ressource gewertet.

„...wieder gefunden habe ich das erst sehr, sehr viel später 98, 99 durch die Entdeckung der peace maker, die ja seit 97 immer diese retreats in Auschwitz machen. Jedes Jahr. Und da bin ich auch Mitglied geworden und da kann ich mich spirituell auf einen neuen Weg machen und das war für mich sehr, sehr, sehr wichtig und entscheidend." (IP 1)

Im Gegensatz zu dieser Kollegin stellt für einen anderen Interviewpartner Spiritualität keine Möglichkeit dar, die hilfreich sein könnte, um in diesem Feld gesundes Sein zu unterstützen.

„Ich gehöre zu den Leuten, die bei all dem große Schwierigkeiten haben… also dieser Helmut-Schmidt-Satz „Wenn Leute von Visionen sprechen, rufe ich nach dem Arzt!" liegt mir doch näher, als mir manchmal lieb ist. Also ich kann mit… ich weiß nicht, was Spiritualität ist." (IP 4)

Für einen weiteren Kollegen liegt die Vermutung nahe, dass ein spiritueller Bezugsrahmen für ihn hilfreich sein könnte. Allerdings hat er keinen passenden Zugang dazu gefunden.

„Also, ich glaub, die Spiritualität ist wichtiger, als ich das selber in meinem Leben realisiere. Also, ein Kollege von mir, mit dem … mit dem ich bei den Child Survivors arbeite, der macht Yoga und hat auch in diesem Kontext, in dem wir da arbeiten, das eingebracht. Ich weiß jetzt nicht, ob man das als was Spirituelles bezeichnen kann. (...) Nein, ganz so wichtig wie die anderen würde ich sie nicht halten. Ja? Aber ich glaube, **'fünf'**, sagen wir mal. (...) Ich glaub, es wäre gut sich darauf mehr einlassen zu können und dem mehr Raum zu geben. Aber ich muss auch zur Kenntnis nehmen, dass ich das nicht gemacht habe." (IP 13)

Um den Aspekt eines **spirituellen Schutzes** vor aktuellen verdeckt wirkenden nationalsozialistischen Entwicklungen geht es in der folgenden Überlegung.

> „Und spirituelle Bezüge sind mir durch diese Arbeit ... das wäre so ähnlich wie mit dem Bösen, das ... die sind mir in einer konkreten Weise deutlich geworden, ja? (...) und das es umgekehrt ... ja spirituellen Schutz braucht. (...) Das ist schon eine ganz, ganz wichtige Geschichte, um sich zu schützen vor so nazihaften Tendenzen, die es ja auch unter ganz anderem Etikett gibt ... wo es Affinitäten gibt. (...) Ja, könnte ich auch **'acht'** sagen." (IP 12)

6.4.2.6. Andere Ressourcen

Die Einladung, weitere Bereiche zu benennen, die hilfreich sein können, um in traumadeterminierten Organisationen den professionellen Rahmen so zu gestalten, dass sie zur eigenen Gesundheit beitragen, wurde von den KollegInnen aufgegriffen. Auf dem Hintergrund ihrer subjektiven Erfahrung und Kreativität zeigte sich ein Bild vielfältiger salutogener Möglichkeiten. Die Aussagen der InterviewteilnehmerInnen lassen sich verschiedenen Bereichen zuordnen:

Die institutionelle Ebene:
Sicherheit und gesundes Sein der MitarbeiterInnen

Im Hinblick auf die Frage, welche Ressourcen der jeweilige Arbeitskontext vorhalten sollte, damit in diesem Bereich gesundes Arbeiten möglich ist, wurden zunächst strukturelle Aspekte hervorgehoben, welche geeignet sind, die Arbeitsbelastungen der Einzelnen zu reduzieren und Neues zu ermöglichen.

> „Also ich denke mir, dass was wünschenswert wäre, das wäre einerseits eine **andere Personalausstattung.**" (IP 4)

> „Und eine Unterstützung auch bei der **Entwicklung von neuen Projekten**, also dass die Arbeit einfach voran geht." (IP 2)

Weitere genannte vorhandene oder gewünschte Ressourcen lenkten den Blick darauf, dass Professionalität im Kontext der Erinnerungsarbeit erfordert, für die **Herstellung eines Halt und Sicherheit gebenden Rahmens** zu sorgen. In diesem Zusammenhang wurde die Implementierung von Angeboten vorgeschlagen, welche zirkuläre Prozesse unterbrechen, in denen sich Sekundäre Traumaexposition, strukturelle Probleme und Belastungsreaktionen der KollegInnen wechselseitig verstärken. (vgl. Kap.6.2.5) Als geeignete Instrumente werden Teamsupervision, Gruppensupervision, Fallsupervision und Einzelsupervision genannt.

> „Also wirklich die entsprechenden Strukturen, dass man z.B. auch Supervision und so etwas hat.“ (IP 2)

Um der destruktiven Dynamik, welche sich infolge der Auseinandersetzung mit sozio-politischer Traumatisierung in Teams entfalten kann, wirkungsvoll zu begegnen, wird insbesondere eine **professionelle Begleitung von Teambildungsprozessen** für notwendig gehalten.

> „Ja, also ich finde es wirklich ganz wichtig, wirklich kontinuierlich am Team zu arbeiten. So diesen Teambildungsprozess nie aufzugeben, egal mit welcher Methode.“ (IP 2)

Für die Auseinandersetzung mit subjektiv nahegehenden Themen, Erfahrungen und Begegnungen, insbesondere mit eigener Betroffenheit wird **Einzelsupervision** als unterstützende Ressource wahrgenommen.

> „Ich habe mir auch schon einmal eine Einzelstunde geholt. Also diese ganze Verstrickung, diese persönliche Verstrickung, ja. Vielleicht kann man das nur in der Einzelsupervision, weil das ist ja so persönlich, dass das schon riskant ist, ob man das in der kollegialen Supervision preisgeben kann. Das finde ich aber so wichtig. Ich denke, das sind oft solche Störungen, die mich oft auch beunruhigen, irritieren (...) Ich glaube, man müsste zwei Supervisionen haben. Man müsste Einzelsupervision haben und man müsste auch noch so was wie fallbezogenen Supervision haben..“ (IP 1)

Als kreative Lösung bei der Suche nach geeigneten Ressourcen wurde erwähnt, dass der **institutionsübergreifende Erfahrungsaustausch von KollegInnen** eine genutzte Form der Unterstützung darstellt.

> „Mittlerweile haben wir hier so eine kleine Intervisionsgruppe gemacht mit Kolleginnen aus anderen Institutionen, die auch mit NS Verfolgten zusammenarbeiten. Das ist mehr so kollegiale Beratung..“ (IP 1)

Die Möglichkeit, Vereinzelung durch **kollegiale Zusammenarbeit** aufzuheben, sowie eine **wertschätzende Haltung gegenüber der Arbeit** sind weitere Beiträge zu gesunden Arbeitsbedingungen in diesem Feld.

> „Ich glaube dann..., was ich toll fänd wäre, wenn es so eine Gruppe von Menschen gäbe, die ... die so in etwa solche Vorstellungen haben damit, wie ich sie habe. Und wenn man uns in Ruhe arbeiten ließe und uns darin unterstützen würde, dem Wertschätzung geben würde und ein bisschen befreien würde von manchen anderen Lasten, die es so gibt. Das wäre super!“ (IP 13)

Ebenfalls als stärkend wird es wahrgenommen, wenn im **Rahmen des unmittelbaren Arbeitskontextes Reflexionsmöglichkeiten** bestehen.

> „Also, das was ich von dem Team, in dem ich arbeite wahrnehme, was ich brauche und was ich da auch sehr stark bekomme, das ist die gemeinsame Reflexion, die gemeinsame Auseinandersetzung.“ (IP 4)

Dabei geht es auch um das **Nachvollziehen des eigenen Eingebunden-Seins in traumaspezifische Prozesse**.

> „Auch dann manchmal der gemeinsame Konflikt. Also der Konflikt miteinander um Themen und dann das Herausfinden, woher diese Konflikte eigentlich kommen. Also wir merken sehr häufig, dass wir da Konflikte haben, die schon auch als Abwehr der thematischen Auseinandersetzung dienen.“ (IP 4)

Die fachlich-informelle Ebene:
Vom „Mehr des Selben“ zum „Mehr des Anderen“

In der Arbeit in Organisationen, die sich mit vergangenen sozio-politischen Traumatisierungen im Nationalsozialismus befassen, sind die dort tätigen KollegInnen in traumadeterminierte Prozesse einbezogen, zu deren Folgen gehören kann, dass Grenzen der Belastbarkeit nicht gewahrt werden (vgl. S. 219). Dem verbreiteten Muster eines „Mehr Des Selben“, welches neben mehr Arbeit auch mehr Sekundäre Traumaexposition verspricht, wird unter Ressourcenperspektive der Blick auf ein „**Mehr des Anderen**“ gegenüber gestellt. Als hilfreicher Beitrag dazu, die Belastungsbalance zu halten oder wieder herzustellen, wurden die **Übernahme von Arbeiten** beschrieben, **die nicht unmittelbar mit Sekundärer Traumaexposition verbunden sind**.

> „Und dann war das gut, ich steckte natürlich voll von Geschichten, Geschichten, Geschichten und ich konnte jetzt irgendwie daraus fundraising und Öffentlichkeitsarbeit und Ideen entwickeln, und konnte das alles einmal so ein bisschen aufarbeiten und aufbereiten ohne jetzt immer wieder so diese schweren Sachen ... das habe ich so gelernt Öffentlichkeitsarbeit und fundraising, da habe ich mich so fortgebildet und das hat mir geholfen. (...) das hat mir geholfen, den Abstand wieder ein bisschen zu kriegen.“ (IP 1)

Um einen passenden Abstand zur kumulativ-destruktiven Wirkung Sekundärer Traumaexposition herstellen zu können, nahmen einige InterviewpartnerInnen an Fortbildungen teil.

> „Ich denke, es wäre gut noch eine Fortbildung. Aber ich weiß nicht.... Also, damals diese Fortbildung einmal war in Hamburg, (...) Das war eine Fortbildung für Leute, die mit Holocaust-Überlebenden arbeiten und so ein biss-

> chen auch …., ein bisschen Erfahrung, was die anderen haben. Das war, denke ich, sehr gut. Sehr wichtig." (IP 7)

Dem Erhalt professioneller Handlungsfähigkeit diente auch das **Schaffen professionsübergreifender Reflexionsräume.** Während der berufliche Alltag in der Regel höchste emotionale Anforderungen stellt, kann in interdisziplinären Reflexionsprozessen die Kognition im Vordergrund stehen und so durch Wechsel der Ebenen für mehr Distanz sorgen.

> „Also, ich glaube, dass ganz wichtig ist Reflexion. Das wichtig ist, dass man verlässliche Netzwerke für Reflexion hat, die sich nicht immer an dem Thema festmachen muss. Also ich erlebe das Gespräch mit forensischen Archäologen, die heutige Genozide aufdecken, mit extrem traumatisierten Psychiatern aus psychiatrischen Einrichtungen, mit Pflegekräften aus dem Krankenhausbereich und so häufig als durchaus auch bereichernd, was die Professionalität betrifft, weil sich ähnliche Belastungssituationen zeigen." (IP 4)

Ein **Ausgleich** zwischen Empathie auf der einen und Distanz auf der anderen Seite wurde **durch Externalisieren** geschaffen: Gehörtes, Berührendes und Verunsicherndes wurde vom innen Erleben durch Schreiben ins äußerlich Sicht- und Lesbare gebracht. So stellt das **Schreiben** von Artikeln oder Büchern eine Ressource dar, die es ermöglicht, **Abstand** zu gewinnen.

> „... in der Situation, da war das schon, da habe ich auch gedacht: 'Man, da bräuchte ich eigentlich jetzt mal jemanden mit dem ich (…) da mal darüber reden könnte.' Ich habe mir das selber abgearbeitet, also wo ich das jetzt so erzähle, denke ich, diese... dass ich das aufgeschrieben habe, das ist einfach so auch etwas gewesen, wo ich das dann wieder mit abgeben konnte (…) Ich habe dann auch, nachdem ich das dann aufgeschrieben habe, und das ist ja beides veröffentlicht worden, (…) aber ich habe da auch einen Abstand erhalten."(IP 6)

Die individuelle Ebene: „Fürsorglich mit sich selbst sein"

Bis hierher habe ich Ressourcen vorgestellt, die einen fachlichen Bezug zur Arbeit der InterviewpartnerInnen aufweisen und die von ihnen als hilfreich erlebt wurden, um die hohen Belastungen in traumadeterminierten Arbeitsfeldern gesund bewältigen zu können. Im Folgenden geht es um einen anderen Zugang zu Ressourcen. Gefragt wird nun, ob „euthymes Erleben und Verhalten, also die Fähigkeit zu genießen und sich etwas Gutes zu tun, als gesundheitsfördernde Ressource" (Franke 2010, S. 175) gewertet werden kann. Mich interessiert hier, welche positiven Aspekte des Lebens die befragten KollegInnen sich zugestehen, um für sich selbst zu sorgen und es sich „gut gehen zu lassen". Ein achtsamer Umgang mit sich selbst, eigener Gesundheit, eigenem Wohlbefinden ist nur von wenigen der InterviewpartnerInnen als eigene Praxis beschrieben worden. Eine Kollegin beschreibt als Voraussetzung „gutes Leben":

> „Also, Gesundheit, **ausgeschlafen** zu sein, **nicht gestresst** zu sein. (...) Psycho-Hygiene: mehr und **Selbstschutz und Selbstachtung**." (IP 10)

Um dem einen Schritt näher zu kommen, geht eine andere Interviewpartnerin davon aus, dass die eigene Fokussierung auf die Beschäftigung mit dem Tod abgelöst werden sollte von einer **Aufmerksamkeitslenkung, welche das Leben ins Zentrum stellt**.

> „Mich mehr mit dem Leben als mit dem Tod zu befassen und selber mehr zu leben." (IP 9 b)

Damit das Ziel, das eigene Leben stärker in den Mittelpunkt zu stellen, realisierbar wird, hält sie es für wichtig, **sich Zeit dafür einzuräumen.**

> „...es ist auch [wichtig, R.J.] Zeit zu haben, um zu leben, (…) mehr Zeit zu haben wäre wichtig." (IP 9 b)

Zudem achtet sie darauf, **zwischen Arbeitszeit und freier Zeit zu unterscheiden**.

> „Alles, was nur entfernt nach Arbeit aussieht, kommt auch an den Arbeitsplatz." (IP 9 b)

Als erforderlich, um es sich trotz der Auseinandersetzung mit den Folgen schwerer Menschenrechtsverletzungen auch während der Arbeitszeit hinreichend gut gehen zu lassen, benennt ein Kollege:

> „Dann glaube ich, ist **unabwendbar, unabdingbar wichtig Humor**! (...) dass man einen enormen Humor braucht, um gegen diese Grausamkeiten, die man sozusagen, die man thematisiert, angehen zu können (…) Und die Überlebenden sagen dann eben auch vielfach zu Entlastung derer, die das ganz schräg finden: 'Wir hätten ohne Humor hier gar nicht überlebt'." (IP 4)

6.4.3. Sekundäre Traumaexposition und Kohärenzerleben

Im zweiten Kapitel dieser Arbeit wurde das Modell der Salutogenese als ein Konzept vorgestellt, welches individuelle Gesundheit im Rahmen verschiedener Systemebenen betrachtet. (vgl. Kap.2.3) Ich stellte die Frage, was dazu beitragen kann, dass KollegInnen es trotz Sekundärer Traumaexposition in der Erinnerungsarbeit schaffen, die Bewegung auf dem Gesundheits-Krankheits-Kontinuum in möglichst vielen Dimensionen in Richtung Gesundheit zu lenken (vgl. S. 30). Bei der Darstellung der Forschungsergebnisse beschrieb ich auf jeder der bisher von mir fokussierten Systemebenen deren spezifischen Beitrag zu gesundem oder gekränktem Arbeiten in traumadeterminierten Systemen und bezog diese auf Aspekte der Salutogenese (vgl. S. 130). Folgende Gesichtspunkte waren dabei zentral:

- *Auf der gesellschaftlich-kulturellen Ebene* reflektierte ich, inwieweit der gesellschaftliche Kontext einen ressourcevollen Rahmen für die professionelle Auseinandersetzung mit den Folgen nationalsozialistischer Verfolgung bietet.
- *Auf der berufsspezifischen Ebene* interessierten mich rekursive Prozesse, die sich infolge von man-made-disaster in Teams entfalten. Eingeführt wurde in diesem Zusammenhang das Konstrukt des Team-Kohärenzgefühls als eine Möglichkeit, diese Dynamik aus Sicht der Salutogenese zu reflektieren.
- *Auf der familienbiografischen Ebene* war die leitende Fragestellung, inwieweit das Familien-Kohärenzgefühl der Herkunftsfamilien einen salutogenen Ressourcenpool bietet, auf den KollegInnen zurückgreifen können, wenn Sekundäre Traumaexposition in traumadeterminierten Arbeitsfeldern zu hoher Belastung führt. Ich setzte mich damit auseinander, wie familienbiografische Erfahrung, familiär geteilte Sinndeutung und individuelle innere Landkarten ineinandergreifen.

Auf der Personebene werde ich nun den konzeptionellen Faden der Salutogenese wieder aufgreifen. An dieser Stelle geht es darum, das individuelle Kohärenzgefühl der InterviewpartnerInnen in den Mittelpunkt zu stellen. Deren Aussagen und Berichte, ihre Sinndeutungen und Gesundheitskonstruktionen unterscheiden sich voneinander. Exemplarisch werde ich die von mir als „Narrative der Kohärenz“ bezeichneten Selbstberichte zweier KollegInnen vorstellen (vgl. S. 218). Es geht darum, die Bedingungen der sie umgebenden Welt, ihre Arbeit in traumadeterminierten Systemen und ihr individuelles Gefühl der Lebenskohärenz aufeinander zu beziehen. Die subjektiven Beschreibungen der beiden Interviewpartnerinnen über ihre „gewisse Art in der Welt zu stehen“[70] werden auf die Aspekte *Verstehbarkeit, Handhabbarkeit und Sinnhaftigkeit* als zentrale Komponenten des Kohärenzgefühls rückbezogen. Ausgewählt habe ich die Selbstberichte von den zwei InterviewpartnerInnen, deren Verortung auf dem Gesundheits-Krankheits-Kontinuum am weitesten voneinander entfernt erscheinen.[71]

---

[70] Vgl. Kap. 2.3.2.2

[71] Um die Anonymität zu wahren, wurden außer dem Namen auch solche Angaben verändert, die Rückschlüsse auf die Person zulassen würden.

6.4.3.1.Narrative der Kohärenz – Frau Siemer

Zuerst stelle ich die Kollegin vor, die im Abstand von fünf Jahren zwei Mal von mir befragt wurde (vgl. S. 106, S. 182).

Die Auseinandersetzung mit dem Nationalsozialismus und dessen Folgen begleitet Frau Siemer durch die gesamte Zeit ihrer Berufstätigkeit und war bereits Schwerpunkt des Studiums.

> „Ich bin nach Berlin gegangen, um Faschismus zu studieren. Und nicht, um Geschichte zu studieren.“ (IP 9 a)

Nach dem Studium arbeitete die Interviewpartnerin zunächst als Lehrerin an einer Schule, später in verschiedenen, zumeist befristeten Projekten außerhalb des schulischen Kontextes. Sie entwickelte Konzepte für Ausstellungen, schrieb Bücher, arbeitete als Dokumentarfilmerin. Zum Zeitpunkt des ersten Interviews war sie 52 Jahre alt, arbeitete als befristet abgeordnete Lehrerin in der Nähe von Hannover in einem regionalen Projekt der Erinnerungsarbeit. Als fünf Jahre später das zweite Interview stattfand, war sie weiterhin als abgeordnete Lehrerin beschäftigt, nun aber in einem überregional, teils international agierenden Projekt. Zu ihren zentralen Aufgaben gehörte die Begleitung von Überlebenden nationalsozialistischer Verfolgung und ihrer Angehörigen sowie die Auseinandersetzung mit Biographien von Menschen, die im Nationalsozialismus ermordet wurden. Frau Siemer zeichnete im Verlauf beider Interviews ein Bild darüber, dass Sekundäre Traumaexposition im Kontext ihrer beruflichen Schwerpunktsetzung, gesellschaftliche Rahmenbedingungen und Aspekte ihres persönlichen sozialen Lebens in einem zirkulären Prozess die individuelle Positionierung auf dem Gesundheits-Krankheits-Kontinuum mit beeinflussten. Essentielles Thema, um das sich die Erzählung ihrer „gewissen Art in der Welt zu stehen“ rankte, war die Erfahrung des Verlustes von Sinnhaftigkeit und zudem das Wegfallen eines für sie sicheren Ortes.

Die Sinndimension als Teilaspekt des Kohärenzgefühls

Wie für viele andere KollegInnen, die sich in ihrem Beruf über einen langen Zeitraum mit den Folgen der NS-Zeit befassen, verknüpfte sich auch für Frau Siemer die persönlich empfundene Sinnhaftigkeit ihrer Arbeit mit dem Wunsch dazu beizutragen, dass die Zukunft frei von ähnlichen Entwicklungen sei. Die sinngebende Wirkung solcher Visionen wurde im Raum zwischen Vergangenem, Gegenwärtigem und Zukünftigem brüchig und drohte schließlich gänzlich verloren zu gehen. Die Kollegin beschrieb als eine für sie wesentliche Erfahrung den Verlust zentraler Sinn- und Bedeutungsgebungen und damit verbundener Ziele.

„...da bleibt natürlich ...., da bleibt im Laufe der Jahre, je länger man sich damit befasst, immer mehr vermutlich hängen ..... Wie soll ich das sagen? Das ist so ein emotionales Aushungern. An das Gute im Menschen z.B., also den Glauben, den verliert man suggestiv angesichts dieser Bilder." (IP 9 b)

Die von Frau Siemer beschriebene Wirkung „dieser Bilder" als einer Form Sekundärer Traumaexposition weist darauf hin, dass vergangene soziopolitische Gewalt im Nationalsozialismus nicht abgeschlossen ist. Als „unverlierbare Zeit" (Grünberg, Straub 2001) gestaltet sie das Kohärenzerleben der Interviewpartnerin mit. In diesem Rahmen kam ihr die Überzeugung abhanden, dass die Anforderungen, welche mit der Erinnerungsarbeit verbunden sind, Herausforderungen darstellen, „die Anstrengungen und Engagement lohnen." (vgl. S. 35)

„Also mir ist nicht nur die Sicherheit für mich verloren gegangen, sondern auch dieser Glaube daran, dass es überhaupt möglich ist, die Menschheit zum Guten zu wenden. Mir sind auch meine Ziele damit abhanden gekommen. Oder auch die Frage: auf der einen Seite, das strengt mich an seelisch und auf der anderen Seite, wofür eigentlich, nicht? Wenn das Ergebnis das ist, dass sich sowieso nichts ändert, und schon gar nicht zum Besseren." (IP 9 a)

Verstehbarkeit als Teilaspekt des Kohärenzgefühls

In dem Prozess, in dem für Frau Siemer das Gefühl der Sinnhaftigkeit eigenen professionellen Handelns verloren ging, wurde auch das kognitive Nachvollziehen der eigenen Erfahrung irritiert. Der für das Kohärenzgefühl relevante Aspekt des Verstehens setzt voraus, dass Menschen die Erfahrungen ihres Lebens als strukturiert, vorhersehbar und sinnhaft einordnen können (vgl. S. 35). Für die Interviewpartnerin bedeutete ihre Begegnung mit Überlebenden eine sich vielfach wiederholende Erfahrung Sekundärer Traumaexposition. Sie reagierte u.a. mit Albträumen, Trauer und Depression, mit...

„...Gefühlen so einer grundtiefen Traurigkeit, die immer massiver wird." (IP 9 a)

Frau Siemer erlebte ihre eigenen Reaktionen auf das Einfühlen in die leidvollen Erfahrungen von Überlebenden nationalsozialistischer Verfolgung als etwas Unvorhersehbares und Unstrukturiertes, als etwas, das sich nicht als etwas Sinnhaftes in ihr Erfahrungsrepertoire integrieren ließ. Vielmehr waren Scham, ein schlechtes Gewissen und Nichtverstehen damit verbunden. Sie beschreibt, dass sie sich nach Albträumen fragte:

„...wie kommst Du überhaupt dazu, dass es, dass es, also ...konkret ist es mir ja nicht passiert und ich war auch konkret nicht in Gefahr." (IP 9 a)

Das Erleben Sekundärer Traumaexposition löste auch in Rahmen der Interviewsituation deutlich spürbare Reaktionen aus[72] und wurde als weiterbestehender Schmerz beschrieben.

„Ich denke schon, es tut immer noch weh." (IP 9 a)

Was zu dieser Reaktion führte, bleibt für Frau Siemer selbst unverständlich.

„Ja... ja, ich kann das auch nicht erklären, warum." (IP 9 a)

Aus einer zeitlichen Distanz heraus geht die Kollegin fünf Jahre später davon aus, dass eine professionelle Begleitung ihrer Arbeit notwendig gewesen wäre, die ...

„...die mit mir bespricht, was das eigentlich bei mir macht und mit mir macht und wie ich damit umgehen kann und soll." (IP 9 b)

Handhabbarkeit als Teilaspekt des Kohärenzgefühls

Der Aspekt der Handhabbarkeit fragt in dem von mir untersuchten Zusammenhang danach,

- ob Sekundäre Traumaexposition zu Überforderung führen kann (Belastungsbalance);
- in welchem Maße es KollegInnen in der Erinnerungsarbeit möglich ist, auf Ressourcen zuzugreifen, welche die Chance erhöhen, die Anforderungen ihres spezifischen Arbeitskontextes gesund zu bewältigen.

H. Keupp beschreibt als den Pol, der einem starken Kohärenzgefühl gegenübersteht, die Verfassung der Demoralisierung. Diese beinhaltet den „...Verlust der Hoffnung, in der eigenen Lebenswelt etwas sinnvoll gestalten zu können." (Keupp 1999, S. 29) Während der ersten Interviewsituation deutete die Selbstbeschreibung von Frau Siemer darauf hin, dass sich für sie in diesem Sinne eine Verfassung der Demoralisierung entwickelt hatte.

„Ja, und ich denke, da ist etwas Ähnliches passiert,... also ich denke halt oft, wie bei Primo Levi, (...) auch wenn das immer von schlechtem Gewissen bei mir begleitet ist, ich will mich nicht mit Primo Levi vergleichen (...) aber es ist trotzdem so. Wenn man das, ...also so hautnah miterlebt hat, wie jemand anfängt, über das was er erlebt hat im Konzentrationslager so zu sprechen, dass man sieht, dass er selber anfängt zu weinen und dass es, und dass es das

---

72 Das Interview wurde an dieser Stelle für eine halbe Stunde unterbrochen.

> Leben von heute bestimmt und davon berührt ist, da wird man..., das geht scheinbar auch bei mir so tief. Obwohl ich in dem Sinne nicht Opfer bin. Ja, so ähnliche Gefühle wie bei Levi. Also, was ich mir nur vorstellen kann, dass man dann irgendwann aufgibt, und die Verzweiflung immer mehr Gewicht bekommt über das, was alles nicht möglich ist. Und wie wenig im Kern Gutes im Menschen steckt und wie viel Kraft das hat. Alle destruktiven Energien scheinen mehr Kraft zu haben als alles, was man dagegen zu setzen hätte. (...) Und dann gibt man irgendwann mal auf." (IP 9 a)

Dieses Aufgeben fand einen deutlichen Ausdruck in der Positionierung auf dem Gesundheits-Krankheits-Kontinuum: Die Interviewpartnerin war über lange Zeit depressiv, zeitweise suizidal.

> „So auf dem Hintergrund dieser langen depressiven Phase denke ich dann manchmal auch, dass es zu viel für mich ist." (IP 9 a)

Im Rückblick äußert Frau Siemer:

> „In Wahrheit war es destruktiv. (...) was meine inneren Kräfte angeht. Es hat meinen Akku leer gemacht. Es hat einfach meinen Akku leer gemacht." (IP 9 b)

In der alltäglichen Begegnung mit den Folgen von man-made-disaster kann die Belastungsbalance auch dadurch verloren gehen, dass an die Stelle einer sich einlassenden Beziehung im Sinne des „vinculo comprometido" (vgl. S. 62) eine Überidentifikation mit den Überlebenden tritt.

> „Ich habe mich mit den Opfern über identifiziert, ja. Und von den Tätern nicht distanziert, was .... im Prinzip ist das auch ein ..., also zumindest für mich ein einfacherer Vorgang und gilt für Viele. Es ist also .... es ist leichter, sich mit dem Opfer zu identifizieren als mit dem Täter." (IP 9 b)

Als Folge beschreibt die Kollegin, dass dieser Versuch mit emotionaler Überforderung verbunden war.

> „Ja, aber um diesen Preis. Also, wenn man den Albtraum sieht, hat das .... oder dann kann man sich denken, welchen Preis man auch dafür bezahlt emotional. Und .... also, es ist nur scheinbar einfacher. (...) Also, vordergründig ist das so, aber tatsächlich eigentlich nicht." (IP 9 b)

Zum Verlust ihrer Belastungsbalance trug zudem bei, dass die sie umgebende Welt von Frau Siemer nicht mehr als sicherer Ort erfahren werden konnte.

> „Naja, also, ich denke einfach, dass mir da (...) vielfacher Boden entzogen worden ist. Also, es gab weit und breit nichts mehr, was die Allianz den

„richtigen Rahmen für Ihre Sicherheit" nennen würde. Ja. Nichts war da. Es war weg. Alles weggebrochen. (…) Filmemachen war weg. Beziehung war weg. Geld war weg. (...) Alles, womit ich mich wohl und gut gefühlt habe, war weg." (IP 9 b)

Der Verlust des Halt gebenden Rahmens bezog mehrere Ebenen ein. Im sozialen Nahraum war der Zugriff auf bisher vorhandene soziale und emotionale Ressourcen nicht mehr möglich („Beziehung war weg"). Im beruflichen Kontext entfiel die Ressource sinngenerierender Arbeit, ökonomischer Absicherung, und kollegialer Unterstützung („Filmemachen war weg").

„...weil sich abzeichnete, dass das Filminstitut, an dem ich bis dahin gearbeitet hatte, liquidiert würde (...) haben wir uns mit einer kleinen Firmenproduktion selbständig gemacht, (...) Die Firma ist in Konkurs gegangen." (IP 9)

Die Möglichkeit, in den Schuldienst zurückzugehen, war für Frau Siemer vorhanden und hätte die finanzielle Absicherung wieder hergestellt.

„...zurück in die Schule hätte ich gekonnt, wollte ich aber nicht. Konnte ich mir auch nicht mehr vorstellen nach über 12 Jahren mit was anderem." (IP 9 b)

Diese Option stellte für die Kollegin eher eine Bedrohung als eine Chance dar.

„...also Schule, das war für mich wie ein Damoklesschwert." (IP 9 b)

Das Familien-Kohärenzgefühl als möglicher salutogener Ressourcenpool

In der Familie von Frau Siemer war die „Passage des Nadelöhrs familiärer Sinndeutung" mit Geheimnissen und einer inkohärenten familienbiografischen Erzählung verbunden, die zur Vereinzelung der Familienmitglieder führte. Auf Seite 212 dieser Arbeit ist eine Beschreibung der Kollegin wiedergegeben, in der sie benennt, dass diese Situation sie dazu veranlasste, „ihre Wege" außerhalb der Familie zu suchen. Wird Vereinzelung als Indikator für ein schwaches Familien-Kohärenzgefühl gewertet (vgl. S. 213), ist davon auszugehen, dass dieses in Krisensituationen keinen salutogenen Ressourcenpool darstellt. Entsprechend findet sich in der Erzählung von Frau Siemer kein Hinweis darauf, dass sie in der existenziellen Krisensituation das Familien-Kohärenzgefühl als Ressource nutzen konnte.

Chronos – Veränderungen im Zeitverlauf

Der Vergleich der beiden mit Frau Siemer geführten Interviews zeigte, dass in der Zeit zwischen der ersten und zweiten Erhebung Prozesse stattfanden, die zu einer deutlichen Verschiebung auf dem multidimensionalen Kontinuum gesunden oder gekränkten Seins führten (vgl. S. 107). Die Interviewpartnerin beschrieb in beiden Interviews, dass der Verlust des Halt gebenden Rahmens in Verbindung mit Belastungen durch Sekundäre Traumaexposition zu einem Aufschaukelungsprozess führte, der sie schließlich überforderte. Auf diesem Hintergrund bewegte sich ihre Position auf dem Gesundheits-Krankheits-Kontinuum weit in Richtung gekränkten Seins. Aus einer pathogenetischen Perspektive würde sowohl im ersten wie auch im zweiten Interview von einer Krankengeschichte mit dazugehöriger psychiatrischer Diagnose gesprochen werden.

> „Das war eine Lebenskrise mit dem Effekt, dass ich heute einen Schwerbehindertenausweis hab (…) wegen schwerer Depressionen." (IP 9 b)

Im Rahmen des zweiten von mir durchgeführten Interviews erweiterte eine ressourcenorientierte salutogenetische Richtung der Fragestellung dieses Bild. Es wurde erkennbar, dass die Bewegung auf dem Gesundheits-Krankheits-Kontinuum auch Dimensionen aufweist, die sich deutlich in Richtung Gesundheit orientieren. Frau Siemer ist im Jahr vor dem zweiten Interview an Krebs erkrankt. Dennoch ist es ihr in der Zwischenzeit in beeindruckender Weise gelungen, Widerstandsressourcen zu aktivieren, die es ihr ermöglichen, den Zustand der Demoralisierung zu verlassen.

> „Ja. Und …. im Moment übe ich mich darin, ein bisschen mehr Rücksicht auf mich zu nehmen. Aber auch erzwungen durch die Krebserkrankung." (IP 9 b)

G. Stumpp beschreibt als Ergebnis eines Forschungsprojektes, in dessen Rahmen u.a. Mädchen und junge Frauen, aber auch alte Menschen zu ihren Konstruktion von Gesundheit und Kohärenz befragt wurden, dass Gesundheit von ihnen *„nicht als Abwesenheit oder als Negativfolie von Krankheit definiert [wurde], sondern als ganz eigenständige Größe."* Weiter beschreibt sie, dass in das „Bemühen, Widerstandsfaktoren gegen belastende Erfahrungen und Stress aufzubauen und einzusetzen" auch Symptome bestehender Krankheiten integriert werden können. „Dies können paradoxerweise offenbar auch solche Widerstandsfaktoren sein, die nach medizinischer Definition als Krankheitssymptome gelten, in den subjektiven Konstruktionen jedoch die Bedeutung 'heilsamer Ressourcen' erhalten." (Stumpp 2006, S. 118) Die Krebserkrankung von Frau Siemer ist als lebensbedrohende Erkrankung keine „heilsame Ressource“. Jedoch war sie für die Interviewpartnerin Anlass, nach Ressourcen zu suchen, die der Krankheitsbewältigung dienten und es ihr zugleich ermöglichten, den Zustand der Demoralisierung zu verlassen.

> „Nun bin ich eben zur Welt gekommen und muss mich damit herumschlagen und hab mich auch damit herumgeschlagen. Und die nächsten Jahre denke ich das Ding beim Schlafittchen zu packen und (...) ein bisschen mehr daraus zu machen, als bisher. (...) Und nichts hat mir das so vorgeführt, wie die Erkrankung. (…) Ja, ich sag mal die Mühe, noch was zu machen aus meinem Leben, könnte sich lohnen.“ (IP 9 b)

Mit dem Impuls, „aus dem Leben noch etwas zu machen“, scheint ein Prozess verbunden zu sein, der darauf deutet, dass das Kohärenzgefühl eine Stärkung erfährt. Als Ressource, auf die Frau Siemer nun zugreift, benennt sie ein stabiles soziales Netzwerk:

> „Also, das hat sich für mich herausgestellt, (...) dass mein Freundeskreis sowohl in diesen depressiven Phasen mir ziemlich nahe war, als auch jetzt.“ (IP 9 b)

Darüber hinaus ist ihr therapeutische Begleitung wichtig. Neben emotionaler Unterstützung ist für sie dabei wesentlich, dass diese Begleitung das kognitive Nachvollziehen der eigenen Erfahrung erleichtert (Kohärenz-Komponente *Verstehbarkeit)*.

> „Und ich bin sehr sicher, wenn ich diese Begleitung nicht gehabt hätte, dass ich dann heute hier nicht so da säße. Für mich war ein Segen auch mit der Krebserkrankung, dass ich diese Begleitung hatte, und **weil mir das noch mal klar gemacht hat, wie sehr auch meine Arbeit mein existenzielles Zentrum berührt.**“ (IP 9 b)

Für zukünftigen Umgang mit Sekundärer Traumaexposition hält Frau Siemer Supervision für eine hilfreiche Ressource.

> „Also heute würde ich sagen, das betrifft übrigens nicht nur mich, sondern alle die, die Filme machen. Wir hätten uns da eigentlich jemanden für Supervision suchen müssen. Eine Begleitung. (...) Dieser Film war eigentlich eine komplette Grenzüberschreitung. (…) So was zu machen, ohne eine Begleitung zu haben, eine professionelle, das würde ich heute nicht mehr machen.“ (IP 9 b)

Auffällig ist, dass die Interviewpartnerin nun auch die Bedeutung euthymen Erlebens als gesundheitsfördernde Ressource hervorhebt. (vgl. S. 245)

„Ich sortiere im Moment mein Leben um (…) Und tendenziell nachmittags ab drei gehört der Tag mir.“ (IP 9 b)

Exemplarisch beschreibt Frau Siemer eine Situation, in der sie anders als bisher reagierte: Sie sagte kurzfristig ihre Teilnahme an einer am Abend stattfindenden Teamsitzung ab, um sich nicht zu überfordern.

„Ich hab mir schön eine Apfelsaft-Schorle gemacht, ich hab mir ein warmes Essen gemacht, ich hab es mir auf dem Sofa gemütlich gemacht.“ (IP 9 b)

So trägt inzwischen die von ihr gezielt ausgeübte Selbstfürsorge dazu bei, die Belastungsbalance (Kohärenz-Komponente *Handhabbarkeit*) wieder herzustellen.

„Also, das ist grundsätzlich, glaube ich …., das wird aber jeder sagen, der vertieft in diesen Bereichen arbeitet, das ist immer zweischneidig. (...) Es nimmt und es gibt. Und das auszutarieren, das ist schwierig. (…) Ich bin im Moment ganz massiv dabei, meinen Freunden zu sagen, schenkt mir keine Bücher, die auch nur im Entferntesten im Plot Nazi-Zeit haben. Ich will außerhalb meiner Arbeitszeit was Schönes machen.“ (IP 9 b)

Mit der Verschiebung des Aufmerksamkeitsfokus in Richtung Ressourcen scheint sich auch Frau Siemers Wahrnehmung von Anerkennung durch Andere zu verändern (Kohärenz-Komponente *Bedeutsamkeit*).

„Was ich nicht gewusst habe ist, dass dieser Respekt oder diese Wertschätzung für meine Arbeit über meine Arbeit hinausgeht. Das habe ich jetzt gemerkt.“ (IP 9 b)

Reflexionen der Interviewpartnerin zu grundlegenden Haltungen im Leben machen deutlich, dass die Demoralisierung in den Hintergrund getreten ist zugunsten einer aktiven Suche nach Sinn.

„Ja, es ist mir vollkommen klar, dass mein Leben nur Sinn hat, wenn ich dem einen Sinn gebe.“ (IP 9 b)

Frau Siemer betont, dass aktuelle politische Entwicklungen ähnlich destruktiv sind wie die, mit denen sie sich in ihrem Beruf befasst.

„ Und ich kann nur sagen: 11. September, Finanzkrise ...! Ich sehe ja, das ist ein Fass ohne Boden. Ich finde, auch was jetzt läuft nicht besonders.“ (IP 9 b)

Dennoch richtet sich ihr Blick auf Aspekte ihrer Arbeit, die für sie bedeutsam und mit Sinn verbunden sind. In Bezug auf ihr zurückliegendes berufliches Wirken beschreibt sie in diesem Zusammenhang:

> „Ich hinterlasse (…) Filme, die zu Klassikern geworden sind. Und ein Buch, das zum Standardwerk geworden ist. (…) Ja, also ich denke auch so, da kann ich stolz drauf sein." (IP 9 b)

6.4.3.2. Narrative der Kohärenz – Frau Conen

Für die Kollegin, die nun zu Wort kommen wird, stellte die Auseinandersetzung mit den Folgen nationalsozialistischer Gewaltherrschaft ein Thema dar, das für sie bereits in der Kindheit spürbar, wenn auch nicht kognitiv nachvollziehbar war.

Frau Conen (vgl. S. 183) wuchs in einer jüdischen Familie auf, der 1940 die Emigration in die USA gelang. Dem voraus ging die Flucht der Familie von Deutschland nach Frankreich und die Internierung des Vaters.

> „Das sind meine Eltern mit meinem Bruder, der 10 Jahre älter war, der in Deutschland geboren ist. Die sind 38 aus Deutschland entkommen (...) Sie sind schlussendlich 38 nach Frankreich umgesiedelt. Dort wurde mein Vater interniert bis zur deutschen Eroberung von Frankreich 1940. Also ungefähr ein Jahr im Lager. Meine Mutter war dann allein gelassen mit meinem Bruder – er war damals drei." (IP 10)

Ebenso wie andere Menschen, deren Familien von Verfolgung im Nationalsozialismus betroffen waren, wuchs auch Frau Conen damit auf, dass zentrale Aspekte ihres sich entwickelnden Weltbildes durch das zurückliegende innerfamiliäre Erleben sozio-politischer Gewalt geprägt waren. Die Erschütterung der Annahme, dass die umgebende Welt sicher und wohlwollend sei, war für die Interviewpartnerin bereits Bestandteil transgenerational weitergegebener Erfahrung und prägte sie schon, bevor sie begann, sich in ihrem beruflichen Alltag als Therapeutin mit Überlebenden der Shoah zu befassen. Entsprechend waren ihre Reflexionen auf die Frage, ob Sekundäre Traumaexposition im beruflichen Kontext Auswirkungen auf ihre Erfahrung gesunden oder gekränkten Seins hat, in Erzählungen zur Familienbiographie eingebettet. Zusammenfassend stellt sie fest:

> „Ja, die Familie ist mein Hintergrund." (IP 10)

Auf Seite 217 (Kap. 6.3.4) schrieb ich, dass für KollegInnen, deren Familienmitglieder im Nationalsozialismus verfolgt wurden, die Möglichkeit, in Belastungssituationen auf das Familien-Kohärenzgefühl als Ressourcenpool zugreifen zu können, davon beeinflusst ist, wie der familiäre Prozess der Wiederherstellung des „Mensch in der Welt Seins" ihre Entwicklung mit gestaltete. Frau Conens Aussagen hierzu stelle ich nun der Beschreibung der Komponenten des individuellen Kohärenzgefühls voraus.

Das Familien-Kohärenzgefühl als möglicher salutogener Ressourcenpool

Ebenso wie in der Familie von Frau Siemer wurde auch in der Familie von Frau Conen nicht über die zurückliegende Zeit gesprochen.

> „Ja, meine Eltern haben (…) nicht darüber gesprochen und nicht als Trauma verstanden.“ (IP 10)

Dennoch zeigen sich deutliche, für die Familien-Kohärenz relevante Unterschiede. Die Interviewpartnerin berichtet hierzu, dass in der „sprachlichen Organisation“ (vgl. Kap. 2.2.2) um das vergangene Verfolgungserleben herum wesentliche Informationen zu ihrer Familienbiographie für sie im Verborgenen blieben. Die Erfahrungen der Familienangehörigen, denen die Flucht aus Europa nicht gelang, wurden...

> „...nicht totgeschwiegen, aber ihre Geschichte habe ich nicht so … habe ich erst in den letzten Jahren mehr mitgekriegt.“ (IP 10)

In der Beschreibung von Frau Conen wird deutlich, dass die Kontinuität der familiären Lebenserzählung in einer Weise unterbrochen war, die *D. Bar-On* konzeptionell als „Phänomen der doppelten Mauer“ gefasst hat: „Holocaustüberlebende errichteten zwischen ihrem neuen Leben und den Ereignissen während der Shoah eine Mauer. Ihre Kinder fühlten diese Mauer und errichteten ihrerseits eine weitere Mauer. “ (Bar-On 2006, S. 27)

> „Für meine Eltern war das nie ein Thema. Sie haben mir nie erzählt von den Menschen, die in Europa zurück geblieben sind. Ich wusste nichts darüber. Ich habe auch nicht gefragt.“ (IP 10)

D. Bar-On ging davon aus, dass die „Öffnung“ der Mauern zwischen Holocaustüberlebenden und ihren Kindern selten zeitgleich geschieht. „Wenn nun die eine Seite ihre Mauer 'öffnet', wird sie mit der Mauer der anderen konfrontiert.“(Bar-On 2006, S. 27) Im Rahmen der familiären Interaktion wurde Sprache selbst zu einer Mauer, deren einseitige und unvorhergesehene Öffnung durch den Vater von Frau Conen bei ihr zu einer grundlegenden Irritation führte.

> „...wir mussten jemanden am Flughafen abholen, (…) und mein Vater hat plötzlich gesagt: 'Ich weiß, dass Du weißt, wie Du airplane....', er hat mir auf Englisch gesagt: 'You know you have to say „airplane“ in german' und ich hab bis zu diesem Zeitpunkt german nicht gesprochen... Und ich hab ... ich war irgendwie überzeugt, dass diese Sprache mit etwas ganz Schlimmes verbunden ist, von dem ich nichts wusste, (...) ich habe es nicht ausgesprochen. Im Kopf habe ich Flugzeug, Flugzeug, Flugzeug gesagt und ich konnte es

nicht aussprechen. Es kam mir so vor, wie ein Tabubruch und ich habe es nicht einordnen können, dass er das von mir verlangt (…) Es hat mich so irritiert. Und ich habe Deutsch erst mit 35 Jahren angefangen zu sprechen." (IP 10)

Auf dem Hintergrund familiären Schweigens erschloss sich der Kollegin in langsamer Annäherung, dass außer ihr selbst alle Familienmitglieder Überlebende der Shoah waren.

„...zunehmend habe ich dann mit der Zeit erst verstanden, dass ich quasi die Einzige, die dieses Schicksal nicht … so quasi in den Knochen noch zu spüren bekommen hat." (IP 10)

Wenngleich in der Familie von Frau Conen eine „doppelte Mauer des Schweigens" das Nachvollziehen familiärer Kontinuität erschwerte, war für die Interviewpartnerin das Erleben familiärer Kohärenz deutlich wahrnehmbar.

„Und ich... wie gesagt, ich habe mich wohl gefühlt und eine große Verbundenheit auch gespürt." (IP 10)

Sie wertete den Prozess, in dem zurückliegender familiärer Verfolgungserfahrung der Weg in Sprache verwehrt wurde, als einen Versuch ihrer Angehörigen, sie vor belastendem Wissen zu schützen. Bildhaft brachte Frau Conen dies während der Entwicklung der Symbolskulptur zum Ausdruck. Ihre Eltern sowie der ältere Bruder bildeten einen schützenden Halbkreis (vgl. S. 185). Sie kommentierte dieses entstandene Bild:

„...Ich wurde sehr verschont, wie Du siehst." (IP 10)

Die Mitglieder der Familie von Frau Conen waren als Überlebende nationalsozialistischer Gewaltherrschaft damit konfrontiert, dass ihnen die Mitwelt zur Gegenwelt wurde. Sie beschreibt, dass es ihren nahen Angehörigen bedeutsam war, in Bezug auf sie als nachfolgender Generation zur Überwindung dieses zentralen Bruchs beizutragen, sodass die Interviewpartnerin sich trotz ihrer Familienbiographie „gut im Leben verankern" konnte (vgl. S. 215). Veranschaulichend benennt die Kollegin eine Situation, in der sie 1980 für ein Jahr als Gastdozentin nach Deutschland ging. Ihre Mutter verabschiedete sich mit den Worten:

„'Just do me one favour', hat sie gesagt, 'Please don't marry a german'. Und dann bin ich ein Jahr später nach Hause gekommen und hab gesagt, ich hätte meinen zukünftigen Mann kennen gelernt. (…) wie bleich sie wurde! ... und dann hab ich gesagt: 'He is italian'. Und dann hat sie gesagt: 'Gott sei Dank.' Und dann hab ich gesagt: 'But he is not Jewish'.... 'It doesn'n matter', hat sie gesagt. (…) und gleichzeitig hat sie gesagt, auch in diesem gleichen Zeitraum, wie stolz sie auf sich selber ist, **dass sie mir ihren Hass nicht weitergegeben hat.** Das berührt mich sehr. (...) Und es stimmt.“ (IP 10)

Eine Antwort auf die Frage, ob das Kohärenzgefühl ihrer Herkunftsfamilie einen salutogenen Ressourcenpool darstellt, auf den zurückgegriffen werden kann, wenn Sekundäre Traumaexposition im beruflichen Kontext zu hoher Belastung führt, kann aus den Aussagen der Interviewpartnerin abgeleitet werden. Frau Conen geht davon aus, dass der Schutz, den sie in ihrer Familie erfahren hat, dazu beiträgt, dass sie den Belastungen ihrer Arbeit gewachsen ist.

„Aber **dieser Schutz begleitet mich bis heute in meiner Arbeit.** (…) Das ist wirklich ein großes Geschenk auch. (…) Ich denke, ich denke, es ist wirklich eine Ressource, eine große Ressource.“ (IP 10)

Verstehbarkeit und Handhabbarkeit als Teilaspekte des Kohärenzgefühls

Die Interviewpartnerin näherte sich dem Verstehen relevanter familiärer Ereignisse sowie dem Nachvollziehen der Folgen sozio-politischer Gewalt im beruflichen Kontext in vorsichtigen Schritten. Dabei waren Verstehensprozesse eng mit Aspekten der Handhabbarkeit verknüpft. Auf die Frage, wann sie begann, sich mit der Geschichte ihrer Familie auseinanderzusetzen, antwortete sie:

„Erst als ich erwachsen war.“ (IP 10)

Frau Conen berichtete, dass die direkte Betroffenheit der Familienmitglieder nicht verschwiegen wurde. Dennoch hat sie...

„...erst in den letzten Jahren mehr mitgekriegt. (…) Ja. Und ich habe auch bei meinem Bruder dann erst später verstanden, dass er auch irgendwie child survivor ist.“ (IP 10)

Auch der Zugang zur beruflichen Schwerpunktsetzung wird als Prozess beschrieben, der durch eine langsame Annäherung einerseits die Belastungsgrenze beachtete und andererseits Verstehen ermöglichte. Während für die Kollegin die Relevanz des Themas verstehbar war, erschien ihr eigenes professionelles Handeln in diesem Bereich zunächst nicht möglich.

„Ich habe immer gewusst, das Thema ist da. Das Thema ist unbehandelt mehrheitlich da und ich hab gedacht, wie kann man sich überhaupt einer Shoah-Überlebenden gegenüber zeigen. Also, ich wusste nicht, wie man das machen könnte. Also, dass man sich adäquat dem gegenüber stellen könnte.“ (IP 10)

Beschrieben wird, dass Frau Conen ihre langjährige Arbeit mit misshandelten Frauen als professionellen Zwischenschritt wertet. Dieser ermöglichte ihr einen Zugang zur Auseinandersetzung mit dem Themenkomplex „Trauma" ohne gleichzeitige berufliche Konfrontation mit den Folgen nationalsozialistischer Verfolgung.

> „Ich habe immer Angst gehabt vor diesem Thema. Ich habe meine Arbeit in der Zeit davor .... vielleicht fast zehn Jahre lang ... habe ich mit sehr viele Frauen gearbeitet, die sexuell missbraucht oder ausgebeutet worden sind und die mehrfach auch Inzest-Opfer waren und ich hab das im Nachhinein als eine Art Umweg um diese Shoah-Thematik erlebt, um mir irgendwie mehr mit dieser Trauma-Thematik eine Annäherung zu verschaffen."
> (IP 10)

Frau Conen fasst ihren Reflexionsprozess zusammen:

> „Ich hab das so verstanden. Ich habe mich selber dabei beobachtet und dann irgendwann war das für mich nicht so bedrohlich oder nicht so verängstigend. Ich weiß es nicht. Da kann ich anders jetzt damit umgehen." (IP 10)

Inzwischen arbeitet die Kollegin als Therapeutin in einer psychosozialen Beratungsstelle mit Kindern von Holocaustüberlebenden und trägt in Europa länderübergreifend zu fachspezifischen Verstehensprozessen bei.

> „...Vorträge, Weiterbildung und auch holocaust-education in verschiedenen Formen. Also Öffentlichkeitsarbeit auch." (IP 10)

Um für eigenen Schutz zu sorgen und damit die eigene Handlungsfähigkeit zu erhalten, setzt die Interviewpartnerin deutliche Grenzen:

> „Aber guck mal, die Bücher, die ich am meisten lese, sind Memoiren oder Romane, die mit dem Holocaust oder zweiten Generation zu tun haben. (...) Obwohl ich lese nicht die Sachen, die nur Gräueltaten beschreiben. Das muss ich nicht. (...) Das Leben nachher oder vorher. Das interessiert mich. Aber die Geschichten genau, wie das war: **Vorsicht! Ich muss nicht alles lesen.**" (IP 10)

Frau Conen beobachtet an sich, in welchen Bereichen ihre Belastungsgrenze erreicht ist, und sorgt aktiv dafür, dass diese nicht weiter ausgedehnt wird.

> „Was sich eventuell verändert hat, ist, dass ich nicht mehr so belastbar bin mit Kino und gewisse Geschichten oder Bilder. **Dem will ich nicht mehr ausgesetzt werden.** Wenn Menschen mir ihre Geschichten erzählen, ist das für mich anders , als wenn ich einfach unvermittelt Bilder sehen muss oder

im Kino was Grausames anschauen muss. (…) Ich probiere, das zu vermeiden. (IP 10)

Auch die Wirkung Sekundärer Traumaexposition durch Erzählungen nimmt Frau Conen differenziert wahr. Sie lässt diese nur in einem Rahmen zu, der für sie passend ist.

> „Ich denke, ich habe genug gesehen und gehört, aber ich will nicht alles... Und ich bin, ich habe es nicht gerne, wenn es so unvermittelt kommt. Wenn Leute meinen, dass sie mir … sie haben gerade jetzt gestern einen Überlebenden kennen gelernt und wollen mir im Bus irgendwie unvermittelt die Geschichte erzählen, das finde ich so unpassend und so unsensibel. **Ich blocke das immer ab**." (IP 10)

Verschiedene Forschungsrichtungen gehen davon aus, dass insbesondere Empathie mit traumatisierten Menschen sowie unterschiedliche Formen Sekundärer Traumaexposition Risikofaktoren für die Entwicklung von Symptomen sein können (vgl. Kap. 4). Die Interviewpartnerin beschreibt, dass die von ihr erfahrene familiäre Dynamik zwischen Wegsehen und Schutz dazu beigetragen hat, dass sie Empathie auf ein Maß reduzieren kann, welches ihre Belastungsgrenze berücksichtigt.

> „Ich habe mich einfach dann natürlich damit befasst, dass dieser Schutz einerseits und dieses Wegsehen andererseits in meiner Familie eine bedeutsame Rolle gespielt hat. Das ist mir zunehmend bewusst. (...) Man kann auch sagen, **vielleicht bin ich dadurch weniger empathisch dann** oder weniger diesen Belastungen ausgesetzt." (IP 10)

Darüber hinaus wurde im Interviewverlauf betont, dass zwischen Therapeutin und deren KlientInnen die Lenkung der **Aufmerksamkeit auf Themen der Gegenwart** zur Handhabbarkeit beiträgt (vgl. S. 161). Das Austarieren der Belastungsbalance wird dabei als co-kreativer Prozess beschrieben.

> „Meine Erfahrung ist, dass die meisten nicht über die Vergangenheit erzählen wollen. (…) Und ich frage nicht nach. Ich gebe Raum, wenn sie darüber sprechen wollen, aber meistens sind sie im Hier und Jetzt geblieben. Man kann fragen: inwiefern schütze ich mich oder inwiefern haben sie mich geschützt. Oder inwiefern haben sie gemerkt, dass ich vielleicht nicht die richtige Ansprechpartnerin bin. Das weiß ich nicht. (...) Ich denke, **das ist ein gegenseitiges Spüren, was zumutbar ist** und was erwünscht ist oder was nötig ist. Ich denke, ich signalisiere, 'ich bin da'. Aber ob sie als message bekommen, 'ich brauche Schutz', das weiß ich nicht." (IP 10)

Als weitere Perspektive trug die Kollegin vor, dass für sie als Tochter von Überlebenden der Shoah die Berührung mit existenziellen Fragen des Lebens weniger „getrieben“ stattfinden kann als für Nachkommen von Akteuren nationalsozialistischer Verbrechen.

> „Das ist natürlich eine längere Geschichte, aber ich kann es auf den Punkt bringen, dass mit der Opferseite zu leben schlussendlich einfacher ist, als mit der Täterseite zu leben. Und dass Leute, die diese Schuld irgendwie für sich ausgleichen oder in irgendeiner Form angehen müssen durch diese Tätigkeit, dass sie mehr getrieben sind, wie ich das bin.“ (IP 10)

Die Sinndimension als Teilaspekt des Kohärenzgefühls

Der Aspekt der Bedeutsamkeit berücksichtigt, dass allein das Verstehen und die Bewältigung von Herausforderungen nicht ausreichend sind, um ein starkes Kohärenzgefühl zu entwickeln. Entscheidend ist, dass darüber hinaus diese Herausforderungen für so bedeutsam gehalten werden, „dass man Energie in sie investiert, dass man sich für sie einsetzt und sich ihnen verpflichtet.“ (Antonovsky 1997, S. 35) Für Frau Conen ist die Sinnhaftigkeit ihrer Arbeit mit der Botschaft verbunden, welche ihr von der Herkunftsfamilie mit auf den Lebensweg gegeben wurde.

> „.... also vielleicht ist es wichtig zu erwähnen, dass ich Nike[73] heiße in der Familie, weil mein zweiter Vorname Nike ist. Dann ist es relevant gewesen: Ich bin am 9. Mai 1945 zur Welt gekommen. Also am Tag nachdem der Krieg zu Ende war eigentlich. Und man hat schon gewusst, dass der Krieg vorbei ist, der ihr Leben so verändert hat. Und das war sehr wichtig, dass ich Nike heiße. Und dass ich irgendwie diese Botschaft ein Leben lang mit getragen habe. Und Nike war einfach mein Spitzname sehr lange. Hannah habe ich erst in Europa (geheißen R. J.).“ (IP 10)

Meine Vermutung, dass sie diese Botschaft als Auftrag genommen hat, bestätigte die Interviewpartnerin mit einem „*Ja*“.
Deutlich wird von Frau Conen benannt, dass eine Fokussierung des Themas „Verantwortung“ für sie ein zentrales Anliegen darstellt.

> „Es ist natürlich so, dass...., dass sicherlich eine systemische Grundhaltung mich auch dabei begleitet, dass ich nicht nur so um Schuld mich ... also, ich beschäftige mich wenig mit Schuldfragen. Mehr ... oder mit Zuschreibungen oder Unterstellungen von Schuld, sondern mehr so mit Verantwortung.“ (IP 10)

Die berufliche Konfrontation mit den Folgen von man-made-disaster bedeutet für die in diesem Rahmen Tätigen in der Regel eine Auseinanderset-

[73] Nike kommt aus dem Griechischen und bedeutet „Sieg“.

zung mit eigenen Sinn- und Werteorientierungen. Die InterviewpartnerIn beschreibt, dass es ihr wichtig geworden ist, zur Abkehr von polaren Positionen wie der Gegenüberstellung Opfer/Täter beizutragen. Sie bevorzugt eine Hinwendung zu Formen der Auseinandersetzung, die mehrere Perspektiven berücksichtigen.

> „Ich war vor einigen Jahren in Yad Vashem zu einer Fortbildung für Religionslehrer aus Deutschland. Bei der war ich die einzige quasi Therapeutin und die einzige Jüdin. Und da haben sie uns mitgeteilt, dass die auch ihren Ansatz verändert haben in Yad Vashem. Auch, dass sie mehr so die verschiedenen Blickwinkel anschauen. Nicht nur Opfer/Täter, sondern auch so Mitläufer als Blickwinkel und auch die Frage stellen: Was hätten wir gemacht, wenn wir in dieser Situation gewesen wären? Also mehr Moral-Dilemmata angeschaut." (IP 10)

Darüber hinaus sind ihr für die eigene Arbeit Visionen wichtig. Als Beispiel nennt sie ihre Mitarbeit in einem Dialogprojekt, welches sich mit Formen des Dialogs in eskalierten Konflikten befasst und dabei Möglichkeiten gesellschaftlicher Konfliktbewältigung in den Mittelpunkt stellt.

> „To Reflect and Trust hat es geheißen. Und in diesem Geist haben wir eine International Dialog-Center in Gedächtnis an D. Bar-On, der letztes Jahr gestorben ist, haben wir jetzt gegründet. Und ich hoffe, dass sehr viel jetzt entstehen wird. Seine Arbeit zunehmend hat mit dem Dreieck Deutschland – Israel – Palästina zu tun gehabt. Das interessiert mich sehr und ich hoffe, da auch was machen zu können." (IP 10)

Um die eigene Arbeit in einem traumadeterminierten Arbeitsfeld als sinnvoll und kohärenzstiftend zu erleben, wird von Frau Conen die hohe Relevanz von Anerkennung durch Institutionen hervorgehoben, die sich mit ähnlichen Fragestellungen befassen.

> „Wenn wir institutionell von anderen Institutionen nicht Wertschätzung erleben, dann ist es sehr kränkend für uns. (...) Es hat sich immer wieder gegeben, dass Momente da waren, dass jüdische Institutionen oder andere Institutionen in diesem Feld uns nicht so beachtet haben, wie wir es gerne gehabt hätten." (IP 10)

Überwiegend erfährt die Arbeit der Interviewpartnerin und ihrer Kolleginnen hohe fachliche Anerkennung.

> „Und Würdigung von unserer Arbeit. Aber wir haben auch viel davon bekommen. Also, das hast Du an dem Symposium auch gesehen." (IP 10)

Zusammenfassend entwickelte Frau Conen während des Interviews eine Beschreibung, die deutlich macht, dass für sie die Arbeit mit Familien von Holocaustüberlebenden handhabbar, verstehbar und insbesondere mit Sinn verbunden ist. Trotz Sekundärer Traumaexposition im Kontext ihrer professionellen Schwerpunktsetzung ist für die Kollegin gesundes Sein und als weiterer für sie bedeutsamer Aspekt individuelles Wachstum möglich.

„Ich denke, ich bin sicherlich durch diese Aufgabe gewachsen." (IP 10).

6.4.3.3. Narrative der Kohärenz und die Bewegung auf dem Gesundheits-Krankheits-Kontinuum

Betrachtet man die Wirkung „Sekundärer Traumaexposition im Schnittpunkt von Zeitgeschichte und Professionalität" aus der Perspektive verschiedener Systemebenen, dann interessiert, in welcher Weise diese miteinander und darüber hinaus mit dem subjektiven Kohärenzgefühl der KollegInnen verwoben sind. Im jetzt zum Abschluss kommenden Kapitel habe ich den Beitrag der Personebene in den Mittelpunkt gestellt. Nachdem ich die von den KollegInnen benannten individuellen Belastungsreaktionen und Bewältigungsstrategien vorstellte, ging es im weiteren um die Frage, ob die individuellen Voraussetzungen gegeben sind, um auf Ressourcen zuzugreifen und diese nutzbringend einzusetzen. Exemplarisch wurden die Kohärenz-Narrative zweier Kolleginnen im Detail beschrieben. Die Auswertung beider Interviews lässt deutlich werden, dass Bedeutsamkeit, Handhabbarkeit und Verstehbarkeit als zentrale Aspekte des Kohärenz-Gefühls eng miteinander verknüpft sind und die Bewegung auf dem Gesundheits-Krankheits-Kontinuum entscheidend mit beeinflussen. Ebenso wie auf den anderen Systemebenen ist auch auf der Personebene das „Umkreisen" des Sinns (Bedeutsamkeit) von besonderer Relevanz:

- Auf der einen Seite kann die Begegnung mit den Folgen sozio-politischer Traumatisierung bewirken, dass die Grenzen des eigenen „existenziellen" Zentrums durchlässig werden (vgl. S. 254) und Sinn verloren geht.
- Auf der anderen Seite steht infolge der Begegnung mit den Folgen sozio-politischer Traumatisierung die Suche nach Konstruktionen, die Sinn schützen oder versuchen, zur Wiederherstellung oder Neukonstruktion verloren gegangenen Sinns beizutragen.

Dazwischen ist der Raum, in dem sich die Position auf dem Gesundheits-Krankheits-Kontinuum in einem aktiven Herstellungsprozess mehr in Richtung gekränkten Seins oder gesunden Seins bewegt.

Die Gestaltung des individuellen Erlebens von Lebenskohärenz findet in unterschiedlicher Ausprägung und mit differierenden Schwerpunkten auch bei den anderen InterviewpartnerInnen zwischen den Polen der „Demoralisierung“ und der „Bedeutsamkeit“ statt. Ein Kollege soll in diesem Zusammenhang einen abschließenden Kommentar geben. Er beschreibt seine Auseinandersetzung mit der Sicht auf die Welt als einen lebensbegleitenden Prozess, der sowohl private wie auch professionelle Einflussfaktoren einschließt. Für ihn geht es darum, einerseits **Präsenz in Bezug auf eigene Haltungen und Standpunkte** zu zeigen und gleichzeitig oder (in Anlehnung an *V. Frankl* [Frankl 2004]) „Trotzdem“ **das Leben zu bejahen**.

> „Ich würde sagen, dieses 'Wer schweigt, stimmt zu', sich nicht anzupassen an die herrschenden Normen und … das war ganz früh ein enorm wichtiger Wert für mich, der bis heute gilt und das hat sich nicht verändert. Das bleibt mein ganzes Leben lang so. Habe ich mir viele Schwierigkeiten eingehandelt damit. Und … aber es gab dieses „trotzdem Ja zum Leben sagen“, dass das auch was Helles haben kann (...) Ja. Also, dass man trauern kann und verzweifelt sein kann. Dieses Dunkle sehen kann, dass aber … dass man trotzdem im nächsten Moment lachen darf.“ (IP 13)

7. Rückblick und Ausblick

Um die zentralen Ergebnisse der von mir vorgelegten Studie zusammenfassend darzustellen, erinnere ich an dieser Stelle an die einleitend (vgl. Kap. 1) benannte thematische Schwerpunktsetzung und die damit in Zusammenhang stehenden Ausgangsfragestellungen: Auf dem Hintergrund meiner Erfahrungen als Supervisorin in traumadeterminierten beruflichen Kontexten interessierten mich die Auswirkungen wiederkehrender **„Sekundärer Traumaexposition im Schnittpunkt von Zeitgeschichte und Professionalität“**. Im Zentrum stand die Frage, was dazu beiträgt, dass KollegInnen die berufsbedingte Konfrontation mit den Folgen nationalsozialistischer Gewalt gesund bewältigen, bzw. welche Faktoren bewirken, dass deren Bewältigungsmechanismen überfordert werden.

Der Auseinandersetzung mit der Forschungsfrage lag ein Verständnis zugrunde, welches die Prozesshaftigkeit sozio-politischer Traumatisierungen betont und deren Kontextualisierung für erforderlich hält. Diese Sicht schließt auch die Reaktionen von Professionellen auf Sekundäre Traumaexposition als Teil eines anhaltenden Prozesses ein (vgl. S. 91). Der Fokus der Untersuchung war darauf gerichtet, auf verschiedenen Systemebenen Aspekte zu erfassen, die als relevante Determinanten gesunden oder gekränkten Seins in der Erinnerungsarbeit gewertet werden können.

Diese stelle ich im Folgenden zusammengefasst vor. Um die komprimiert dargestellten Erfahrungen und Beobachtungen der InterviewpartnerInnen theoretisch zu rahmen, werde ich sie auf allen Ebenen aus Sicht systemisch begründeter Traumaarbeit kommentieren. Dabei greife ich auf die Aussagen des Konzeptes gemeindeorientierter systemischer Traumaarbeit zurück (vgl. Kap.3.4.6.2). Dieses benennt als zentrale, sich langfristig manifestierende Wirkung sozio-politischer Traumatisierung: *Disempowerment, Fragmentierung, Problemkreisläufe und ethische Korrumpierung sozialer Werte* auf *allen Systemebenen*. Weiterhin beziehe ich Aspekte des Konzeptes traumadeterminierter Systeme (vgl. Kap. 3.4.6.3) und Aussagen zur mehrgenerationalen Perspektive traumatischer Prozesse (vgl. Kap. 3.4.6.4) in die Reflexionen ein. Die Folgen Sekundärer Traumaexposition werden auf dem Hintergrund der zentralen Wirkungen sozio-politischer Traumatisierungen diskutiert und zu den in dieser Studie reflektierten Aussagen der Salutogenese in Bezug gesetzt (vgl. Kap. 6.1.4, 6.2.8, 6.3.4, und 6.4.3).

7.1. Zusammenfassende Darstellung der Ergebnisse der Studie

7.1.1. Rahmenbedingungen der gesellschaftlich-kulturellen Systemebene

Der erste analytische Zugang zu den Interviews erfragte, ob die **gesellschaftlich-kulturelle Systemebene** den befragten KollegInnen Rahmenbedingungen zur Verfügung stellt, die dazu beitragen, dass Belastungen, die mit Sekundärer Traumaexposition verbunden sind, handhabbar bleiben. Die berufsbedingte Begegnung mit den Folgen nationalsozialistischer Gewaltherrschaft bedeutet immer auch eine Konfrontation mit der komplexen Dynamik, welche sich zwischen vergangenen und aktuellen gesellschaftlichen Dimensionen, den Bereichen des sozialen Nahraums und individuellen Prozessen entfaltet: Verfolgung im Nationalsozialismus wurde von den betroffenen Menschen individuell erlebt, war aber Ergebnis gesellschaftlicher Bedingungen, die sozio-politische Gewalt initiierten, organisierten und legitimierten. Sekundärer Traumaexposition sind KollegInnen individuell ausgesetzt, aber sie wirkt im Rahmen aktueller gesellschaftlicher Bedingungen und auf dem Hintergrund des aktuellen offiziellen und inoffiziellen gesellschaftlichen Umgangs mit vergangener sozio-politischer Gewalt. Konzepte der Psychotraumatologie, die davon ausgehen, dass die individuellen Reaktionen auf Sekundäre Traumaexposition in einen sozialen und gesellschaftlich-kulturellen Prozess eingebettet zu verstehen sind, liegen bisher nicht vor. Folgende hier zusammengefasst vorgestellte Aussagen der von mir interviewten KollegInnen geben ein Bild davon, dass die gesellschaftlich-kulturellen Bedingungen maßgeblich den Rahmen mitbestimmen, innerhalb dessen die berufliche Konfrontation mit den Folgen nationalsozialistischer Gewaltherrschaft stattfindet.

Berichtet wird, dass unterschiedliche Ebenen gesellschaftlichen Erinnerns direkten Einfluss auf die Anerkennung/Nichtanerkennung der Arbeit der KollegInnen haben.

Das öffentliche Erinnern

Die Anerkennung der gesellschaftlichen Relevanz des Arbeitsbereiches kommt zum Ausdruck durch:

- den hohen Stellenwert, der offiziellem Gedenken beigemessen wird;
- die besondere Verantwortung, die den KollegInnen in diesem Zusammenhang zugeschrieben wird;
- das Angebot von Programmen, deren Inhalte und Schwerpunkte einen Rahmen zur Reflexion des eigenen professionellen Wirkens

bieten und zudem die Möglichkeit vorhalten, sich angemessen weiterzubilden;
- die Initiierung von Projekten, welche die Frage: „Was brauchen die MitarbeiterInnen, um ihre Arbeit gut tun zu können?“ als Ausgangspunkt in ihre Gestaltung einbeziehen.

Eine deutliche Relativierung erfährt die Anerkennung, die der professionellen Auseinandersetzung mit dem Nationalsozialismus im Rahmen der offiziellen Gedenkkultur beigemessen wird, durch:
- fehlende oder zu geringe ideelle Unterstützung;
- fehlende oder zu geringe materielle Unterstützung;
- Belastung durch Befristung von Projekten und Mitteln;
- aktive Behinderung von Aktivitäten.

Dies steht im Widerspruch zu der hohen öffentlichen Erwartung, welche mit der Arbeit der KollegInnen verbunden ist.

Die private oder informelle Gedächtniskultur der Mehrheitsgesellschaft

Die KollegInnen berichten, dass sie mit verschiedenen z.T. gegensätzlichen Formen informeller Gedächtniskultur konfrontiert sind. Einerseits erleben sie, dass
- ihre Arbeit und die damit verbundene inhaltliche Schwerpunktsetzung von denen, die der Mehrheitsgesellschaft angehören, mit hohem Interesse wahrgenommen wird;
- mit der interessierten Wahrnehmung oft auch eine anerkennende Auseinandersetzung verbunden ist.

Andererseits begegnen ihnen Formen informellen gesellschaftlichen Erinnerns, die sich wie folgt zusammenfassen lassen:
- Nichtwissen: es wird angegeben, über sozio-politische Traumatisierung im Nationalsozialismus nicht genügend informiert zu sein;
- in der Begegnung mit älteren Menschen wird von diesen betont, dass sie während der Zeit des Nationalsozialismus von der Bedrohung, Gewalt und Ermordung verfolgter Menschen nichts gewusst haben;
- Nichtwissen wird begleitet von Nichtwissen wollen, Verschleiern und Verschweigen;
- die KollegInnen werden auch mit der Forderung konfrontiert, einen Schlussstrich unter die deutsche Geschichte zu ziehen;
- aktuell ist eine Parallelisierung traumatisierender Kriegserfahrungen der deutschen Bevölkerung und Traumatisierung durch Verfolgungserfahrungen zu beobachten, die Fragen nach Verstrickungen, Schuld und Täterschaft in den Hintergrund treten lässt;

- auf diesem Hintergrund kommt es zur Infragestellung der besonderen Betroffenheit ehemals Verfolgter.

Private Erinnerungskultur der Überlebenden und ihrer Familien

Mit einer anderen Form der Repräsentation familiär geteilter Erinnerungsstrukturen sind die von mir interviewten KollegInnen in der Begegnung mit ehemals verfolgten Menschen und ihren Angehörigen konfrontiert. Auf der einen Seite begegnet ihnen

- Schweigen / Sprachlosigkeit;
- Scham- und Schuldgefühle;
- Leben im inneren Versteck;
- Vermeiden nicht ertragbarer Erinnerungen;
- und eine Ambivalenz in Bezug auf den Wohnort Deutschland.

Auf der anderen Seite versuchen ehemals Verfolgte als Zeitzeugen zur Vergegenwärtigung des Vergangenen beizutragen, indem sie dem familienbiografischen Gedächtnis öffentlichen Ausdruck verleihen.

Aktueller gesellschaftlicher Diskurs der Verfolgung in Ost- bzw. Westdeutschland

Hier wird von den InterviewpartnerInnen kritisch reflektiert, dass die unterschiedlichen Geschichtsrezeptionen der BRD und der DDR bis heute Auswirkungen auf die historisch-politische Bildungsarbeit haben. Insbesondere der Unterschied zwischen der aktuellen Funktion der Gedenkstättenarbeit und der Aufgabe, welche die Gedenkstätten in der DDR hatten, führt zu Diskrepanzen zwischen Erwartungen, die an die KollegInnen gerichtet werden, und den aktuellen Zielen ihrer Arbeit.

Fremdenfeindlichkeit und Antisemitismus

Die InterviewpartnerInnen berichten, dass sie mit folgender Problematik konfrontiert sind:

- Antisemitismus erhält eine scheinbare Normalität;
- die Auseinandersetzung mit dem Holocaust wird mit dem Verweis auf die Politik Israels umgangen;
- ihnen wird die Verantwortung für die öffentliche Auseinandersetzung mit Fremdenfeindlichkeit, Rassismus und Antisemitismus insbesondere gegenüber Jugendlichen zugewiesen.

Zentrale Wirkungen sozio-politischer Traumatisierungen auf der gesellschaftlich-kulturellen Ebene

Die Aufschlüsselung der durch die Interviews gewonnenen verbalen Daten bestätigt für die gesellschaftlich-kulturelle Ebene, dass **Sekundäre Traumaexposition eine Konfrontation mit den zentralen Wirkungen sozio-politischer Traumatisierungen** (vgl. S. 267) bedeutet:

Die KollegInnen setzen sich mit sozialen Prozessen auseinander, die von zurückliegender öffentlich initiierter Zerstörung und Ohnmacht der Betroffenen (*Disempowerment*) zeugen. Aktuelle Formen der Auseinandersetzung damit, dass für verfolgte Menschen die Mitwelt zur Gegenwelt wurde (vgl. S. 29), bewegen sich zwischen Betonung der Relevanz offiziellen Gedenkens und Versuchen aktiver Behinderung von Aktivitäten (*Problemkreisläufe*), die darauf hinweisen, dass Menschen das „Mensch in der Welt sein" verweigert wurde. Anlass für die professionelle Auseinandersetzung mit den Folgen nationalsozialistischer Gewaltherrschaft ist ein historischer Bruch (*Fragmentierung*) der Kontinuität gesellschaftlich-normativer Grundlagen sozialen Handelns (*Ethische Korrumpierung sozialer Werte*). Der gegenwärtige gesellschaftliche Diskurs der Folgen dieses Bruchs weist auf gegensätzliche bis getrennte Erinnerungswelten hin (*Fragmentierung gesellschaftlich geteilter Erinnerung*). Die Auseinandersetzung mit aktueller Fremdenfeindlichkeit, Rassismus, neuem und altem Antisemitismus konfrontiert die InterviewpartnerInnen damit, dass die Gefahr bewusster Missachtung der Menschenrechte kein abgeschlossenes Kapitel gesellschaftlicher Möglichkeiten darstellt (*Gefahr neuer Formen von sozialer Ausgrenzung und Disempowerment*).

Gesellschaftlich-kulturelle Ebene, Sekundäre Traumaexposition und Salutogenese

Ausgehend von diesen zentralen Wirkungen sozio-politischer Traumatisierungen setzte ich mich in Kap. 6.1.4 mit der salutogenetischen Frage auseinander, ob der gesellschaftlich-kulturelle Kontext einen Ressourcenpool zur Verfügung stellt, der dazu beiträgt, dass Belastungen, die mit Sekundärer Traumaexposition verbunden sind, handhabbar bleiben oder werden. Die Beantwortung dieser Frage erwies sich als ambivalent. *A. Antonovsky*s Vorschlag war, Widerstandsressourcen und Widerstandsdefizite als zwei Pole auf einem Kontinuum zu verstehen, welche den individuellen Umgang mit wiederkehrenden Stressoren (wie sekundäre Traumaexposition) beeinflussen (vgl. S. 39). Bedingungen, die das Kohärenzgefühl von Menschen schwächen, wertete er als Widerstandsdefizite, während er bei den Faktoren, die dazu beitragen, dass das Gefühl der Lebenskohärenz gestärkt wird, von Widerstandsressourcen sprach. In diesem Sinne sind die oben beschriebenen Prozesse, die sich auf der gesellschaftlich-kulturellen Ebene in Folge sozio-politischer Traumatisierung entfalten, eher als Widerstandsdefizite zu werten.

Andererseits stellt die Beteiligung an der Entwicklung und Umsetzung von Konzepten, die dazu beitragen, dass der Faden unterbrochener gesellschaftlicher Kontinuität wieder aufgegriffen wird, einen Gegenpol im Sinne von Widerstandsressourcen dar. Die gesellschaftliche Akzeptanz des berufsspezifischen Auftrags der KollegInnen bietet eine Voraussetzung zur Partizipation an sinnvoller Tätigkeit und stellt somit einen Handlungsraum zur Verfügung, der auf dieser Systemebene eine deutliche Ressource bedeutet.

7.1.2. Rahmenbedingungen der berufsspezifischen Ebene

Nachfolgend werden die von den KollegInnen genannten Rahmenbedingungen der berufsspezifischen Systemebene zusammenfassend dargestellt. Diese konkretisieren, was es bedeutet, unter den bereits beschriebenen gesellschaftlich-kulturellen Bedingungen in einem professionellen Kontext tätig zu sein, der sich mit den Folgen sozio-politischer Gewalt befasst. Zunächst stelle ich vor, welches der je individuelle Anlass für die InterviewpartnerInnen war, sich in diesem Berufsfeld zu engagieren.

Zugang zum inhaltlichen Schwerpunkt des Berufsfeldes

- die politischen Entwicklungen der Zeit um 1968;
- der Wunsch, zu Aufklärung und gesellschaftlicher Veränderung beizutragen;
- soziales Engagement;
- Einfluss der Schule;
- die Auseinandersetzung mit dem Nationalsozialismus war ein innerfamiliär relevantes Thema;
- die Herkunftsfamilie war von Verfolgung betroffen;
- Zufall.

Schwerpunkte der Arbeit

Ich gehe davon aus, dass Sekundäre Traumaexposition in allen Berufsfeldern, die sich mit den Folgen des Nationalsozialismus befassen, vorkommt und Auswirkungen haben kann. Um die Auswirkungen möglichst breit zu erfassen, war daher ein wichtiges Kriterium für die Auswahl der InterviewpartnerInnen, dass diese in verschiedenen Praxisbereichen tätig sind. Entsprechend unterschieden sich die Schwerpunkte ihrer Arbeit.

- *Schwerpunkte die von allen KollegInnen genannt wurden:* Auseinandersetzung mit dem Weiterwirken menschenverachtender Gewaltherrschaft, Arbeit mit Überlebenden und mit Angehörigen, Öffentlichkeitsarbeit, Dokumentation und Forschung.
- *Schwerpunkte die von einigen KollegInnen genannt wurden:* Film, Kunst, Auseinandersetzung mit der Rolle der Medizin im Nationalsozialismus, Auseinandersetzung mit politischer Verfolgung; psychosoziale, rechtliche und therapeutische Unterstützung, pädagogische Aufträge, Auseinandersetzung mit Versorgungsbedürfnissen von Überlebenden.

Formen Sekundärer Traumaexposition im Kontext der berufsspezifischen Ebene

Entsprechend der Unterschiedlichkeit der Arbeitsschwerpunkte waren auch die Formen Sekundärer Traumaexposition verschieden. Für einen großen Teil der InterviewpartnerInnen trafen nahezu alle Formen zu. Sie wurden ausgelöst durch:

- Kontakt zu Überlebenden;
- Arbeit mit Angehörigen;
- Bearbeitung von Akten und anderen Dokumenten;
- Arbeit mit visuell nachvollziehbaren Dokumenten wie Filmen und Fotos;
- Arbeit an historisch belasteten Orten.

Spezifische Problemstellungen und Themen der Arbeitskontexte

Entsprechend der spezifischen Arbeitsaufträge der von mir interviewten KollegInnen berichteten diese sowohl über ähnliche, wie auch über voneinander abweichende Themen, mit denen sie sich in ihrem beruflichen Alltag befassen. Von allen Befragten wurde als relevante Problemstellung bzw. als Thema genannt:

- Auseinandersetzung mit konkreten Formen von Gewalt;
- beständiger Kontakt mit traumatisierten Menschen.

Für mehrere KollegInnen waren Erfahrungen und Kenntnisse in folgenden Bereichen relevant:

- mehrgenerationales Arbeiten;
- Folgen von Emigration und Remigration, von Verschleppung und Abschiebung;
- Bedürfnisse von pflegebedürftigen alternden Überlebenden;
- Kenntnisse über Prozesse transgenerationaler Weitergabe von Traumatisierungen.

Im Rahmen ihrer Tätigkeit bestand insbesondere dort, wo es um rechtliche Ansprüche von ehemals verfolgten Menschen ging,

- die Notwendigkeit der Aneignung von rechtlichen Kenntnissen;
- und in diesem Zusammenhang eine Auseinandersetzung mit normativen Grundlagen und Werten der rechtlichen Regelungen.

Als weiterer thematischer Bereich wurde benannt, dass die fachliche Auseinandersetzung mit der Perspektive ehemaliger TäterInnen den Diskurs mitbestimmt.

Traumatische Prozesse in traumadeterminierten Institutionen

Eindrücklich rückten die InterviewpartnerInnen Beschreibungen des Weiterwirkens destruktiver Prozesse infolge sozio-politischer Traumatisierung in den Mittelpunkt. Beschrieben wurden folgende Dynamiken:

- Professionelle werden Teil des traumatischen Prozesses;
- berufliche Kontexte werden zu traumadeterminierten Systemen;
- unter den MitarbeiterInnen bestimmen Aggressionen den beruflichen Alltag;
- die institutionelle Dynamik wird als Ausdruck des Weiterwirkens deutscher Geschichte verstanden;
- Mobbing ist in den Institutionen verbreitet;
- es besteht wenig Vertrauen in Supervision oder Organisationsberatung;
- strukturelle Probleme, Entwicklung von Symptomen und Sekundäre Traumaexposition werden als zirkulärer Prozess beschrieben.

Bedeutung von Supervision

Wenngleich es vor diesem Hintergrund naheliegend wäre, Unterstützungsangebote zu etablieren, wird die professionelle Realität anders beschrieben:

- Ein kollegiales und professionelles Unterstützungssystems ist nicht selbstverständlich, Supervision selten „offiziell" angebotene Möglichkeit.
- Die Ablehnung der Etablierung von Supervision bezieht sich insbesondere auf eine professionell begleitete Auseinandersetzung mit Teamdynamiken.
- Der Auseinandersetzung mit eigenen Reaktionen auf Sekundäre Traumaexposition wird kein Raum gewährt.
- Befürchtet wird, dass sich vorhandene strukturelle Probleme durch Supervision intensivieren.

- Supervision wird eher dort für hilfreich gehalten, wo Menschen noch nicht „begreifen, was sie tun", oder wo KollegInnen „bildungsfern" sind.
- Realisiert wird Supervision z.T. in privater Initiative.
- Professioneller Austausch findet eher im Rahmen passend empfundener privater Kontakte statt.
- Als Grund für die Zurückhaltung gegenüber Unterstützungsangeboten wird vermutet, dass sich MitarbeiterInnen in diesem Bereich häufig als isoliert Agierende erleben.
- Zudem besteht infolge prekärer Arbeitsverhältnisse Konkurrenz unter den MitarbeiterInnen.

Reaktionen der Umwelt auf Professionelle, die sich mit den Folgen schwerer Menschenrechtsverletzungen im Nationalsozialismus befassen

Der auf der gesellschaftlich-kulturellen Ebene beschriebene Diskurs der Verfolgung im Nationalsozialismus ist in den professionellen Kontexten der KollegInnen Teil ihrer direkten Erfahrung. Benannt wird, dass ihre Arbeit einerseits

- hohe Anerkennung erfährt.

Dem stehen andererseits als gegenteilige Erfahrung gegenüber:

- Anfeindungen und verschiedene Formen aggressiver Ablehnung;
- Bedrohungen die so weitreichend sind, dass sie Sicherheitsmaßnahmen erforderlich machen.

Zentrale Wirkungen sozio-politischer Traumatisierungen und die berufsspezifische Ebene

Auch auf der berufsspezifischen Ebene setze ich die Aussagen der InterviewpartnerInnen zu den zentralen Wirkungen sozio-politischer Traumatisierungen in Bezug:

Die von mir interviewten KollegInnen zeichnen in den Beschreibungen ihrer beruflichen Kontexte überwiegend Bilder traumadeterminierter Institutionen (vgl. Kap. 3.4.6.3). Mehrfach wurde auf der berufsspezifischen Ebene auf die zentralen Wirkungen sozio-politischer Traumatisierungen hingewiesen (vgl. S. 267). Erwähnt wurde, dass Mobbing, Spaltung und Aggressionen unter den MitarbeiterInnen *(Verlust des sozialen Zusammenhalts)* und strukturelle Probleme die Erfahrungen ihres beruflichen Alltags prägen *(Problemkreisläufe)*. Von einigen InterviewpartnerInnen wurde diese Dynamik als Ausdruck des Weiterwirkens deutscher Geschichte gedeutet. Beständige Sekundäre Traumaexposition in unterschiedlicher Form und Intensität bei gleichzeitiger Erfahrung rekursiver Konfliktdynamiken und fehlender Unterstützungssysteme kann in Teams zur Folge haben, dass sich ein Klima von Ohnmacht, Überforderung, Hoffnungslosigkeit und Demoralisierung entwickelt *(Disempowerment)*. Dieses kann dazu führen, dass der Zusammenhalt innerhalb der Teams verloren geht *(Fragmentierung)* und die Gefahr entsteht, dass Organisationen nicht mehr arbeitsfähig sind *(Disempowerment)*.

Sekundäre Traumaexposition und das Teamkohärenzgefühl

Aus Perspektive der Salutogenese stellt dieses eine Dynamik dar, die im Sinne von Widerstandsdefiziten den Umgang mit Sekundärer Traumaexposition erschwert. Um die Aufmerksamkeit auf die Möglichkeit gesunden Seins zu lenken, reflektierte ich, welche Rahmenbedingungen dazu beitragen können, dass Ressourcen von Teams aufgegriffen, bzw. dass ihnen solche zur Verfügung gestellt werden. In diesem Zusammenhang führte ich analog dem Konzept der Familien-Kohärenz den Begriff des Team-Kohärenzgefühls als kollektives Konstrukt ein. Dieses stellt in den Mittelpunkt, dass MitarbeiterInnen Inhalte und Bedingungen ihrer Arbeit als verstehbar, handhabbar und sinnhaft erfahren **und** dass sie als Team in Bezug hierauf eine überwiegend übereinstimmende Wahrnehmung haben. Um Prozesse in diesem Sinne zu unterstützen und so dazu beizutragen, dass Belastungen durch Sekundäre Traumaexposition handhabbar werden, wurde die Etablierung einer **„Traumasensiblen Organisationskultur"** (vgl. S. 170 sowie Kap. 7.2) vorgeschlagen.

7.1.3. Rahmenbedingungen der familienbiografischen Ebene

Die Fokussierung der familienbiografischen Systemebene richtete die Aufmerksamkeit auf die Frage, ob die familienbiografischen Erfahrungen während des Nationalsozialismus, hierauf bezogene innerfamiliäre Prozesse, die sie während ihrer Kindheit wahrgenommen haben, und der Umgang der InterviewpartnerInnen mit Sekundärer Traumaexposition miteinander in Zusammenhang stehen.

Der Nationalsozialismus als Thema in der Familie

Erzählungen der InterviewpartnerInnen hierzu waren in die Entwicklung der Symbolskulpturen eingebettet. Sie wiesen auf folgende innerfamiliär wirksame Themenkomplexe:

- Verfolgung wegen politischer Überzeugungen und oppositioneller Haltung;
- Verfolgung als Zwangsarbeiter;

- Verfolgung wegen jüdischen Familienkontextes;
- Abwertung und latente Bedrohung aufgrund von körperlicher Behinderung.
- Im Zusammenhang mit Verfolgung wurde darüber hinaus die Erfahrung von Entwurzelung und geographischem Auseinanderfallen der Familien bedeutsam.

Von anderen InterviewpartnerInnen wurde darauf hingewiesen, dass innerfamiliär wirksame NS-Themen durch die Zugehörigkeit zur Mehrheitsgesellschaft geprägt waren. Dazu gehörten:

- Ablehnende Haltung gegenüber dem Nationalsozialismus;
- Identifikation mit dem Nationalsozialismus;
- aktive Kriegsbeteiligung von Familienmitgliedern;
- aktive Täterschaft von nahen Angehörigen;
- antisemitische und rassistische Haltungen von Angehörigen;
- Familienmitglieder als ZuschauerInnen und/oder WegschauerInnen;
- sich ausschließende ethische Orientierungen / ambivalente Werteorientierung innerhalb der Familien.

Die InterviewpartnerInnen, deren Eltern während des 2. Weltkrieges Kinder waren, berichteten über damit in Verbindung stehende offen oder verdeckt weiterwirkende Themen, welche die familienbiografischen Narrative mitbestimmten. In diesem Zusammenhang wurden folgende Themen erwähnt:

- die Eltern der InterviewpartnerInnen waren durch Kriegskindheit traumatisiert;
- die Eltern der InterviewpartnerInnen wurden durch Institutionen des Regimes (z.B. Schule) indoktriniert, was zu einer Gefährdung von Familienmitgliedern mit oppositioneller Haltung führen konnte.

Familiärer Umgang mit NS-Themen: Nicht Erzählbares und Verschwiegenes

In den weiteren Ausführungen lenkte ich die Aufmerksamkeit auf zirkuläre Prozesse zwischen relevanten NS-Themen innerhalb der dargestellten Familiensysteme, dem innerfamiliärem Umgang mit diesen Themen und dem, was die InterviewpartnerInnen davon aufgreifen. Benannt wurde, dass insbesondere nicht erzählte Aspekte familiärer Vergangenheit die Familiendynamik nachhaltig mitprägten. Damit bestätigen sie Ergebnisse bereits vorliegender Forschung, die darauf verweisen, dass insbesondere Verheimlichung oder Retuschierung der Familienvergangenheit sich nachhaltig auf die folgenden Generationen auswirkt (vgl. Stachowske 2002, Rosenthal 1999, S. 22). Verschwiegenes erzeugte Grenzen. Wo es sich um Nicht-

Erzählbares handelte, konnte diese Grenzziehung ein Versuch sein, sich oder andere vor der destruktiven Wirkung der zurückliegenden Erfahrung (z.B. Retraumatisierung) sozio-politischer Traumatisierung zu schützen. Gehütete Geheimnisse (z.B. Täterschaft) konnten bewirken, dass jenseits der Grenze des Wissens Unklarheit entstand. Die InterviewpartnerInnen benannten als mögliche Folgen für sich:

- Wahrnehmung von verdeckten Aufträgen;
- zwischen dem Vorhandensein familiärer Geheimnisse und der Wahl des Berufsfeldes wurden Zusammenhänge vermutet;
- um Geheimnisse herum entwickelte sich eine Loyalitätsdynamik, die auch in die berufliche Praxis hineinwirkt;
- Geheimnisse und Loyalität können sich in sprachlichen Irritationen ausdrücken.

Familiärer Umgang mit NS-Themen: Erzähltes – Mythenbildung

Die Beschreibungen der KollegInnen wiesen darauf hin, dass in ihren Herkunftsfamilien vielfältige mythische Narrative Meinungen und Glaubenssätze darüber transportierten, mit welchen Haltungen die Mitglieder ihrer Familie während des Nationalsozialismus sich damit auseinandersetzten, dass Menschen das Mensch in der Welt sein verweigert wurde. Als familiär geteilte Mythen wurden erwähnt:

- Verfolgung von Menschen und auch Widerstand dagegen war für die Mitglieder der Familie nicht wahrnehmbar;
- alle Familienmitglieder haben sich „rausgehalten";
- familiäre Erzählung fokussiert auf eingegrenzte Kriegsereignisse statt auf Nationalsozialismus und ermöglicht so eine Verschiebung der Aufmerksamkeit von eigener Beteiligung zu eigener Betroffenheit;
- Aktivitäten überzeugter Nationalsozialisten wurden nachträglich als Rettungsaktionen umgedeutet;
- der familiäre Mythos stellt eigene Familienmitglieder in die Nähe der vom Nationalsozialismus bedrohten und verfolgten Menschen;
- von einigen InterviewpartnerInnen wurden sich ausschließende Haltungen der Elterngeneration (Ablehnung/Zustimmung gegenüber dem Nationalsozialismus) in die gleiche Erzählung verwoben;
- Mythen sollen dem Schutz der Familie vor befürchteter erneuter sozialer Ausgrenzung dienen;
- berichtet wurde auch, dass sich innerfamiliäre Narrative entsprechend dem jeweils aktuellen offiziellen Blick auf den Nationalsozialismus wandelten.

Die familienbiografische Ebene und der Blick auf mehrgenerationale Prozesse

Auch auf der familienbiografischen Ebene werde ich die zusammenfassende Reflexion der Aussagen der InterviewpartnerInnen aus der Perspektive systemischer Traumaarbeit fortsetzen (vgl. S. 267). Der mit den InterviewpartnerInnen gemeinsam vorgenommene Blick auf mehrgenerational wirksame Prozesse (vgl. Kap. 3.4.6.4) verdeutlichte, dass die zentralen Auswirkungen sozio-politischer Gewalterfahrungen auch im Kontext des privaten sozialen Nahraums relevant sind: Im familiären Gedächtnis einiger Familien waren Erfahrungen von sozio-politischer Ausgrenzung, Verfolgung und Vernichtung gespeichert *(Disempowerment)*. Berichtet wurde in diesem Zusammenhang von familiären Dynamiken, die durch den Versuch der Überlebenden geprägt war, weiterhin „im Versteck zu leben" *(Fortwirken gesellschaftlicher Fragmentierung im familiären Kontext)*. Für andere Familien wurde beschrieben, dass der intergenerationale Austausch durch unterschiedliche politische Überzeugungen und Haltungen geprägt ist und auf diesem Hintergrund Spannung und Ambivalenz zwischen den Generationen erzeugt *(Fragmentierung, Problemkreisläufe, Eskalierende Polarisierung in sozialen Beziehungen)*. Dort wo Geheimnisse dazu beitrugen, dass vergangene Unrechtshan dlungen von Familienmitgliedern im Verborgenen blieben, erhöhte dies die Wahrscheinlichkeit, dass der historisch-gesellschaftliche Bruch bezüglich anerkannter Regeln sozialen Miteinanders innerhalb der Familien virulent blieb (*Korrumpierung von sozialen Werten)*. In der Folge wurde von Loyalitätskonflikten *(Problemkreisläufe)* berichtet, welche Auswirkungen auf das berufliche Engagement der KollegInnen haben konnten (vgl. S. 203).

Traumatische Prozesse und Familienkohärenz

Dieser Darstellung von Widerstandsdefiziten auf der familienbiografischen Ebene stellte ich nun die Frage gegenüber, ob die KollegInnen in ihren Ausführungen auf Ressourcen hinwiesen, die sie aus ihren Herkunftsfamilien „mitgenommen" haben und auf die sie zurückgreifen, wenn Sekundäre Traumaexposition in traumadeterminierten Arbeitsfeldern zu hoher Belastung führt. In der Reflexion dieser Frage wurde deutlich, dass die Art der retrospektiven Konstruktion familiär geteilter Sinnzusammenhänge, die Ausprägung des Familien-Kohärenz-Gefühls und die Möglichkeit, dieses als Ressource zu nutzen, in rekursiver Verbindung standen. Das Familien-Kohärenz-Gefühl als familiär geteilte Sicht der Welt wird in Bezug zu sozio-politischer Traumatisierung mit der existenziellen Frage nach Sinn konfrontiert (vgl. S. 211). Die Möglichkeit, familiäre Ressourcen nutzen zu können, scheint davon abhängig zu sein, in welcher Weise die Kontinuitäts- und Kohärenzkonstruktionen der Herkunftsfamilien die Wiederherstellung des Sinns einschließen (vgl. Kap. 6.3.4).

7.1.4. Rahmenbedingungen der Personebene

Bei der Betrachtung der Personebene stand das Erleben der einzelnen InterviewpartnerInnen im Mittelpunkt. Ihre subjektive Wahrnehmung Sekundärer Traumaexposition im beruflichen Kontext, der Einfluss dieser Erfahrung auf die von ihnen entwickelten inneren Landkarten (vgl. S. 70) sollten zu Aspekten der umliegenden Welt in Bezug gesetzt und in ihrer Zirkularität betrachtet werden. Die Darstellung berücksichtigte zunächst die von den KollegInnen genannten individuellen Belastungsreaktionen. Im Anschluss lenkte ich die Aufmerksamkeit auf die Ressourcenebene. Ich stellte vor, was als hilfreicher Beitrag erwähnt wurde, um sich auf dem Gesundheits-Krankheits-Kontinuum in verschiedenen Dimensionen gut zu fühlen. Der Erfassung der individuellen Belastungsreaktionen und der zur Verfügung stehenden oder für hilfreich bzw. als notwendig eingeschätzten Ressourcen schloss sich eine Auseinandersetzung mit diesen Ergebnissen aus Perspektive der Salutogenese an. Zentral für diese Reflexion war die Auseinandersetzung mit der Frage, ob bei den KollegInnen die individuellen Voraussetzungen gegeben sind, um auf Ressourcen zuzugreifen und sie nutzbringend einzusetzen. Exemplarisch wurden die „Narrative der Kohärenz“ (vgl. Kap. 6.4.3) zweier KollegInnen vorgestellt und ausgewertet.

Belastungsreaktionen:
Sekundäre Traumaexposition und gekränktes Sein

Die Interviewpartnerinnen berichteten, dass die Inhalte und Schwerpunkte ihrer Arbeit zunehmend Raum von ihrem Denken, Fühlen und Handeln sowie von ihrem Körper ergriffen. Im Einzelnen wurde erwähnt:

- Dauer und Umfang der Beschäftigung führte zu Überforderung;
- Grenzen der physischen Belastbarkeit wurden von ihnen ignoriert;
- Dauer und Umfang Sekundärer Traumaexposition führten dazu, dass die Arbeit in diesem Bereich nicht mehr möglich war;
- Balance zwischen Nähe und Distanz zum Thema fällt schwer;
- Verlust einer durch Empathie getragenen Haltung.

Die konkreten erwähnten Belastungsreaktionen entsprachen den in der Fachliteratur (vgl. Kap. 3.4.1) erwähnten Reaktionen auf direkte Traumatisierung:

- psychosomatische Beschwerden;
- veränderte Körperwahrnehmung, Dissoziation;

- ungewolltes Wiedererleben, Vermeidung;
- Depression;
- Suizidgedanken;
- Suchtverhalten.

Belastungsreaktionen: Sekundäre Traumaexposition, die umgebende Welt und gekränktes Sein

Die im beruflichen Kontext gehörten, gelesenen, gesehenen Folgen sozio-politischer Gewalt fanden Eingang in die inneren Landkarten der InterviewpartnerInnen und bewirkten dort bei einigen, dass sich Überzeugungen bezüglich menschlichen Miteinanders und des Seins in der Welt veränderten:

- es gab Beschreibungen darüber, dass die Annahme, die Welt sei grundlegend sicher und wohlwollend, verloren ging;
- es wurde über eine erhöhte Sensibilität in Bezug auf „Komplizenschaft“ und „Böses“ berichtet.

Zum Teil wurden Auswirkungen auf die eigenen sozialen Beziehungen beobachtet. Erwähnt wurde:

- der Verlust des Vertrauens in aktuelle soziale Beziehungen;
- der Verlust von FreundInnen und Neustrukturierung des Freundeskreises;
- Freundschaften waren eher mit KollegInnen möglich;
- das Gefühl extremer Einsamkeit durch Fragmentierung sozialer Beziehungen;
- Tabuisierung von Themen der Arbeit gegenüber dem Freundeskreis;
- Trennung vom PartnerIn.

Belastungsreaktionen: Sekundäre Traumaexposition und die Identität

Sekundäre Traumaexposition bedeutet die kumulative Berührung mit der Erfahrung extremer Einsamkeit, Leid und Ohnmacht. Von dieser Konfrontation wird die eigene Identität betroffen. Die interviewten KollegInnen berichteten,

- dass sich in ihrem Arbeitskontexten Gefühle eigener Einsamkeit entwickelten. Diese brachten sie mit gehörten Einsamkeitsgefühlen von NS-Verfolgten in Verbindung;
- in dem Versuch, Nähe und Distanz zu erfahrenem Leid auszubalancieren, entwickelten sich Scham- und Schuldgefühle;
- zwischen dem Thema der Arbeit, eigener Identität und familienbiografischem Hintergrund wurden Zusammenhänge vermutet;

- wenn Täterschaft zur Familiengeschichte gehört oder vermutet wird, kann die Identitätssuche mit Ambivalenzen zwischen familiärer Loyalität und Identifikation mit den Opfern verbunden sein;
- die Identitätskonstruktionen der Kindern der Shoah-Überlebenden und Kindern der Mehrheitsgesellschaft können sich im gemeinsamen beruflichen Alltag begegnen und durch die Präsenz zurückliegender sozio-politischer Gewalt ambivalent werden;
- z. T. wird identitätsstiftende Zugehörigkeit „zwischen den Stühlen" gesucht.

Ressourcenperspektive - gesundes Sein als aktiver Herstellungsprozess

Die Frage war an dieser Stelle, welche Ressourcen von den InterviewpartnerInnen für hilfreich bzw. notwendig halten werden, um sich auf dem Gesundheits-Krankheits-Kontinuum in eine von ihnen als positiv empfundene Richtung bewegen zu können. Diese wurden mithilfe von Skalierungsfragen erhoben. Eine quantitative Auswertung war mit diesem Vorgehen nicht verbunden und nicht beabsichtigt (vgl. Kap. 5.3.3). Vielmehr ging es darum, Reflexionsräume zu eröffnen und zu verdeutlichen, welche Tendenz der Wertung mit der jeweils benannten Ressource verbunden war.

Wahrnehmung des professionellen Netzwerkes als Ressource

Dem Vorhandensein eines unterstützenden professionellen Netzwerkes wurde einheitlich eine hohe Priorität beigemessen. Als dessen hilfreiche Aspekte wurden hervorgehoben:
- Aufhebung der fragmentierenden Folgen sozio-politischer Traumatisierungen;
- gemeinsame Beschäftigung mit dem verbindenden Thema;
- Rückhalt durch empathisches, kollegiales Miteinander.

Wahrnehmung des sozialen Netzwerkes als Ressource

Noch deutlicher wurde darauf hingewiesen, dass ein soziales Netzwerk hilfreich ist, um Belastungen, die mit Sekundärer Traumaexposition verbunden sind, zu bewältigen. Wesentliche Aspekte waren dabei, im Freundeskreis oder im familiären aktuellen Kontext
- über die Inhalte und andere Themen der Arbeit sprechen zu können;
- Verständnis und empathisches Interesse zu erfahren;
- Bestätigung der Relevanz der eigenen Auseinandersetzung mit den Folgen nationalsozialistischer Gewaltherrschaft zu bekommen.

Als hilfreich wird erlebt, wenn es im Rahmen naher Beziehungen möglich wird, eine Balance zwischen Rückzugsräumen und Mitteilungsräumen herzustellen. Lediglich ein Interviewpartner zog es vor, das Thema seines Arbeitsschwerpunktes im Freundeskreis zurückhaltend zu behandeln. Als Ressource wertete er, dass er auf dem Hintergrund seiner diesbezüglichen Skepsis zum „Spezialisten im Umgehen mit Unsicherheiten“ wurde.

Wahrnehmung der Verlässlichkeit des Arbeitsplatzes als Ressource

Die Frage ob die Verlässlichkeit des Arbeitsplatzes eine relevante Ressource darstellt, wurde unterschiedlich bewertet. Als unterstützend wurde hervorgehoben:

- ökonomische Absicherung;
- Ermöglichung sozialer Kontakte;
- Ermöglichung „seelisch existenziell“ bedeutsam empfundener Arbeit;
- Schutz vor Arbeitsverlust infolge destruktiver Teamprozesse.

Dem stand gegenüber, dass es problematisch sein könne, in diesem Arbeitsplatzbereich bleiben zu müssen. Hier wurde als Ressource gewünscht:

- die Schaffung alternativer Arbeitsmöglichkeiten.

Auch auf Ressourcen im Rahmen ungesicherter Arbeitsverhältnisse wurde hingewiesen. Genannt wurden:

- Entfaltung von Kreativität durch die Entwicklung neuer Projektideen;
- Möglichkeit zu selbstverantwortlichem Arbeiten.

Wahrnehmung der Verlässlichkeit sozialer Beziehungen als Ressource

In Bezug auf die Verlässlichkeit sozialer Beziehungen als mögliche Ressource wurde darauf verwiesen, dass eine Partnerschaft eine bedeutsame Ressource sein kann. Freundschaften, in denen Vertrauensbildungsprozesse über einen langen Zeitraum stattfanden, werden insbesondere wegen ihrer Belastbarkeit als Ressource gewertet.

Wahrnehmung von Spiritualität als Ressource

Die Aussagen zur Spiritualität als möglicher Ressource zeigten gegenüber den anderen abgefragten Bereichen eine größere Differenz hinsichtlich ihrer Einschätzung als unterstützender bzw. als haltgebender Rahmen. Von den KollegInnen, für die ein spiritueller Bezug hilfreich war, wurde auf folgende Aspekte hingewiesen:

- Das Gefühl von Gemeinschaft und Verbundenheit;

- Rituale im Rahmen einer Gruppe;
- Orientierung an Holocaustüberlebenden mit spirituellem Bezugsrahmen;
- spirituelle Neuorientierung gibt neue Impulse;
- Spiritualität wird als Schutz vor aktuell wirkenden nationalsozialistischen Entwicklungen gewertet.

Ressourcen, die auf institutioneller Ebene für bedeutsam gehalten werden

Die Zusammenfassung der Antworten auf die Frage, was die jeweiligen Arbeitskontexte vorhalten sollten, damit gesundes Sein trotz hoher Belastung durch Sekundäre Traumaexposition möglich ist, ergibt folgende Zusammenstellung:

- ausreichende Personalausstattung;
- Halt und Sicherheit gebende Rahmenbedingungen;
- Begleitung von Teambildungsprozessen;
- Einzelsupervision, Gruppensupervision, fallbezogene Supervision;
- institutionsübergreifender Erfahrungsaustausch;
- kollegiale Zusammenarbeit;
- Wertschätzung;
- Möglichkeiten der Reflexion des eigenen Eingebunden-Seins in traumatische Prozesse

Ressourcen, die auf fachlich-informeller Ebene für bedeutsam gehalten werden

Um in der Arbeit in traumadeterminierten Organisationen die Grenzen der Belastbarkeit zu wahren, wird folgender Vorschlag eingebracht:

- vom „Mehr des Selben" (beständige Konfrontation mit den Folgen nationalsozialistischer Gewaltherrschaft)
- zum „Mehr des Anderen" (Ausgleich und Abstand durch Übernahme anderer Aufgaben, durch Schreiben von Büchern, Artikeln etc.);
- darüber hinaus wird das Schaffen professionsübergreifender Reflexionsräume vorgeschlagen;

Ressourcen, die auf individueller Ebene für bedeutsam gehalten werden: verschiedene Formen der Selbstfürsorge

Die Frage, auf welche positiven Aspekte des Lebens die InterviewpartnerInnen ihre Aufmerksamkeit lenken, um es sich trotz Sekundärer Traumaexposition gut gehen lassen zu können, ergab folgende Zusammenstellung:

- Selbstschutz: sich weniger Sekundärer Traumaexposition aussetzen (z.B. in der Freizeit keine Filme zum Thema);
- Achtsamkeit in Bezug auf eigene Belastbarkeitsgrenze
- Gegenwartsorientierung;
- Selbstachtung;
- euthymes Erleben und Verhalten;
- das Leben ins Zentrum stellen;
- auf genügend Schlaf achten;
- sich Zeit nehmen;
- zwischen Arbeit und freier Zeit unterscheiden;
- Humor.

Sozio-politische Traumatisierungen und „innere Landkarten"

In der hier vorgenommenen Zusammenfassung der Aussagen der InterviewpartnerInnen wird die Aufmerksamkeit auf die individuelle Berührung mit den Folgen sozio-politischer Traumatisierungen gelenkt. Bisher wurden traumatische Prozesse aus Perspektive der umgebenden Kontexte besprochen. Nachdem sich nun der Blick auf die einzelne Person richtet, wird deutlich, dass sich die zentralen Wirkungen von Trauma und Gewalt nicht nur auf allen vorher besprochenen Systemebenen langfristig manifestieren und aufeinander beziehen. Sie erfahren darüber hinaus in den einzelnen Menschen eine Verdichtung. Indem die Bedingungen der umgebenden gesellschaftlichen, professionellen und sozialen Kontexte die „inneren Landkarten" der KollegInnen mitgestalten, entwickeln sich im einzelnen Menschen analoge Prozesse. Die benannten Belastungsreaktionen verdeutlichen dieses:

- Der Verlust der Annahme, die Welt sei sicher und wohlwollend, Depressionen, Suizidgedanken, Schuld- und Schamgefühle, Verlust der Arbeitsfähigkeit usw. weisen darauf hin, dass *Disempowerment* infolge Sekundärer Traumaexposition zu den Erfahrungen der InterviewpartnerInnen gehört;
- Dissoziation, veränderte Körperempfindungen und ungewolltes Wiedererleben der Inhalte Sekundärer Traumatisierung weisen darauf hin, dass *Fragmentierung* selbst auf körperlicher Ebene einen Ausdruck findet;
- Verlust des Vertrauens kann zur Fragmentierung sozialer Beziehungen und in der Folge zu Gefühlen von Einsamkeit, d.h. zu *Problemkreisläufen* führen;
- das gehäufte Vorkommen destruktiver Prozesse in den beschriebenen Arbeitsfeldern, bis hin zu mobbing deutet darauf hin, dass Sekundäre

Traumaexposition auf der Personebene auch zur *Korrumpierung eigener sozialer Werte* führen kann.

Sekundäre Traumaexposition und Kohärenzerleben
Der Betrachtung der Belastungsreaktionen stellte ich im Weiteren gegenüber, was die InterviewpartnerInnen für hilfreich halten, um belastende Auswirkungen Sekundärer Traumaexposition gering zu halten oder ihnen effektiv zu begegnen. Ein Vergleich mit den Aussagen der KollegInnen zur berufsspezifischen Ebene zeigt, dass die direkten Arbeitskontexte die für notwendig gehaltenen Ressourcen nur eingeschränkt zur Verfügung stellen (vgl. Kap. 6.2.5, 6.2.6). Insofern sind die Aussagen der KollegInnen hierzu als Vorschlag für hilfreiche Veränderungsprozesse zu lesen.

Um den Faden der Salutogenese auf der Personebene wieder aufzugreifen, schien es mir notwendig zu sein, die Bewegung auf dem Gesundheits-Krankheits-Kontinuum als Ergebnis eines zirkulären Prozesses erkennbar werden zu lassen, in den die umgebende gesellschaftlich-kulturelle Ebene, Bedingungen des beruflichen Kontextes, die familienbiografische Erfahrung der InterviewpartnerInnen und deren individuelles Kohärenzgefühl eingebunden sind. Die auf diese Weise aus den Interviews entstandenen individuellen „Narrative der Kohärenz" ließen sich auf einem Kontinuum zwischen den Narrativen von Frau Siemer (vgl. Kap.. 6.4.3.1) und Frau Conen (vgl. Kap. 6.4.3.2) einordnen. Es zeigte sich, dass ebenso wie auf den anderen Systemebenen das „Umkreisen des Sinns" von besonderer Relevanz ist. Auf Seite 264 fasste ich zusammen:

- Auf der einen Seite kann die Begegnung mit den Folgen sozio-politischer Traumatisierung bewirken, dass die Grenzen des eigenen „existenziellen Zentrums" durchlässig werden (vgl. S. 254) und Sinn verloren geht.
- Auf der anderen Seite steht infolge der Begegnung mit den Folgen sozio-politischer Traumatisierung die Suche nach Konstruktionen, die Sinn schützen oder versuchen, zur Wiederherstellung oder Neukonstruktion verloren gegangenen Sinns beizutragen.

Dazwischen ist der Raum, in dem sich die Position auf dem Gesundheits-Krankheits-Kontinuum in einem aktiven Herstellungsprozess mehr in Richtung gekränkten Seins oder gesunden Seins bewegt (vgl. Kap. 6.4.3.3).

7.2. Traumasensible systemische Supervision in der Erinnerungsarbeit als Element der Prävention Sekundärer Traumatisierung

Die berufliche Konfrontation mit den Folgen nationalsozialistischer Gewaltherrschaft findet in verschiedenen Berufsfeldern und mit unterschiedlichen Schwerpunktsetzungen statt. In diesen Kontexten arbeiten Menschen unterschiedlicher Professionen mit hohem Engagement: HistorikerInnen, SozialarbeiterInnen, PsychologInnen, AltenpflegerInnen, Kulturschaffende und andere. Die Auswirkungen Sekundärer Traumaexposition in traumadeterminierten Organisationen auf die dort tätigen Fachkräfte standen im Mittelpunkt der von mir vorgestellten Untersuchung. Auf das Wissen der Psychotraumatologie und die Ergebnisse dieser Studie bezugnehmend, schlage ich die Entwicklung eines Konzeptes **„Traumasensible systemische Supervision in der Erinnerungsarbeit als Element der Prävention Sekundärer Traumatisierung“** vor. Die Aussagen der interviewten KollegInnen und die Reflexionen im Rahmen der Forschungsarbeit geben hierzu vielfältige Anregungen.

Orientierend für die Konzeptentwicklung ist das Ziel, dazu beizutragen, dass Belastungen in der Erinnerungsarbeit effektiver „Widerstand“ entgegengesetzt werden kann (vgl. Kap. 2.3.2.3). Hiervon ausgehend sollten Unterstützungsangebote wie „Traumasensible systemische Supervision“ dazu beitragen,

- **dass den zentralen Wirkungen sozio-politischer Traumatisierungen entgegengewirkt wird. Dazu gehört:**
  - die Unterstützung von Prozessen, welche zu Empowerment bzw. „Selbstbemächtigung“ (im Gegensatz zu Disempowerment) der KollegInnen beitragen;
  - die Initiierung von Prozessen, die dazu beitragen, dass sich auf institutioneller Ebene eine respektvollere Kommunikation etabliert (Anerkennung statt Wut, Aggression und Ohnmacht);
  - Unterstützung von Interventionen, die auf verschiedenen Systemebenen der Fragmentierung entgegenwirken (z.B. Unterstützung von Teambildungsprozessen);
  - die Reflexion konflikthafter Teamdynamiken (Problemkreisläufe unterbrechen) als Ausdruck traumatischer Prozesse in traumadeterminierten Organisationen;
  - Auseinandersetzung mit gemeinsam getragenen Werten und Zielen der Arbeit.

- **dass eine „traumasensible Organisationskultur" entstehen kann. Dazu gehört:**
- die Unterstützung von Teams in dem Prozess, **als Gruppe ein starkes Kohärenzgefühl zu entwickeln** (vgl. Kap. 6.2.8);
- Wissensvermittlung über sozio-politische Traumatisierungen und ihre Folgen **(Verstehbarkeit)**;
- Gemeinsame Reflexion der Traumadynamik in Teams und in der Gesamtorganisation, um Eskalationsdynamiken in ihrem Zusammenhang zu verstehen und wieder handlungsfähig zu werden **(Handhabbarkeit)**;
- Lenkung der Aufmerksamkeit auf Ressourcen der Teams **(Handhabbarkeit)**;
- Ausrichtung der Konzeptbildung an Bedürfnissen derer, die mit Sekundärer Traumaexposition konfrontiert sind **(Handhabbarkeit)**;
- Anerkennung der Arbeit der KollegInnen und Ermöglichung von Partizipation an wesentlichen Inhalten und Entscheidungen, welche die Arbeit betreffen **(Partizipation)**;
- Auseinandersetzung mit **gemeinsam** getragenen Haltungen zu ethischen Fragestellungen, die innerhalb der Arbeitsschwerpunkte bedeutsam sind: zu gesellschaftlichen Prozessen, Menschenrechtsverletzungen, zur Haltung des vinculo comprometido in der Begegnung mit Überlebenden sozio-politischer Gewalt etc. **(Bedeutsamkeit)**.

Die hier aufgeführten Aspekte machen deutlich, dass die Entwicklung einer traumasensiblen Organisationskultur eine strukturelle Aufgabe ist, die über die Einrichtung von Supervision hinaus Anforderungen an die Organisation stellt.

- **dass die zentralen Aspekte des individuellen Kohärenzgefühls der KollegInnen Berücksichtigung finden. Dazu gehört:**

  1. Handhabbarkeit:
  - Ermöglichen von Reflexionsräumen zur Wahrnehmung und Akzeptanz eigener Belastungsgrenzen;
  - in diesem Zusammenhang - Auseinandersetzung mit Schuld- und Schamgefühlen (vgl. S. 228);
  - bei Belastungsreaktionen und Entwicklung von Symptomen, die auf Sekundäre Traumatisierung hinweisen: Vermittlung von Methoden zur Distanzierung und Stabilisierung (Erhöhung der Selbstwirksamkeit);
  - Beitrag zur Selbstfürsorge: Stressmanagement, Austausch über Möglichkeiten individueller Regeneration;

2. Verstehbarkeit:

- Angebot der Reflexion zirkulärer Prozesse in Bezug auf eigene Familienbiographie und Tätigkeit in einem spezifischen Berufsfeld der Erinnerungsarbeit;
- Auseinandersetzung mit der Frage: "was macht die Arbeit mit mir?";
- bei Bedarf theoretische Reflexionsangebote, die traumatische Prozesse infolge sozio-politischer Traumatisierung nachvollziehbar machen;

3. Bedeutsamkeit:

- Auseinandersetzung mit eigenen Haltungen zu ethischen Fragen: z. B. im Kontakt mit Überlebenden und ihren Familien, in Bezug auf Inhalte der Arbeit;
- Auseinandersetzung mit Fragen wie: „wer bin ich in diesem Thema";
- welches ist der „persönliche Sinn", der mit der Arbeit verbunden wird.

Die von mir an dieser Stelle vorgestellte Skizze eines Konzeptes „**Traumasensible systemische Supervision in der Erinnerungsarbeit als Element der Prävention Sekundärer Traumatisierung**" betont die Gesellschaftlichkeit sozio-politischer Traumatisierungen und richtet gleichzeitig den Blick auf die Arbeitsfelder, in denen KollegInnen sich mit deren Folgen konfrontieren. Wie sich Supervision als Möglichkeit der Prävention Sekundärer Traumatisierung konkret ausgestaltet, d.h. wie aus einem Rahmenkonzept konkretes supervisorisches Handeln wird, ist abhängig von den besonderen Bedingungen des jeweiligen Arbeitskontextes, dem konkreten Bedarf der Fachkräfte in diesem Feld und **der Person der SupervisorIn:** Traumasensible systemische Supervision stellt spezifische Anforderungen an die KollegInnen, die sie in die Praxis umsetzen. Neben fachbezogenem Wissen, Feldkompetenz und Prozesswissen bringt die SupervisorIn in jedem Fall ihre Persönlichkeit ein, die es zu reflektieren gilt. Selbstreflexivität ist „ein entscheidendes Merkmal professioneller beraterischer Praxis, die unter anderem in der Selbsterfahrung, der eigenen Supervision oder Intervision gepflegt werden kann. Selbstreflexivität stärkt die kulturelle Kompetenz, über die eigene Einbindung in kulturelle Traditionen und Bedeutungssysteme nachzudenken, und die Fähigkeit, kulturelle Vielfalt zu nutzen; sie fördert Neugier und Angstfreiheit sowie Verständnis und Toleranz für Ambivalenz." (Levold 2011, S. 97) In Kontexten der Erinnerungsarbeit schließt Selbstreflexivität der SupervisorIn ein, dass diese sich mit dem eigenen familienbiografischen Hintergrund, mit eigenen ethischen Haltungen (z.B. der Haltung einer 'ethischen Nicht-Neutralität', vgl. S. 65) und Fragen, die den Sinn „umkreisen", befasst und sich in diesem Sinne bewusst als Person einbringt (vgl. Kap. 3.4.6.1).

7.3. Übertragbarkeit der Ergebnisse

7.3.1. Sekundäre Traumaexposition und gesundes Sein in anderen beruflichen Kontexten

Im Rahmen meiner Auseinandersetzung mit der **„Wirkung Sekundärer Traumaexposition im Schnittpunkt von Zeitgeschichte und Professionalität"** entfaltete sich ein komplexes Bild darüber, dass sich die Folgen sozio-politischer Traumatisierungen in langanhaltenden sozialen Prozesse auf mehreren Systemebenen manifestieren. Indem sich im Forschungsprozess theoretische und empirische Erkenntnisse zur Wirkung Sekundärer Traumaexposition zusammenfügten und sich hieraus Hinweise für die Prävention Sekundärer Traumatisierung ableiten ließen, entstand für mich die Frage, ob das gewonnene Wissen auch in anderen Bereichen der Theoriebildung und/oder Praxis nutzbringend Anwendung finden kann. Die Ergebnisse der Studie beziehen sich auf die Wirkung Sekundärer Traumaexposition infolge von Trauma und Gewalt in einem spezifischen Feld. Daraus ergeben sich Eingrenzungen der Übertragbarkeit aus drei Richtungen, aber auch Hinweise für Möglichkeiten konzeptioneller Adaption:

1. Die Wirkung Sekundärer Traumaexposition im beruflichen Feld wurde ausschließlich mit Bezug auf man-made-disaster betrachtet. Die Dynamik, welche Sekundäre Traumaexposition bei Berufsgruppen entfaltet, die nach Naturkatastrophen oder Unfällen mit traumatisierten Menschen arbeiten, unterscheidet sich sowohl auf der sozialen als auch auf der individuellen Ebene (Andreatta 2006): Es geht nicht um die Auseinandersetzung mit Gewalt und deren Folgen sondern um Traumatisierungen, die nicht von Menschen initiiert wurden. Hier ist die Übertragbarkeit der Forschungsergebnisse deutlich eingegrenzt.

2. Eine prozess- und kontextorientierte Definition sozio-politischer Traumatisierung legt nahe, Sekundäre Traumaexposition im Rahmen historischer, sozialer und gesellschaftlicher Prozesse zu verstehen

(vgl. S. 91). Die von mir interviewten Kolleginnen setzen sich mit den Folgen der Shoah auseinander. Der Fokus war also auf einen speziellen gesellschaftlichen Kontext und damit in Zusammenhang stehenden traumatischen Prozess gerichtet, der so nicht verallgemeinerbar ist. Eine Übertragung der Ergebnisse der Untersuchung auf Berufsfelder, in denen sich Menschen in ihrem professionellen Alltag mit den Folgen aktueller sozio-politischer Gewalt befassen, halte ich dennoch für möglich und sinnvoll: Sozio-politische Traumatisierungen sind auch heute weltweit eine aktuelle Erfahrung. Menschen werden misshandelt, verfolgt, gefoltert und getötet. Sie flüchten vor Kriegen und versuchen nach dem Überleben weiterzuleben, oft an Orten, an denen sie nicht willkommen geheißen werden. KollegInnen, die kriegstraumatisierte Menschen begleiten, sind in Prozesse eingebunden, in denen Sekundäre Traumaexposition zur täglichen Erfahrung der Berufstätigkeit gehört. Hier können die Ergebnisse der von mir durchgeführten Untersuchung, sowie der Vorschlag des daraus abgeleiteten Konzeptes **„Traumasensible systemische Supervision als Element der Prävention Sekundärer Traumatisierung“** einen hilfreichen Rahmen bieten. Die konzeptionelle Anpassung erfordert, die jeweils besonderen historischen, sozialen und gesellschaftlichen Prozesse, in welche Sekundäre Traumaexposition eingebunden ist, genauer zu betrachten.

3. Ich habe mich vertieft mit Prozessen sozio-politischer Traumatisierung befasst, das bedeutet, es ging um traumatische Erfahrungen, die bewusst durch Menschen verursacht und zugleich gesellschaftlich legitimiert waren: „man-made-disaster“ in sozialen und politischen Zusammenhängen (vgl. S. 8). Nicht berücksichtigt wurden andere Formen psychosozialer Traumatisierungen, d.h. solche Formen zwischenmenschlicher Gewalt, die in einem psychosozialen Feld stattfinden, aber nicht ursächlich politisch motiviert sind (vgl. S. 61). Ich gehe davon aus, dass in allen Arbeitsbereichen, in denen KollegInnen mit den Folgen von Trauma und Gewalt konfrontiert werden, Sekundäre Traumaexposition zu ihrem Arbeitsalltag gehört. Daraus leite ich ab, dass die Ergebnisse der Untersuchung auch an diese Arbeitskontexte sinnvoll angepasst werden können. Entsprechend schlage ich vor, das Konzept „Traumasensible systemische Supervision als Element der Prävention Sekundärer Traumatisierung“ als Orientierungsrahmen auch in den Kontexten zur Anwendung kommen zu lassen, in denen psychosoziale Traumatisierungen im Vor-

dergrund stehen. Konkretisieren möchte ich diesen Vorschlag für Arbeitsfelder der Traumapädagogik.

7.3.2. Der Blick über den Tellerrand: „Traumasensible systemische Supervision als Element der Prävention Sekundärer Traumatisierung" in Kontexten der Traumapädagogik

In Beratungsstellen, Kinderschutzzentren, ambulanten und stationären Einrichtungen der Jugendhilfe, Frauenhäusern, Schulen u.a. werden junge Menschen begleitet, die in ihrem Aufwachsen Gewalt erfahren haben. Pflegekräfte, SozialarbeiterInnen, PsychologInnen, ÄrztInnen, LehrerInnen, JuristInnen u.a. sind in den Bereichen, in denen sie zur psychosozialen Versorgung von traumatisierten Kindern und Jugendlichen beitragen, mit deren Reaktionen auf die Erfahrung von man-made-disaster konfrontiert. „Häusliche Gewalt", „sexuelle Gewalt", „Menschenhandel", „Gewalt gegenüber Kindern in drogenkranken Familien" sind nur einige der Themen, mit denen sich KollegInnen in diesen Arbeitsfeldern befassen.

Die Reflexion psychosozialer Arbeit mit traumatisierten jungen Menschen und ihren Familien ist ein aktuelles und für Fachkräfte in pädagogischen Kontexten relevantes Thema[74]. Traumapädagogische Konzepte integrieren auf diesem Hintergrund Wissen der Psychotraumatologie, der Pädagogik sowie Beiträge der Sozialarbeitswissenschaft, um diese für die psychosoziale Arbeit mit traumatisierten Menschen nutzbar zu machen. „Traumapädagogik hat sich in den letzten Jahren als neue, eigenständige Fachdisziplin entwickelt und etabliert. Traumapädagogische Ansätze (...) kommen in vielfältigen Arbeitsfeldern zum Einsatz." (Bausum et al 2009, S. 7)

Erste Anregungen für eine traumapädagogische Praxis und deren wissenschaftliche Rahmung entstanden in Kontexten der stationären Kinder- und Jugendhilfe. Diese sind in besonderem Umfang durch die Wirkung traumatischer Prozesse geprägt: etwa 80% der Kinder und Jugendlichen, die in Heimen, Wohngruppen, Pflegefamilien oder anderen stationären Einrichtungen betreut werden, „geben an, eine oder mehrere traumatische Erfahrungen gemacht zu haben, die meisten von ihnen in der unmittelbaren

[74] Psychosoziale Arbeit mit traumatisierten Kindern und Jugendlichen bedeutet für KollegInnen, dass sie in traumatische Prozesse eingebunden sind, die auch Sekundäre Traumaexposition einschließen. An dieser Stelle skizziere ich Grundannahmen der Traumapädagogik. Mir ist wichtig aufzuzeigen, dass die Ergebnisse meiner Studie insbesondere für die Prävention Sekundärer Traumatisierung auch in Arbeitsfeldern der Traumapädagogik sinnvoll Anwendung finden kann. Ein weitergehendes Aufgreifen des traumapädagogischen Diskurses würde über den Rahmen dieser Arbeit hinausgehen.

häuslichen Umgebung durch Gewalterleben, Misshandlung, Vernachlässigung oder Missbrauch." (Gahleitner 2012, S. 208) Andere pädagogische Arbeitsfelder greifen zunehmend die Vorschläge traumapädagogischer Praxis und Forschung auf (vgl. Fegert et al 2010, Bausum et al 2009, Schulze et al 2012). Absicht pädagogischer Traumaarbeit ist dabei nicht, traumatisierte Kinder mit ihren zurückliegenden bedrohlichen Erfahrungen zu konfrontieren. Dieses Vorgehen wird eher therapeutischem Arbeiten zugeschrieben (vgl. Hantke 2012, S. 204).
Wenngleich sich die konkreten Ziele unterscheiden, kann als übergreifende Gemeinsamkeit traumapädagogischer Ansätze genannt werden, dass sie dazu beitragen sollen,

- Rechte von Kindern zu achten;
- Gewalt, einschließlich ihres verursachenden Kontextes, als solche zu benennen;
- Kindern und Jugendlichen gewaltfreie Orte zur Verfügung zu stellen;
- Entwicklungsräume zu schaffen, die im pädagogischen Alltag Prozesse der Stabilisierung und Selbstbemächtigung von Kindern und Jugendlichen unterstützen.

  (vgl. Bausum et al 2009, S. 8)

Die Auswirkungen dieser Arbeit auf die Fachkräfte und Möglichkeiten der Prävention Sekundärer Traumatisierung stellen dabei ein wahrgenommenes, aber oft unberücksichtigtes Thema dar. So weisen U. Loch und H. Schulze in der Veröffentlichung einer von ihnen und S. Gahleitner durchgeführten aktuellen qualitativen Studie darauf hin, dass Psychohygiene in der Arbeit mit traumatisierten Menschen: „sowohl von Seiten der Fachkräfte als auch von Seiten vieler Träger bisher als eher randständig betrachtet wird." (Schulze et al 2012, S. 105) Supervision wird auch in diesen beruflichen Zusammenhängen nicht selbstverständlich vorgehalten, wenngleich sie von den InterviewpartnerInnen der von ihnen durchgeführten Studie für dringend erforderlich gehalten wird (vgl. a.a.O., S. 109). Psychosoziale Arbeit mit traumatisierten Menschen bedeutet für die Fachkräfte immer eine Konfrontation mit den zentralen Folgen der Gewalt auf allen Ebenen. In diesem Rahmen gehört die Erfahrung Sekundärer Traumaexposition zum Berufsalltag.

Die Implementierung **„Traumasensibler systemischer Supervision als Element der Prävention Sekundärer Traumatisierung"** kann in Kontexten traumapädagogischer Arbeitsfelder ein hilfreicher Beitrag im salutogenetischen Sinne sein. Was dieses bedeuten kann, skizziere ich exemplarisch am Beispiel stationärer Jugendhilfe (Heim, Jugendwohngruppe, familienanaloges Wohnen usw.).

Orientierende Grundannahmen:

- Der Gewalt, die an Kindern und Jugendlichen ausgeübt wird, liegt konkretes Verhalten von Einzelpersonen zugrunde. Gleichzeitig ist sie ein Thema, das in soziale, strukturelle und politische Dimensionen eingebunden ist. Sie ist ein explizit gesellschaftliches Thema mit langer Tradition: (Beispiele: „schwarze Pädagogik", Heimerziehung der Nachkriegszeit, vgl. Jegodtka 2010).
- Der prozessorientierte Blick ermöglicht es, in Anlehnung an *H. Keilson* und *D. Becker* zu berücksichtigen, in welcher Sequenz des traumatischen Prozessen sich die Kinder befinden und was dieses für die sie betreuenden Organisationen und Fachkräfte bedeutet. (vgl. Kap. 3.4.4, 3.4.5) Gleichzeitig ermöglicht es den KollegInnen, sich selbst in diesem Prozess zu verorten und sich vor diesem Hintergrund mit den Folgen Sekundärer Traumaexposition auseinanderzusetzen.
- Das Einbeziehen des Konzeptes traumadeterminierter Systeme (vgl. Kap. 3.4.6.3) und von Aussagen zur mehrgenerationalen Perspektive traumatischer Prozesse (vgl. Kap. 3.4.6.4) ist hilfreich, um die Dynamik zu verstehen, die sich in Einrichtungen entfaltet, in denen traumatisierte Kinder und Jugendliche betreut werden.
- Als zentrale Folgen der Gewalt, welche die betreuten Kinder und Jugendlichen erfahren haben, entwickeln sich auf allen Systemebenen Disempowerment, Fragmentierung, Problemkreisläufe und ethische Korrumpierung sozialer Werte. Die erwähnte Studie von *S. Gahleitner , U. Loch* und *H. Schulze* gibt hierüber eindrucksvoll Auskunft (Schulze et al 2012).
- Die Folgen Sekundärer Traumaexposition in Arbeitsfeldern der stationären Jugendhilfe können auf dem Hintergrund der zentralen Wirkungen von man-made-disaster reflektiert und zu Aussagen der Salutogenese in Bezug gesetzt werden.

Von diesen Grundannahmen ausgehend, sollten Angebote wie „Traumasensible systemische Supervision" auch in Arbeitsfeldern der Traumapädagogik Prozesse unterstützen, die auf mehreren Ebenen den Folgen von Gewalt entgegenwirken, die zur Entwicklung einer traumasensiblen Organisationsstruktur beitragen und Aspekte des Kohärenzgefühls berücksichtigen, sodass KollegInnen sich trotz Sekundärer Traumaexposition auf dem Gesundheits-Krankheits-Kontinuum möglichst weit in eine von ihnen als positiv empfundene Richtung bewegen können.

7.4. Ausblick

Nach diesem „Blick über den Tellerrand" lenke ich die Aufmerksamkeit zurück auf das zentrale Thema der vorliegenden Studie. Der Frage nach der Wirkung Sekundärer Traumaexposition in der Erinnerungsarbeit näherte ich mich im Forschungsverlauf aus unterschiedlichen Perspektiven:

- eigenes theoretisches und praxisbezogenes Vorwissen bildete die Ausgangsbasis;
- auf dem Hintergrund der Auseinandersetzung mit bereits vorliegenden Wissensbeständen der Psychotraumatologie reflektierte ich deren Anwendbarkeit auf sozio-politische Traumatisierungen und ihre Folgen;
- ein systemtheoretisch begründeter Forschungszugang, sowie das Einbeziehen des Konzeptes der Salutogenese ermöglichten es, auf mehreren Systemebenen nach Bedingungen zu fragen, welche die Auswirkungen Sekundärer Traumaexposition beeinflussen.

In dem Prozess, in dem die Ergebnisse der theoretischen Annäherungen und der empirischen Erhebung aufeinander bezogen wurden, bildeten sich neben neuem Wissen auch weitere Fragen, für deren Reflexion im Rahmen dieser Studie kein Raum mehr zur Verfügung steht. Als Forschungsdesiderate, deren wissenschaftliche Bearbeitung weiteren Forschungen vorbehalten bleibt, benenne ich an dieser Stelle zwei Themenkomplexe, die ich für bedeutsam halte.

Erstens: Hier geht es um *„geschlechterspezifische Aspekte und Sekundäre Traumaexposition im Schnittpunkt von Zeitgeschichte und Professionalität"*.

Eine geschlechterspezifische Perspektive auf gesundes oder gekränktes Sein in der Erinnerungsarbeit könnte neue interessante Aspekte in den Diskurs einbringen. Exemplarisch nenne ich folgende Fragen:

- welche Bedeutung hat das eigene Geschlecht auf den Umgang mit Sekundärer Traumaexposition;
- welche Bedeutung hat das eigene Geschlecht für die Interaktion mit Überlebenden des Holocaust;
- gibt es Zusammenhänge zwischen Geschlechterstruktur der Teams und der Organisationskultur;
- welche Bedeutung hat die Kategorie Geschlecht für die Konzepte, nach denen gearbeitet wird;

- was bedeutet geschlechtersensible Arbeit mit ehemals verfolgten Menschen und ihren Angehörigen.

Zweitens: Als Supervisorin ist für mich insbesondere von Interesse, wie die Forschungsergebnisse der Studie nutzbar gemacht werden können. Ein denkbarer Weg könnte sein, das vorgeschlagene Rahmenkonzept „Traumasensible systemische Supervision in der Erinnerungsarbeit als Element der Prävention Sekundärer Traumatisierung" in die Praxis zu integrieren und im Rahmen eines zukünftigen Forschungsprojektes zu evaluieren.

7.5. Schlusswort

Am Anfang der nun zum Abschluss kommenden Untersuchung standen Eindrücke:

Ein Historiker äußerte, nachdem er die Ergebnisse eines Forschungsprojektes im Rahmen einer öffentlichen Lesung vorstellte, dass er nicht mehr mit Zeitzeugen sprechen und nicht mehr zu dem Thema „Verfolgung im Nationalsozialismus" schreiben konnte: „Es ging mir so nah und machte mich krank." (vgl. S. 8) In Supervisionsprozessen begegneten mir KollegInnen, die sich mit emotionalem Engagement und hoher Professionalität mit den Folgen nationalsozialistischer Gewalt befassen. Deren Berührung damit, dass Menschen anderen das „Mensch in der Welt sein" verweigerten, schien Auswirkungen auf ihre eigene Belastbarkeit, auf die Zusammenarbeit in Teams und auf strukturelle sowie konzeptionelle Aspekte der Institutionen zu haben. Eindrücke dieser Art führten mich zur Reflexion der Frage, welche Wirkung „Sekundäre Traumaexposition im Schnittpunkt von Zeitgeschichte und Professionalität" hat.

In der Auseinandersetzung mit den Folgen Sekundärer Traumaexposition in verschiedenen Praxisfeldern der Erinnerungsarbeit war für mich bedeutsam, einerseits eine ressourcenorientierte Perspektive einzunehmen und gleichzeitig Belastungsreaktionen von KollegInnen zu benennen. Auf dem Hintergrund meines systemisch orientierten Forschungszugangs ging ich davon aus, dass das subjektive Erleben derer, die sich im Rahmen ihrer Berufstätigkeit sekundärer Traumaexposition aussetzen, erst im Zusammenhang mit den sie umgebenden Strukturen verschiedener Systemebenen nachvollziehbar wird. Nachdem deutlich wurde, dass sich die von mir interviewten KollegInnen intensiv mit Fragen des „Sinns" auseinandersetzen, bezog ich das Konzept der Salutogenese in den Analyseprozess ein, welches Fragen, die den Sinn umkreisen, ausdrücklich berücksichtigt. Dieses ursprünglich nicht vorgesehene Einbeziehen des Konzeptes der Salutogenese erwies sich im Laufe der Studie ergiebiger als zunächst erwartet. Zunächst erschien die Reflexion der Thematik mit Hilfe des Salutogenesekonzeptes eine Sicht nahezulegen, die das Individuum in den Mittelpunkt stellt. Bei näherer Betrachtung wurde jedoch deutlich, dass im Konzept der Salutogenese bereits eine Kontextualisierung auf allen Systemebenen mitgedacht ist, obwohl dieses in der Literatur eher selten rezipiert wird. In diesem Sinne sehe ich eine vorher von mir nicht intendierte „Nebenwirkung" meiner Studie in der Betonung des sozialwissenschaftlichen Verständnisses des Gesundheitskonzeptes von Antonovsky, von der auch in anderen Studien profitiert werden kann.

Ein für mich wesentliches Ergebnis dieser Studie besteht darin, dass sie aufzeigt, was auf verschiedenen Systemebenen dazu beigetragen werden kann, dass KollegInnen, die sich in ihrem Beruf mit den Folgen sozio-politischer Verfolgung konfrontieren, arbeitsfähig bleiben, sodass ihr Wissen und ihre Kompetenz für ein gesellschaftlich hoch bedeutsames Arbeitsfeld Würdigung erfährt und erhalten bleibt. Mit dem Konzept „Traumasensible systemische Supervision in der Erinnerungsarbeit als Element der Prävention Sekundärer Traumatisierung" werden zudem Grundlinien für eine systemisch begründete Traumaarbeit in traumadeterminierten Arbeitsfeldern beschrieben.

Und ganz zum Schluss: Worte, die meinen Dank ausdrücken

Seit den ersten „offiziellen“ Schritten, die dem Verfassen dieser Arbeit vorausgingen, sind sechs Jahre vergangen. Ein langer Zeitraum! Noch mehr Zeit erforderte das Treffen der Entscheidung, diese Schritte zu gehen. Die Erfahrung, dass sich die Mitwelt zur Gegenwelt wandeln kann, ist Teil der eigenen Familienbiographie. Der Entschluss, mich mit den Folgen sozio-politischer Gewalt im Nationalsozialismus zu befassen, berührte entsprechende eigene Tabus. Annäherung an das Thema und Zurückweichen vor befürchteten Folgen des Tabubruchs wechselten sich gerade in der Zeit „vor den sechs Jahren“ ab.

Dennoch konnte die Studie entstehen. Dazu haben viele Menschen direkt oder indirekt beigetragen, denen ich meinen Dank ausspreche.

An erster Stelle möchte ich den Menschen Raum geben, denen ich diese Arbeit widme:

Denjenigen in meiner Familie, die ich nicht kennenlernen konnte, weil ihnen das „Mensch in der Welt sein“ verweigert wurde, denen, die mich dennoch ins Leben begleiten konnten und denen, die mit ihnen gemeinsam das Weiterleben gestalteten. Sie – meine Eltern und meine Großmutter – zeigten mir, was es bedeutet, den Blick auf Ressourcen zu lenken, das Leben aktiv zu gestalten und sich daran zu freuen, trotz alledem! Dafür danke ich ihnen.

Der Prozess des Entstehens der Dissertation begann, als ich bereits 55 Jahre alt war. Ein eher unübliches Alter für solch ein Projekt. Meine Kinder waren zu diesem Zeitpunkt bereits erwachsen, studierten, schrieben ihrerseits an Bachelor-, Diplom- und Doktorarbeit. Eine Situation, die eine ganz besondere Möglichkeit für interessanten Austausch bot. Alle fünf, d.h. meine beiden Söhne Aljoscha und Moritz, meine Tochter Lotta und meine beiden Stieftöchter Mareike und Johanna brachten sich mit ihrer ihnen eigenen Individualität und Kreativität ein, gaben mir durch ihr Nachfragen und ihre Kommentare neue Impulse. Dafür ein herzliches Danke.

Als besondere Herausforderung erlebte ich es, einen wissenschaftlichen Betreuer oder eine wissenschaftliche Betreuerin für die geplante Arbeit zu suchen. In freier Praxis tätig, hatte ich keine gewachsenen Kontakte zum universitären „Kosmos“.

Mit Herrn Professor Günther Holzapfel fand ich einen Betreuer, der die Fragestellung meines Vorhabens für bedeutsam hielt und die wissenschaftliche Begleitung zusagte. Es entwickelte sich eine Form der Betreuung, die durch Empathie, fachliches Interesse und konstruktive Kritik zum richtigen

Zeitpunkt gekennzeichnet war. Mir wurde ein hohes Maß an Freiheit im wissenschaftlichen Vorgehen zugetraut. Gleichzeitig erhielt ich Anregungen, die einen kreativen Schaffensprozess ermöglichten. Ihm gilt mein besonderer Dank.

Als Zweitbetreuer konnte ich Herrn Professor Karl Ludwig Holtz gewinnen. Er lud zur Diskussion über zentrale Aspekte systemischer Theoriebildung ein und gab aus systemischer Perspektive sowohl positive Rückmeldungen wie auch Hinweise zum Weiterdenken. Auch an ihn richte ich meinen Dank.

Viele KollegInnen artikulierten ihr Interesse am Werden dieser Arbeit und unterstützten mich durch die positive Resonanz auf das, was sie von mir hörten oder lasen. Einige begleiten meinen Weg schon lange. Mehr als 16 Jahre kollegialer Austausch in einer Intervisionsgruppe (hervorgegangen aus einem Weiterbildungskontext) bedeuteten intensives Kennenlernen, gemeinsam erfahrene Höhen und Tiefen, fachliche Anregungen und viel Lachen. Bei ihnen allen bedanke ich mich und dies ganz besonders bei Anja Pliske, die viel Zeit in das Korrekturlesen investierte und zudem durch ihre Fragen neue Impulse gab.

Voraussetzung dafür, dass diese Arbeit entstehen konnte, war die Bereitschaft der Interviewpartnerinnen und Interviewpartner, sich Zeit zu nehmen und sich auf das Thema einzulassen. Die Interviews fanden überwiegend im häuslichen oder beruflichen Kontext der Befragten statt. Mir wurde mit einer Gastfreundschaft und Offenheit begegnet, die mich berührte. Alle gaben mir Einblick in Aspekte ihres beruflichen und persönlichen Seins, die zum Verständnis der Wirkung Sekundärer Traumaexposition beitrugen. Bei ihnen allen bedanke ich mich.

Die von mir durchgeführte Studie entstand, während ich gleichzeitig in freier Praxis in Beratung, Therapie, Supervision und Weiterbildung tätig war. Nebenberuflich zu promovieren erwies sich als ein Vorhaben, welches gleichzeitig Kraftakt und Bereicherung war. Dass dieses Unterfangen auch zur Quelle neuer Erfahrungen und Kreativität werden konnte, verdanke ich ganz wesentlich meinem Mann und Kollegen Peter Luitjens. Er unterstützte mich bei der Annäherung an das Thema und forderte mich auf, nicht zurückzuschrecken, wenn Tabus oder Anderes mich am Weiterarbeiten hindern wollten. Seine inhaltlichen und methodischen Rückmeldungen, sowie Textfeedback waren für das Gelingen des nun zu Abschluss gekommenen Projektes zentral. Hierfür danke ich ihm ganz besonders.

Literaturverzeichnis

Améry, J. (1966): *Jenseits von Schuld und Sühne: Bewältigungsversuche eines Überwältigten* Szeszny Verlag (München)

Anderson, H. (1999): *Das therapeutische Gespräch – Der gleichberechtigte Dialog als Perspektive der Veränderung* Klett-Cotta (Stuttgart)

Anderson, K. (1998): *The relationship between family sense of coherence and family quality of life after illness diagnosis: Collective and consensus views*, in: McCubbin et al (Hrsg.) : *Stress, coping, and health in families:* Sage Publications (Thousand Oaks), S. 169 - 187

Andolfi, M. (1982): *Das systemische Modell und seine Anwendung* lambertus (Freiburg)

Andreatta, M.P. (2006): *Erschütterung des Selbst- und Weltverständnisses durch Traumata* Asanger-Verlag (Kröning)

Antonovsky, A. (1997): *Salutogenese – Zur Entmystifizierung der Gesundheit* dgvt-Verlag (Tübingen)

Antonovsky, A. (1998): *The sense of coherence: A historical and future perspective*, in: McCubbin et al (Hrsg.) : *Stress, coping, and health in families:* Sage Publications (Thousand Oaks), S. 3 - 20

Arendt, H. (1993 *Neu-Auflage/ Original 1950*): *Besuch in Deutschland* Rotbuchverlag (Berlin)

Assmann, A. (2005): *Generationsidentitäten in der neuen deutschen Erinnerungsliteratur* in: Familiendynamik 4/2005, S. 370-389

Assmann, A. (2006): *Der lange Schatten der Vergangenheit, Erinnerungskultur und Geschichtspolitik* C.H.Beck (München)

Bar-On, D. (2006 *2. Auflage*): *Erzähl dein Leben! : meine Wege zu Dialogarbeit und politischer Verständigung* Ed. Koerber-Stiftung (Hamburg)

Bausum, J.; Besser, L.; Kühn, M.; Weiß, W. (Hrsg.) (2009): *Traumapädagogik – Grundlagen, Arbeitsfelder und Methoden für die pädagogische Praxis* Juventa (Weinheim und München)

Becker, D. (2005): *Auswirkungen organisierter Gewalt*, in: medico international (Hrsg.) : *Im Inneren der Globalisierung* Mabuse-Verlag (Frankfurt/ Main), S. 148 - 161

Becker, D. (2006): *Die Erfindung des Traumas – verflochtene Geschichten* Edition freitag (Freiburg)

Bittenbinder, E. (1996): *Überleben zwischen Liebe und Gewalt* in: systhema 3/1996, S. 27-34

Bittenbinder, E. (2000): *Trauma und extreme Gewalt – Systemische Psychotherapie mit Überlebenden von Folter und die Bedeutung „innerer Bilder“* in: Psychotherapie im Dialog 1/2000, S. 38-44

Bittenbinder, E. (2004): *Traumatisierte Helfer im Hilfesystem. Burnout oder stellvertretender Traumatisierung*, http://xenion.org/xenion/files/Ploetzlich_ist_nichts_mehr_wie_es_war.pdf ; Download: 15.04.2010

Bloch, D. (Hrsg.) (1973): *Techniques of Family Psychotherapy* Grune & Stratton (New York)

Bronfenbrenner, U. (1981): *Die Ökologie der menschlichen Entwicklung* Klett-Cotta (Stuttgart)

Brunner, J. (2004): *Politik der Traumatisierung. Zur Geschichte des verletzbaren Individuums* in: WestEnd 1 (1), S. 7-24

Bundesministerium für Familie, Senioren, Frauen und Jugend (2009): *13. Kinder- und Jugendbericht. Bericht über die Lebenssituation junger Menschen und die Leistungen der Kinder- und Jugendhilfe in Deutschland*, http://www.bmfsfj.de/BMFSFJ/Service/Publikationen/publikationen,did=128950.html ; Download: 21.04.2011

CARE Deutschland-Luxemburg e.V. (2012): *Unsere Hilfe hat Tradition: Die CARE-Chronik*, http://www.care.de/care-chronik.html ; Zugriff: 12.05.2012

Chrestman, K. (2002): *Sekundäre Traumaexposition und Selbstberichte von Therapeuten über ihre Belastungen*, in: Stamm, B.H. (Hrsg.) : *Sekundäre Traumastörungen* Junfermann (Paderborn), S. 60-65

Daniels, J. (2006): *Sekundäre Traumatisierung – kritische Prüfung eines Konstruktes*, http://www.sekundärtraumatisierung.de/uploads/assets/DISSERTATION_KOMPLETT.pdf ; Download: 10.10.2010

Daniels, J. (2007): *Eine neuropsychologische Theorie der Sekundären Traumatisierung*, http://www.sekundärtraumatisierung.de/uploads/assets/ZPPM.pdf ; Download: 10.10.2010

Daniels, J. (2008): *Sekundäre Traumatisierung – eine Interviewstudie zu berufsbedingten Belastungen von TherapeutInnen*, http://www.sekundärtraumatisierung.de/uploads/assets/Artikel_Psychotherapeut.pdf ; Zugriff: 15.10.2011

Diner, D. (1988b): *Einleitung*, in: Diner (Hrsg.) : *Zivilisationsbruch. Denken nach Auschwitz* Fischer (Frankfurt/M.), S. 7-13

Diner, D. (Hrsg.) (1988a): *Zivilisationsbruch. Denken nach Auschwitz* Fischer Verlag (Frankfurt / Main)

Duhl, F.D.; Kantor, D.; Duhl, B. (1973): *Learning, Space and Action in Family Therapy: A Primer of Sculpture*, in: Bloch, D. (Hrsg.) : *Techniques of Family Psychotherapy* Grune & Stratton (New York), S. 47-63

Dülffer, M. (2008): *1968 - Eine europäische Bewegung?*, http://www.bpb.de/themen/288DGN.html ; Zugriff: 23.10.2011

Eissler, K.R. (1963): *Die Ermordung von wievielen seiner Kinder muß ein Mensch symptomfrei ertragen...* in: PSYCHE XVII/5, S. 241 - 291

Enzmann, D.; Kleiber, D. (1989): *Helfer-Leiden. Streß und Burnout in psychosozialen Berufen* Asanger Verlag (Heidelberg)

Fegert, J.M.; Ziegenhain, U.; Goldbeck, L. (Hrsg.) (2010): *Traumatisierte Kinder und Jugendliche in Deutschland* Juventa Verlag (Weinheim, München)

Figley, Ch. (2002): *Mitgefühlserschöpfung - der Preis des Helfens*, in: Stamm, B. H. (Hrsg.) : *Sekundäre Traumastörungen* Junfermann (Paderborn), S. 41- 59

Fischer, G.; Riedesser, P. (1998): *Lehrbuch der Psychotraumatologie* Ernst Reinhardt Verlag (München/ Basel)

Fischer, G.; Riedesser, P. (2003 *3. akt. Auflage*): *Lehrbuch der Psychotraumatologie* Ernst Reinhardt Verlag (München/ Basel)

Flick, U. (2005 *3. Auflage*): *Qualitative Sozialforschung, Eine Einführung* Rowohlt (Reinbek)

Flick, U. (2009): *Sozialforschung – Methoden und Anwendungen* Rowohlt (Reinbek)

Franke, A. (2005): *Das Modell der Salutogenese und seine Konsequenzen für die Gestaltung einer gesundheitsförderlichen Lebens- und Arbeitswelt*, www.s-gw.hs-magdeburg.de/.../Modell-der-Salutogenese.doc ; Download: 15.04.2011

Franke, A. (2010 *2. überarbeitete und erweiterte Aufl.*): *Modelle von Gesundheit und Krankheit* Verlag Hans Huber (Bern)

Frankl, V.E. (2004 *24. Auflage*): *...trotzdem Ja zum Leben sagen* dtv (München)

Fried, E. (1981): *Der Überlebende – nach Auschwitz*, in: Fried, E. (Hrsg.) : *Lebensschatten* Wagenbach (Berlin (West)), S. 90

Friedmann, A.; Glück, E.; Vyssoki, D. (Hrsg.) (1999): *Überleben der Shoah – und danach. Spätfolgen der Verfolgung aus wissenschaftlicher Sicht* Picus-Verlag (Wien)

Froschauer, U.; Lueger, M. (2003): *Das qualitative Interview* Facultas (Wien)

Gahleitner, S.B. (2012): *Traumapädagogik und Psychosoziale Traumaarbeit* in: Trauma und Gewalt 3/ 2012, S. 206 - 217

Gast, U. (2004): *Das zersplitterte Selbst – Dissoziation zwischen Störung und Heilung*, http://www.traumhaus-bielefeld.de/traumatherapie/vortrage-texte ; Zugriff: 11.10.2010

GESIS (Gesellschaft Sozialwissenschaftlicher Infrastruktureinrichtungen) (2006): *Allgemeine Bevölkerungsumfrage der Sozialwissenschaften*, http://www.gesis.org/dienstleistungen/daten/umfragedaten/allbus/ ; Zugriff: 09.01.2010

Ghosh, A. (2006): *Zeiten des Glücks im Unglück – Indische Augenblicke* Karl Blessing Verlag (München)

Giddens, A. (1995 *3. Auflage*): *Die Konstitution der Gesellschaft. Grundzüge einer Theorie der Strukturierung* Campus Verlag (Frankfurt a. M./ New York)

Glaser, B.G.; Strauss, A.L. (2005 *2., korr. Auflage*): *Grounded Theory - Strategien qualitativer Forschung* Verlag Hans Huber (Bern)

Göttinger Literarische Gesellschaft. e.V. (2010): *Kleine Hinweise auf den genialen MalerDichter Wilhelm Busch*, http://www.literarischegesellschaft.de/Wilhelm_Busch.html ; Zugriff: 15.05.2010

Gring, D. (2009): *Die Darstellung von Zeitzeugen in den visuellen Medien der Dauerausstellung der Gedenkstätte Bergen-Belsen (in Gedenkstättenrundbrief 152)*, http://www.gedenkstaettenforum.de/nc/gedenkstaetten-rundbrief/rundbrief/news/die_darstellung_von_zeitzeugen_in_den_visuellen_medien_der_dauerausstellung_der_gedenkstaette_bergen/ ; Zugriff: 15.10.2011

Grünberg, K.; Straub, J. (Hrsg.) (2001): *Unverlierbare Zeit – Psychosoziale Spätfolgen des Nationalsozialismus bei Nachkommen von Opfern und Tätern* ed. diskord (Tübingen)

Grundmann, M.; Lüscher, K.(Hrsg.) (2000): *Sozialökologische Sozialisationsforschung* Universitätsverlag Konstanz (Konstanz)

Gussone, B.; Schiepek, G. (2000): *Die „Sorge um sich". Burnout-Prävention und Lebenskunst in den heilenden Berufen* dgvt Verlag (Tübingen)

Halbwachs, M. (1985): *Das Gedächtnis und seine sozialen Bedingungen* Suhrkamp (Frankfurt/ Main)

Hanswille, R.; Kissenbeck, A. (2008): *Systemische Traumatherapie . Konzepte und Methoden für die Praxis* Carl-Auer Verlag (Heidelberg)

Hantke, L. (2012): *Traumazentrierte Arbeit im psychosozialen Feld* in: Trauma und Gewalt 3/ 2012, S. 198 - 205

Heltzel, R. (2010): *Buchbesprechung zu: Pross, C. (2009) „Verletzte Helfer"*, http://www.rudolf-heltzel.de/resources/Gruppe_1-10_rezension2.pdf ; Download: 11.07.2011

Herman, J.L. (2003): *Die Narben der Gewalt* Junfermann (Paderborn)

Hildenbrand, B. (1998): *Qualitative Forschung in der systemischen Therapie* in: System Familie Volume 11 / Nr. 3, S. 112-119

Hildenbrand, B. (2005 *2. Auflage*): *Fallrekonstruktive Familienforschung . Anleitungen für die Praxis* VS-Verlag (Wiesbaden)

Höfer, R. (2010): *Salutogenese und Kohärenz*, http://www.gemeindepsychologie.-de/fg-2-2010_08.html ; Zugriff: 18.08.2011

Hollstein-Brinkmann, H. (2000): *Systemische Perspektiven in der Sozialen Arbeit*, http://profs.efh-darmstadt.de/fileadmin/uploads/users/Hollstein-Brinkmann/Systemische_Perspektiven.pdf ; Download: 21.04.2011

Hollstein-Brinkmann, H.; Staub-Bernasconi, S. (Hrsg.) (2005): *Systemtheorien im Vergleich – Was leisten Systemtheorien für die Soziale Arbeit?* VS-Verlag (Wiesbaden)

Huber, M. (2007): *Die Phobie vor dem Trauma überwinden – Interview mit Onno van der Hart*, http://www.traumaundgewalt.de/seiten/InterviewmitOnno-vanderHart.htm ; Zugriff: 30.07.2011

Janoff-Bulmann, R. (1992): *Shattered Assumptions – Towards a new psychology of Trauma* Free Press (New York)

Jegodtka, R. (2001): *Systemische Annäherungen an die Folgen der Verfolgung – Familientherapie mit Kindern und Enkeln von Holocaust - Überlebenden* unveröffentlichte Abschlussarbeit (Bremen)

Jegodtka, R. (2004): *Systemische Supervision in der "Erinnerungsarbeit"* in: systhema 3/2004, S. 282 - 289

Jegodtka, R. (2008): *Sekundäre Traumaexposition im Schnittpunkt von Zeitgeschichte und Professionalität*, http://www.klinikum.uni-heidelberg.de/fileadmin/medizinische_psychologie/SysFor/Jegodtka_-sekundaere-trauma-exposition.pdf ; Zugriff: 25.05.2010

Jegodtka, R. (2010): *Trauma als prozesshaftes Geschehen – Ehemalige Heimkinder in der systemischen Therapie*, http://www.rundertisch-heimerziehung.de/documents/RTH_Materialband.pdf ; Download: 15.04.2011

Jegodtka, R. (2011): *Systemische Forschung zu Aspekten Sekundärer Traumatisierung in Kontexten der „Erinnerungsarbeit"* in: Kongressreader Berlin 2011 „Indirekte Traumatisierung im Kontext", S. 176-189

Jegodtka, R.; Luitjens, P. (2008): *Zur Diskussion: Systemtheorien und Praxis* in: systhema 1/2008, S. 74 - 82

Kaldewey, W. , (1945),*Vortrag gehalten am 15.01.1945 in Ahlhorn; (unveröffentlichtes Manuskript); Material der Herbsttagung des AK zur Erforschung der nationalsozialistischen „Euthanasie"... am 12.-14.11.2010 in Bremen*

Kaminer, I. (2005): *Tikun Haolam – Wiederherstellung der Welt – Über-Leben nach derShoah* in: Tagungsband DPV, Bad Homburg , S. 15-39

Kammer, H.; Bartsch, E. (1999): *Lexikon Nationalsozialismus . Begriffe, Organisationen und Institutionen* Rowohlt (Reinbek)

Keilson, H. (1999): *Sequenzielle Traumatisierung bei Kindern durch „man-made-disaster"*, in: Friedmann, A.; Glück, E.; Vyssoki, D. (Hrsg.) : *Überleben der Shoah – und danach* Picus-Verlag (Wien), S. 109 - 126

Keupp, H. (1999): *Riskantes Heranwachsen im gesellschaftlichen Umbruch: Eine salutogenetische Perspektive. (Vortrag bei der Tagung »Dissozialität: Chancen und Einschränkungen in der Entwicklung des Sozialverhaltens«)*, http://www.ipp-muenchen.de/texte/riskantes_heranwachsen_im_gesellschaftlichen_umbruch.pdf ; Download: 15.04.2011

Keupp, H. (2010): *'Die Unfähigkeit zu trauern' in der deutschen Erinnerungspolitik, Vortrag bei den 11.Süddeutschen Hospiztagen*, http://www.ipp-muenchen.de/texte/keupp_10_badboll_unfaehigkeit_ppt.pdf ; Zugriff: 20.03.2012

Khan, M.R. (1963): *Selbsterfahrung in der Therapie* Kindler (München)

Konrad, S. (2007): *„Jeder hat seinen eigenen Holocaust" Die Auswirkungen des Holocaust auf jüdische Frauen dreier Generationen* Haland & Wirth im Psychosozial-Verlag (Gießen)

Korittko, A.; Pleyer, K.H. (2010): *Traumatischer Stress in der Familie – Systemtherapeutische Lösungswege* Vandenhoeck & Ruprecht (Göttingen)

Kriz, J. (2004): *Personzentrierte Systemtheorie – Grundfragen und Kernaspekte*, in: Schlippe, A.v.; Kriz, W.C. (Hrsg.) : *Personzentrierung und Systemtheorie* Vandenhoeck & Ruprecht (Göttingen), S. 13-67

Kriz, J. (2010): *Weisen in der Welt zu sein – Die Teilhabe des Menschen an der Mitwelt auf körperlicher, psychischer, psychosozialer und kultureller Ebene* in: systeme 2/10, S. 130-153

Krystal, H.; Niederland, W. G. (Hrsg.) (1971): *Psychic traumatization. Aftereffects in individuals and communities* Little, Brown (Boston)

Kühner, A. (2002): *Kollektive Traumata Annahmen, Argumente, Konzepte*, http://www.berghof-center.org/publications ; Download: 15.12.2006

Kühner, A. (2008): *Trauma und kollektives Gedächtnis* Psychosozial-Verlag (Gießen)

Landolt, M. A. (2004): *Psychotraumatologie des Kindesalters* Hogrefe. (Göttingen)

Längle, A. (2006): *Trauma und Sinn – wider den Verlust der Menschenwürde, in Existenzanalyse 23/2006, S. 4-11*, http://www.existenzanalyse.ch/uploads/media/EA_2006-1__01.pdf ; Zugriff: 29.10.2011

Lansen, J. (1996): *Was tut „es“ mit uns?*, in: Graessner, Gurris, Pross (Hrsg.) : *Folter – An der Seite der Überlebenden* Verlag C.H.Beck (München), S. 253 - 270

Lansen, J. (2003): *Gefühle und Belastungen in der Arbeit mit Schoa-Opfern und anderen Extremtraumatisierten*, in: Rossberg, A.; Lansen, J. (Hrsg.) : *Das Schweigen brechen. Berliner Lektionen* Peter Lang / Europ. Verlag der Wissenschaften (Frankfurt a. M.), S. 269 - 290

Legewie, H. (2005): *Qualitative Forschung u. der Ansatz der Grounded Theory*, http://www.ztg.tu-berlin.de/download/legewie/Dokumente/Vorlesung_11.pdf ; Zugriff am 31. 05. 2012

Lemke, J. (2006): *Sekundäre Traumatisierung. Klärung von Begriffen und Konzepten der Mittraumatisierung* Asanger Verlag (Kröning)

Lenz, A. (2005): *Kinder psychisch kranker Eltern* Hogrefe (Göttingen)

Levold, T. (2011): *Die Zukunft systemischer Supervision auf dem Beratungsmarkt*, in: Schindler, H.; Loth, W.; Schlippe, J.v. (Hrsg.) : *Systemische Horizonte* Vandenhoeck & Ruprecht (Göttingen), S. 89 - 98

Lieb, H. (2007): *Auf den Spuren der a prioris: Verhaltensherapeutische und systemtherapeutische Glaubensbekenntnisse*, www.systemagazin.de/bibliothek/texte/lieb_a_prioris.pdf ; Zugriff: 30.12.2007

Loch, U. (2008): *Spuren von Traumatisierungen in narrativen Interviews in: Forum Qualitative Sozialforschung / Forum: Qualitative Social Research, 9(1): 2008*, http://nbn-resolving.de/urn:nbn:de:0114-fqs0801544 ; Zugriff: 21.05.2012

Lorenz, R. (2005 *2. durchgesehene Auflage*): *Salutogenese – Grundwissen für Pschologen, Mediziner, Gesundheits- und Pflegewissenschaftler* Reinhardt Verlag (München)

Loth, W. (1998): *Rezension zu: Antonovsky, A. „Salutogenese. Zur Entmystifizierung der Gesundheit“*, http://www.systemagazin.de/buecher/klassiker/antonovsky_salutogenese.php ; Download: 21.04.2011

Ludewig, K. (2005): *Einführung in die theoretischen Grundlagen der systemischen Therapie* Carl-Auer (Heidelberg)

Ludewig, K., Wilken (2000): *Das Familienbrett. Ein Verfahren für die Forschung und Praxis mit Familien und anderen sozialen Systemen.* Hogrefe Verlag (Göttingen)

Maier, T. (2007): *Geschichte und Entwicklung der Psychotherapie mit Folter- und Kriegsopfern*, in: Maier, T.; Schnyder, U. (Hrsg.) : *Psychotherapie mit Folter- und Kriegsopfern* Verlag Hans Huber (Bern), S. 21 - 38

Maoz, B. (2005): *Salutogenese – die Geschichte der Entwicklung einer Idee und ihre Anwendungen in der Medizin, Rehabilitation und Psychotherapie*, http://forschung.deutsche-rentenversicherung.de/ForschPortalWeb/ressource?key=plenarvortrag_maoz.pdf ; Download: 15.04.2011

Martin-Baró, I. (1990): *Psicologia social de la guerra* (San Salvador)

McCubbin, H.I.; Thompson, E.; Thompson, A.I.; Fromer, E. (Hrsg.) (1998): *Stress, coping, and health in families: Sense of coherence and resiliency* Sage Publications (Thousand Oaks)

medico international (Hrsg.) (2005): *Im Inneren der Globalisierung . Psychosoziale Arbeit in Gewaltkontexten* Mabuse-Verlag (Frankfurt/ Main)
Merk, U. (2007): *„Umuntu ngumuntu ngabantu - Ich bin weil wir sind und wir sind weil ich bin“* in: Querbrief - Zeitschrift des Weltfriedensdienst 2/2007, S. 8 - 11
Merk, U. (2010): *Respekt, Würde, Ubuntu – gemeindeorientierte systemische Traumaarbeit in Südafrika*, in: Budzinski, M. (Hrsg.) : *Traumatherapie und gesellschaftliches Umfeld* edition akademie 28 (Bad Boll), S. 78-92
Mhkize, N. (2004): *Psychology – An African Perspective*, in: Hook, D.; Mkhize, N.; Kiguwa, P.; Collins, A. (Hrsg.) : *Critical Psychology* University of Cape Town Press (Cape Town), S. 24-52
Neumann, W. (1999): *„Spurensuche“ als psychologische Erinnerungsarbeit* dgvt-Verlag (Tübingen)
Ochs, M.; Schweitzer, J. (2009): *Qualitative Ansätze im Kontext systemischer Forschung*, in: Bock, K.; Miethe, I. (Hrsg.) : *Handbuch qualitative Methoden in der sozialen Arbe* Budrich (Leverkusen), S. 161 -171
Oestereich, C. (2005): *Nach dem Trauma: Nichts ist mehr wie zuvor* in: systeme 19 (1), S. 46 -71
Oestereich, C. (2010): *Überleben? – Zurück ins Leben!* in: Zeitschrift für Systemische Therapie und Beratung 3/2010, S. 100-110
Orwid, M.; Domagalska-Kurdziel, E.; Pietruszewski, K. (1993): *Psychosoziale Folgen des Holocausts* in: Dialog 2 „Psychiatrie nach Auschwitz“, S.
Papp, P. (1976): *Family Choreography*, in: Guerin, P.J. (Hrsg.) : *Family Therapy – Theory and Practice* Gardner Press (New York), S. 465-479
Patton, M.Q. (1990): *Qualitative Evaluation and Research Methods* (London)
Pearlman, A. (2002): *Selbstfürsorge für Therapeuten, Linderung der Auswirkungen einer indirekten Traumatisierung*, in: Stamm, B.H. (Hrsg.) : *Sekundäre Traumastörungen* Junfermann (Paderborn), S. 77-86
Pross, C. (2009): *Verletzte Helfer. Umgang mit dem Trauma: Risiken und Möglichkeiten sich zu schützen* Klett-Cotta (Stuttgart)
Pross, C.; Schweitzer, S. (2010): *Strukturelle Ursachen von Helferbelastung in Traumazentren*, in: ZWST (Hrsg.) : *Konferenz: Trauma und Intervention – 2010* ZWST - Konferenzreader (Frankfurt (Main)), S. 58-72
Reddemann, L. (2009): *Vorwort*, in: Pross, C. (Hrsg.) : *Verletzte Helfer* Klett-Cotta (Stuttgart), S. 11-14
Reich, G. (2001): *"Bei uns war das ganz anders" – Familiengeheimnisse und Familienmythen'* in: Kontext 1/2001, S. 5-19
Remschmidt, H. (Hrsg.) (1997 *3. Auflage*): *Kinder- und Jugendpsychiatrie. Eine praktische Einführung* Thieme (Stuttgart)
Retzlaff, R. (2010): *Familien-Stärken Behinderung, Resilienz und systemische Therapie* Klett-Cotta (Stuttgart)
Ritscher, W. (2001): *Familien der Opfer und TäterInnen des Nationalsozialismus: Eine Drei-Generationenperspektive* in: kontext 32/ 2, S. 108-129
Ritscher, W. (2002): *Systemische Modelle für die Soziale Arbeit* Carl-Auer-Verlag (Heidelberg)

Ritscher, W. (2007): *Soziale Arbeit: systemisch* Vandenhoek & Ruprecht (Göttingen)
Rosenthal, G. (2002): *Biographisch-narrative Gesprächsführung: Zu den Bedingungen heilsamen Erzählens im Forschungs- und Beratungskontext* in: Psychotherapie und Sozialwissenschaften. , S. 204-227
Rosenthal, G.(Hrsg.) (1999 *3. korr. Auflage*): *Der Holocaust im Leben von drei Generationen* Psychosozial-Verlag (Gießen)
Sachsse, U. (Hrsg.) (2004): *Traumazentrierte Psychotherapie* Schattauer Verlag (Stuttgart)
Sagy, S.; Antonovsky, A. (1992): *The family sense of coherence and the retirement transition* in: Journal of marriage and the family 54, S. 983 - 993
Satir, V. (1977): *Selbstwert und Kommunikation* Verlag J. Pfeiffer (München)
Schiepek, G. (1999): *Die Grundlagen der Systemischen Therapie* Vandenhoeck & Ruprecht (Göttingen)
Schlippe, A. v.; Schweitzer, J. (1998 *5. Aufl.*): *Systemische Therapie und Beratung* Vandenhoeck & Ruprecht (Göttingen)
Schmidt, W. (2009): *Balance zwischen Beruf und Familie, Ko-evolution zu effizienter und familienbewusster Führung*, http://www.opus-bayern.de/kueichstaett/volltexte/2009/69/pdf/Dissertation_Dr._Walter_Schmidt_KOMPLETT_16.11.09.pdf ; Zugriff: 29.08.2011
Schneider, G.; Driesch, Kruse, Nehen, Heuft (2007): *ELDERMEN-Studien: Alt und krank und trotzdem zufrieden?*, in: Fooken, Zinnecker (Hrsg.) : *Trauma und Resilienz – Chancen und Risiken* Juventa Verlag (München, Weinheim), S. 121 - 130
Schulze, H.; Loch, U.; Gahleitner, S.B. (Hrsg.) (2012): *Soziale Arbeit mit traumatisierten Menschen – Plädoyer für eine Psychosoziale Traumatologie* Schneider Verlag Hohengehren (Baltmannsweiler)
Schweitzer, J.;Beher, S.; Sydow, K.v.; Retzlaff, R. (2007): *Systemische Therapie/Familientherapie* in: Psychotherapeutenjournal 2007/1, S. 4-19
Schweizer Rotes Kreuz (2006): *Folter 2/06 – Zeitschrift des Ambulatoriums für Folter- und Kriegsopfer*, http://www.redcross.ch/data/info/pubs/pdf/redcross_299_de.pdf ; Zugriff: 30.07.2011
Schwing, R.; Fryszer, A. (2009): *Systemisches Handwerk* Vandenhoeck + Ruprecht (Göttingen)
Seidler, G. H. (2009): *Einleitung: Geschichte der Psychotraumatologie*, in: Maercker, A. (Hrsg.) : *Posttraumatische Belastungsstörungen* Springer Medizin Verlag (Heidelberg), S. 3 - 12
Seidler, G.; Wagner, F.; Feldmann, R. (2008): *Die Genese der Psychotraumatologie. Eine neue Disziplin ...* in: Trauma und Gewalt 2 (3), S. 178 - 191
Smolenski, C. (2006): *Historische Entwicklung der Traumatherapie*, in: Zobel, M. (Hrsg.) : *Traumatherapie . Eine Einführung* Psychiatrie-Verlag (Bonn), S. 7 - 19
Spuren der Zeit e.V. (): *Beratungsverbund für Überlebende nationalsozialistischer Verfolgung, Zeitzeugen und ihre Angehörigen*, www.spuren-der-zeit.org ; Zugriff: 25.05.2010
Stachowske, R. (2002): *Mehrgenerationentherapie und Genogramme in der Drogenhilfe* Asanger-Verlag (Heidelberg)

Stachowske, R. (2004): *Drogenabhängigkeit und Familien(-Geschichte)* in: Systhema 2/2004, S. 150 - 164
Stamm, B.H. (Hrsg.) (2002): *Sekundäre Traumastörungen* Junfermann (Paderborn)
Staub-Bernasconi, S. (2007): *Soziale Arbeit als Handlungswissenschaft* UTB-Haupt-Verlag (Bern)
Stierlin, H. (2003): *Die Demokratisierung der Psychotherapie* Klett-Cotta (Stuttgart)
Strauss, A.; Corbin, J. (1996 *2. Auflage*): *Grundlagen Qualitativer Sozialforschung* Beltz (Weinheim)
Stumpp, G. (2006): *Die Konstruktion von Kohärenz in der Biografie*, in: Bitzan, M; Bolay, E.; Thiersch,H. (Hrsg.) : *Die Stimme der Adressaten* Juventa (Weinheim/München), S. 107-124
Sydow, K. v. (2004): *Familienskulpturmethoden in der Forschung. Methoden-Workshop, Tagung „Systemische Forschung", Universität Heidelberg, 9. 7. 2004*
Terr, L. (1991): *Childhood Traumas. An Outline and Overview* in: American Journal of Psychiatry 148/1991, S. 10 -20
Vossler, A. (2003): *Perspektiven der Erziehungsberatung. Kompetenzförderung aus der Sicht von Jugendlichen, Eltern und Beratern* dgvt-Verlag (Tübingen)
Wagner, E. (2010): *Welche Theorien braucht die Systemische Therapie?*, http://www.systemagazin.de/bibliothek/texte/wagner_welche_theorie.pdf ; Download: 21.04.2011
Wardi, D. (1997): *Siegel der Erinnerung – Das Trauma des Holocaust - Psychotherapie mit den Kindern der Überlebenden* Klett-Cotta (Stuttgart)
Watzlawick, P.; Kreuzer, F. (1982): *Die Unsicherheit unserer Wirklichkeit* Piper (München)
Welzer, H. (2005): *Das kommunikative Gedächtnis der Familie* in: Familiendynamik 4/2005, S. 353-369
White, M.; Epston, D. (2002 *4. Auflage*): *Die Zähmung der Monster. Literarische Mittel zu therapeutischen Zwecken* Carl-Auer-Systeme (Heidelberg)
wikipedia (2010): *Sozialpolitik*, http://de.wikipedia.org/wiki/Sozialpolitik ; Zugriff: 15.04.2010
wikipedia (2012): *Gröfaz*, http://de.wikipedia.org/wiki/Gröfaz ; Zugriff: 15.01.2012
wikipedia (2012): *Kontingentflüchtling*, http://de.wikipedia.org/wiki/Kontingent-flüchtling ; Zugriff: 18.06.2012
wikipedia (2012): *Walter Kaldewey*, http://de.wikipedia.org/wiki/Walter_Kaldewey ; Zugriff: 26.05.2012
Wirtz, U. (1996): *Traumatische Erfahrungen – Erinnern und Integrieren, in: Lindauer Texte zur psychotherapeutischen Fort- und Weiterbildung*, http://www.lptw.de/archiv/lintext/LindText1996.pdf ; Zugriff: 30.07.2011

FSC
www.fsc.org
MIX
Papier | Fördert
gute Waldnutzung
FSC® C083411

Kolibri 360 GmbH
Ferdinand-Jühlke-Straße 7
99095 Erfurt, Deutschland
produktsicherheit@kolibri360.de